精神分析经典著作译丛

Introduction to the Practice
of Psychoanalytic Psychotherapy（Second Edition）

# 精神分析
# 心理治疗
## 实 践 导 论

（第二版）

[英] 亚历山德拉·拉玛（Alessandra Lemma）◎著

徐建琴　任　洁◎译

徐建琴◎审校

华东师范大学出版社
·上海·

图书在版编目(CIP)数据

精神分析心理治疗实践导论/(英)亚历山德拉·拉玛著;
徐建琴,任洁译. —上海:华东师范大学出版社,2019
(精神分析经典著作译丛)
ISBN 978-7-5675-9580-4

Ⅰ.①精…　Ⅱ.①亚…②徐…③任…　Ⅲ.①精神疗法
Ⅳ.①R749.055

中国版本图书馆 CIP 数据核字(2019)第 215644 号

本书由上海文化发展基金会图书出版专项基金资助出版

精神分析经典著作译丛
## 精神分析心理治疗实践导论(第二版)

著　者　亚历山德拉·拉玛
译　者　徐建琴　任　洁
审　校　徐建琴
责任编辑　彭呈军
特约审读　王丹丹
责任校对　施泠西
装帧设计　卢晓红

出版发行　华东师范大学出版社
社　　址　上海市中山北路 3663 号　邮编 200062
网　　址　www.ecnupress.com.cn
电　　话　021-60821666　行政传真 021-62572105
客服电话　021-62865537　门市(邮购)电话 021-62869887
地　　址　上海市中山北路 3663 号华东师范大学校内先锋路口
网　　店　http://hdsdcbs.tmall.com

印刷者　上海龙腾印务有限公司
开　本　787 毫米×1092 毫米　1/16
印　张　21.75
字　数　384 千字
版　次　2020 年 2 月第 1 版
印　次　2024 年 10 月第 5 次
书　号　ISBN 978-7-5675-9580-4
定　价　68.00 元

出 版 人　王　焰

(如发现本版图书有印订质量问题,请寄回本社客服中心调换或电话 021-62865537 联系)

# 译丛编委会

（按拼音顺序）

**美方编委**：芭芭拉·卡茨（Barbara Katz）　爱丽丝·辛德（Elise Synder）

**中方编委**：徐建琴　严文华　张　庆　庄　丽

**CAPA 翻译小组第一批译者：**

邓雪康　唐婷婷　吴　江　徐建琴

王立涛　叶冬梅　殷一婷　张　庆

# 通过译著学习精神分析

## 通过译著来学习精神分析

绝大多数关于精神分析的经典著作都不是用中文写就的。这是中国人学习精神分析的一个阻碍。即使能用外语阅读这些经典文献,也需要比用母语阅读花费更多的时间,而且有时候理解起来未必准确。精神分析涉及人的内心深处,要对个体内在的宇宙进行描述,阅读相关的中文文献有时都很费劲,更不用说阅读外语文献了。因此,能用中文阅读精神分析的经典和前沿文献,成为很多学习者的心声。其实,这个心声的完整表述应该是:希望读到翻译质量高的精神分析文献。已有学者和出版社在这方面做出了很多努力,但仍然不够。有些书的翻译质量不尽如人意,有些想看的书没有被翻译出版。

和心理咨询的其他流派相比,精神分析的特点是源远流长、派别众多,其相关著作和文献颇丰,可谓汗牛充栋。用外语阅读本来就是一件困难的事情,而选择什么书来阅读使得这件事情更为困难。如果有人能够把重要的、基本的、经典的、前沿的精神分析文献翻译成中文,那该多好啊!如果中国读者能够没有语言障碍地汲取精神分析汪洋大海中的营养,那该多好啊!

CAPA 翻译小组的成立就是为了达到这样的目标:选择好的精神分析著作,将其高质量地翻译成中文,由专业的出版社出版。好的书可能是那些经典的、历久弥新的书,也可能是那些前沿的、有创新意义的书。这需要慧眼人从众多书籍中把它们挑选出来。另外,翻译质量和出版社质量也需要有保证。为了实现这个目标,CAPA 翻译小组应运而生,而第一批被精挑细选出的著作,经过漫长的、一千多天的工作,由译者精雕细琢地完成翻译,由出版社呈现在读者面前。下面简要介绍一下这个过程。

# CAPA第一支翻译团队的诞生和第一批翻译书目的出版

既然这套丛书被冠以CAPA之名，那么首先需要介绍一下CAPA。CAPA（China American Psychoanalytic Alliance，中美精神分析联盟），是一个由美国职业精神分析师创建于2006年的跨国非营利机构，致力于在中国进行精神健康方面的发展和推广，为中国培养精神分析动力学方向的心理咨询师和心理治疗师，并为他们提供培训、督导以及受训者的个人治疗。CAPA项目是国内目前少有的专业性、系统性、连续性非常强的专业培训项目。在中国心理咨询和心理治疗行业中，CAPA的成员正在成长为注重专业素质和临床实践的重要专业力量[①]。

CAPA翻译队伍的诞生具有一定的偶然性，但也有其必然性。作为CAPA F组的学员，我于2013年开始系统地学习精神分析。很快我发现每周阅读英文文献花了我太多时间，这对全职工作的我来说太奢侈，而其中一些已翻译成中文的阅读材料则让我节省了不少时间。我就写了一封邮件给CAPA主席爱丽丝（Elise），建议把更多的CAPA阅读文献翻译成中文。行动派的爱丽丝马上提出可以成立一个翻译小组，并让我来负责这件事情。我和爱丽丝通过邮件沟通了细节，确定了从人、书和出版社三个途径入手。

在人的方面，确定的基本原则是：译者必须通过挑选，这样才能确保译著的质量。第一步是于2013年10月在中国CAPA学员中招募有志于翻译精神分析文献的人。第二步为双盲选拔：所有报名者均须翻译一篇精神分析文献片段，翻译文稿匿名化并被统一编码，交给由四位精通中英双语的精神分析专业人士进行评审。这四位人士由爱丽丝动用自己的人脉找到。最初的二十多位报名者中，有十六位最终完成了试译稿。四位评委每人审核四篇，有些评委逐字逐句地进行了修订，做了非常细致的工作。最终选取每一位评审评出的前两名，一共八位，组成正式的翻译小组。后来由于版权方要求安娜·弗洛伊德（Anna Freud）的《自我与防御机制》（*The Ego and the Mechanism of Defense*）必须直接从德文版翻译，临时吸收了一位德文翻译。第一批翻译小组的成员有九位，后来参与具体翻译工作的有七位：邓雪康、唐婷婷、王立涛、叶冬梅、殷一婷、张庆、吴江（德文）。后来由于有成员因个人事务无法参与翻译工作，因

---

① 更多具体信息可参看网站：http://www.capachina.org.cn

此又搬来"救兵"徐建琴。

在书的方面,我们先列出能找到的有中译本的精神分析著作清单,把这个清单发给了美国方面。在这个基础上,爱丽丝向 CAPA 老师征集推荐书单。考虑到中文版需要满足国内读者的需求,这个书单被发给 CAPA 学员,由他们选出自己认为最有价值、最想读的 10 本书。通过对两个书单被选择的顺序进行排序,对排序加权重,最终选择了排名前 20 位的书。这个书单确定后,提交给华东师范大学出版社,由他们联系中文翻译版权的相关事宜。最终共有 8 本书的中文翻译版权洽谈进展顺利,这形成了译丛第一批的 8 本书。

在出版社方面,我本人和华东师范大学出版社有多年的合作,了解他们的认真和专业性。我非常信任华东师范大学出版社教育心理分社社长彭呈军。他本人就是心理学专业毕业的,对市场和专业都非常了解。经过前期磋商,他对系列出版精神分析的丛书给予了肯定和重视,并欣然同意在前期就介入项目。后来出版社一直全程跟进所有的步骤,及时商量和沟通出现的问题。他们一直把出版质量放在首位。

CAPA 美国方面、中方译者、中方出版社三方携手工作是非常重要的。从最开始三方就奠定了共同合作的良好基调。2013 年 11 月爱丽丝来上海,三方进行了第一次座谈。彭呈军和他们的版权负责人以及数位已报名的译者参加了会议。会上介绍和讨论了已有译著的情况、翻译小组的进展、未来的计划、工作原则等。翻译项目由雏形渐渐变得清晰、可操作起来。也是在这次会议上,有人提出能否在翻译的书上用"CAPA"的标识。后来 CAPA 董事会同意在遴选的翻译书上用"CAPA"的标识,每两年审核一次。出版社也提出了自己的期待和要求,并介绍了版权操作事宜、译稿体例、出版流程等。这次会议之后,翻译项目的推进更迅速了。这样的座谈会每年都有一次。

在这之后,张庆被推为翻译小组负责人,承担着大量的邮件往来和沟通事宜。她以高度的责任心,非常投入地工作。2015 年她由于过于忙碌而辞去职务,徐建琴勇挑重担,帮助做出版社和译者之间的桥梁,并开始第二支翻译队伍的招募、遴选,亦花费了大量时间和精力。

精神分析专业书籍的翻译难度,读者在阅读时自有体会。第一批译者知道自己代表 CAPA 的学术形象,所以翻译过程中兢兢业业,把翻译质量当作第一要务。目前的翻译进度其实晚于我们最初的计划,而出版社没有催促译者,原因之一就是出版社参与了整个翻译进程,了解译者们是多么努力和敬业,经常在专门组建的微信群里讨论一些专业的问题。翻译小组利用了团队的力量，每个译者翻译完之后，会请翻译团队里的人审校一遍，再请专家审校，力求做到精益求精。从2013年秋天至今，在第三个秋天才迎来丛书中第一本译著的出版，这本身说明了译者和出版社的慎重和潜心琢磨。期待这套丛书能够给大家充足的营养。

## 第一批被翻译的书：内容简介

以下列出译丛第一批的书名（在正式出版时，书名可能还会有变动）、作者、翻译主持人和内容简介，以飨读者。其内容由译者提供。

书名：心灵的母体（*The Matrix of the Mind：Object Relations and the Psychoanalytic Dialogue*）

作者：托马斯·H·奥格登（Thomas H. Ogden）

翻译主持人：殷一婷

内容简介：本书对英国客体关系学派的重要代表人物，尤其是克莱因和温尼科特的理论贡献进行了阐述和创造性重新解读。特别讨论了克莱因提出的本能、幻想、偏执—分裂心位、抑郁心位等概念，并原创性地提出了心理深层结构的概念，偏执—分裂心位和抑郁心位作为不同存在状态的各自特性及其贯穿终生的辩证共存和动态发展；以及阐述了温尼科特提出的早期发展的三个阶段（主观性客体、过渡现象、完整客体关系阶段）中称职的母亲所起的关键作用、潜在空间等概念，明确指出母亲（母—婴实体）在婴儿的心理发展中所起的不可或缺的母体（matrix）作用。作者认为，克莱因和弗洛伊德重在描述心理内容、功能和结构，而温尼科特则将精神分析的探索扩展到对这些内容得以存在的心理—人际空间的发展进行研究。作者认为，正是心理—人际空间和它的心理内容（也即容器和所容物）这二者之间的辩证相互作用，构成了心灵的母体。此外，作者还梳理并创造性地解读了客体关系理论的发展脉络及其内涵。

书名：让我看见你——临床过程、创伤与解离（暂定）（*Standing in the Spaces-Essays on Clinical Process，Trauma and Dissociation*）

作者：菲利浦·布隆伯格（Philip Bromberg）

翻译主持人：邓雪康

内容简介：本书精选了作者二十年里发表的18篇论文，在这些年里作者一直专注于解离过程在正常及病态心理功能中的作用及其在精神分析关系中的含义。作者发现大量的临床证据显示，自体是分散的，心理是持续转变的非线性意识状态过程，心理问题不仅是由压抑和内部心理冲突造成的，更重要的是由创伤和解离造成的。解离作为一种防御，即使是在相对正常的人格结构中也会把自体反思限制在安全的或自体存在所需的范围内，而在创伤严重的个体中，自体反思被严重削弱，使反思能力不至于彻底丧失而导致自体崩溃。分析师工作的一部分就是帮助重建自体解离部分之间的连接，为内在冲突及其解决办法的发展提供条件。

书名：婴幼儿的人际世界（*The Interpersonal World of the Infant*）

作者：丹尼尔·斯特恩（Daniel N. Stern）

翻译主持人：张庆

内容简介：本书作者是一位杰出的瑞士精神病学家和精神分析理论家，致力于婴幼儿心理发展的研究，在婴幼儿试验研究以及婴儿观察方面的工作中把精神分析与基于研究的发展模型联系起来，对当下的心理发展理论有重要的贡献。他著述颇丰，其中最受关注的就是本书。

本书首次出版于1985年，本中译版是基于初版15年后、作者补充了婴儿研究领域的新发现以及新的设想后所形成的第二版。本书从客体关系的角度，以自我感的发育为线索，集中讨论了婴儿早期（出生至十八月龄）主观世界的发展过程。1985年的第一版中即首次提出了层阶自我的理念，描述不同自我感（显现自我感、核心自我感、主观自我感和言语自我感）的发展模式；在第二版中，作者补充了对自我共在他人（self with other）、叙事性自我的论述及相关讨论。本书是早期心理发展领域的重要著作，建立在对大量详实的研究资料的分析与总结之上，是理解儿童心理或者生命更后期心理病理发生机制的重要文献。

书名：成熟过程与促进性环境（暂定）（*The Maturational Processes and the Facilitating Environment*）

作者：唐纳德·温尼科特（D. W. Winnicott）

翻译主持人：唐婷婷

内容简介：本书是英国精神分析学家温尼科特的经典代表作，聚集了温尼科特关于情绪发展理论及其临床应用的 23 篇研究论文,一共分为两个主题。第一个主题是关于人类个体情绪发展的 8 个研究,第二个主题是关于情绪成熟理论及其临床技术使用的 15 个研究。在第一个主题中,温尼科特发现了在个体情绪成熟和发展早期,罪疚感的能力、独处的能力、担忧的能力和信赖的能力等基本情绪能力,它们是个体发展为一个自体(自我)统合整体的里程碑。这些基本能力发展的前提是养育环境(母亲)所提供的供养,温尼科特特别强调了早期母婴关系的质量(足够好的母亲)是提供足够好的养育性供养的基础,进而提出了母婴关系的理论,以及婴儿个体发展的方向是从一开始对养育环境的依赖,逐渐走向人格和精神的独立等一系列具有重要影响的观点。在第二个主题中,温尼科特更详尽地阐述了情绪成熟理论在精神分析临床中的运用,谈及了真假自体、反移情、精神分析的目标、儿童精神分析的训练等主题,其中他特别提出了对那些早期创伤的精神病性问题和反社会倾向青少年的治疗更加有效的方法。

温尼科特的这些工作对于精神分析性理论和技术的发展具有革命性和创造性的意义,他把精神分析关于人格发展理论的起源点和动力推向了生命最早期的母婴关系,以及在这个关系中的整合性倾向,这对于我们理解人类个体发展、人格及其病理学有着极大的帮助,也给心理治疗,尤其是精神分析性的心理治疗带来了极大的启发。

书名:自我与防御机制(*The Ego and the Mechanisms of Defense*)

作者:安娜·弗洛伊德(Anna Freud)

翻译主持人:吴江

内容简介:《自我与防御机制》是安娜·弗洛伊德的经典著作,一经出版就广为流传,此书对精神分析的发展具有重要的作用。书中,安娜·弗洛伊德总结和发展了其父亲有关防御机制的理论。作为儿童精神分析的先驱,安娜·弗洛伊德使用了鲜活的儿童和青少年临床案例,讨论了个体面对内心痛苦时如何发展出适应性的防御方式,以及讨论了本能、幻想和防御机制的关系。书中详细阐述了两种防御机制:与攻击者认同和利他主义,对读者理解防御机制大有裨益。

书名:精神分析之客体关系(*Object Relations in Psychoanalytic Theory*)

作者:杰伊·R·格林伯格(Jay R. Greenberg)和斯蒂芬·A·米歇尔(Stephen A. Mitchell)

翻译主持人:王立涛

内容简介：一百多年前，弗洛伊德创立了精神分析理论。其后的许多学者、精神分析师，对弗洛伊德的理论既有继承，也有批判与发展，并提出许多不同的精神分析理论，而这些理论之间存在对立统一的关系。"客体关系"包含个体与他人的关系，一直是精神分析临床实践的核心。理解客体关系理论的不同形式，有助于理解不同精神分析学派思想演变的各种倾向。作者在本书中以客体关系为主线，综述了弗洛伊德、沙利文、克莱因、费尔贝恩、温尼科特、冈特瑞普、雅各布森、马勒以及科胡特等人的理论。

书名：精神分析心理治疗实践导论（*Introduction to the Practice of Psychoanalytic Psychotherapy*）

作者：亚历山德拉·拉玛（Alessandra Lemma）

翻译主持人：徐建琴　任洁

内容简介：《精神分析心理治疗实践导论》是一本相当实用的精神分析学派心理治疗的教科书，立意明确、根基深厚，对新手治疗师有明确的指导，对资深从业者也相当具有启发性。

本书前三章讲理论，作者开宗明义地指出精神分析一点也不过时，21 世纪的人类需要这门学科；然后概述了精神分析各流派的发展历程；重点讨论了患者的心理变化是如何发生的。作者在"心理变化的过程"这一章的论述可圈可点，她引用了大量神经科学以及认知心理学领域的最新研究发现，来说明心理治疗发生作用的原理，令人深思回味。

心理治疗技术一向是临床心理学家特别注重的内容，作者有着几十年带新手治疗师的经验，本书后面六章讲实操，为精神分析学派的从业人员提供了一步步的明确指导，并重点论述某些关键步骤，比如治疗设置和治疗师分析性的态度、对个案的评估以及如何建构个案、治疗过程中的无意识交流、防御与阻抗、移情与反移情以及收尾。

书名：向病人学习（*Learning from the Patients*）

作者：帕特里克·凯斯门特（Patrick Casement）

翻译主持人：叶冬梅

内容简介：在助人关系中，治疗师试图理解病人的无意识，病人也在解读并利用治疗师的无意识，甚至会利用治疗师的防御或错误。本书探索了助人关系的这种动力性，展示了尝试认同的使用，以及如何从病人的视角观察咨询师对咨询进程的影响；说明了如何使用内部督导和恰当的回应,使治疗师得以纠正最初的错误,甚至让病人有更多的获益。本书还介绍了更好地区分治疗中的促进因素和阻碍因素的方法,使咨询师避免陷入先入为主的循环。在作者看来,心理动力性治疗是为每个病人重建理论、发展治疗技术的过程。

作者用清晰易懂的语言,极为真实和坦诚地展示了自己的工作,这让广大读者可以针对他所描述的技术方法,形成属于自己的观点。本书适用于所有的助人职业,可以作为临床实习生、执业分析师和治疗师及其他助人从业者的宝贵培训材料。

严文华

2016 年 10 月于上海

# 推荐序

异国殊俗,情不相得。金木为仇,酋贼擅役。

——《易林·旅之升》

我和这本教材相遇的故事,还是在十多年前中美精神分析联盟第一期开班之时。那时候我们一群人兴冲冲地去上课,起早贪黑,废寝忘食。我发现老师们居然土气十足地用扫描件发给同学们做教材,而且对用什么教材思路也不够清晰,于是我就把我电脑里的电子版教材一本本地传给了课程组织者,一头银发的大美女爱丽丝·辛德(Elise Snyder)。她热情洋溢地感谢了我,但是只对一本教材发出了惊叹,"喔,这本是拉玛写的!"

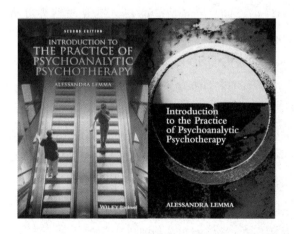

我当时心想,这个拉玛是谁啊?不过能被爱丽丝看中的应该都不错吧。后来在我们班第二年的课程中,就用了她这本书的好多章节,作为阅读内容。

中美精神分析联盟的缩写是CAPA,有些人翻译成"卡帕"班,听起来有点轻奢品牌的味道,的确它的要求比较高,一是学费不便宜,开始时甚至要想办法解决学生们贷款助学金的问题。二是它全英文教学，对英文的要求较高。

还有人翻译成"卡怕"班，一是因为远程教学，时不时一个卡顿，全班师生的死亡焦虑就开始发作。二是因为它要求的阅读量特别大，没有个五年左右的精神分析英文阅读的功力打底，基本上不太可能完成老师们布置的文献阅读。三是它也不是宽进宽出的班，老师们和学生们要相互评分的，学生们都有点怕会被老师卡着不让毕业。我当年就被卡了一下，因为给我安排的免费督导师经常飞来飞去，造成我督导时数不够，后来我自己又掏钱找了个督导才凑够督导时间数毕业。

当年和我同班的，有个既有轻奢气质又气运卡顿的同学，就是本书的主要译者之一徐建琴。倒霉的事情接二连三地发生在她身上，幸亏后来她脱胎换骨，翻译了多本精神分析著作，包括这本教材，成为了CAPA的重要学术人物。

在中国学员们茁壮成长的同时，此书的作者拉玛，也在精神分析界开花结果。她一开始崭露头角，是因1995年出版的《心理动力心理学入门：通往意识的捷径》（*Invitation to Psychodynamic Psychology*）和1996年出版的《精神病理学导论》（*Introduction to Psychopathology*），前者被中国台湾同道翻译出版。2003年她出版的《精神分析心理治疗实践导论》第一版，是其成名作，也是当年CAPA班选用的教材。2010年她出版了《皮囊之下：对身体改造的精神分析研究》（*Under the Skin: a Psychoanalytic Study of Body Modification*），一本介绍精神分析中如何对身体感受——比如"我觉得我颜值低，很丑陋"等感受进行工作的书籍。

2011年是她大放异彩的一年，因为她和福纳吉（Fonagy）等人合作出版了书籍*Brief Dynamic Interpersonal Therapy: A Clinician's Guide*，这是一本重磅的临床手册，国内有翻译版，名为《短程动力性人际治疗：临床从业者手册》，由北京大学医学出版社出版。这是英国的精神分析界试图适应循证医学体系而写作的短程治疗手册，上海市精神卫生中心的大美女仇剑崟主任告诉我说，她正在和拉玛的团队合作，在精神科开展随机对照实验，看来以后这个疗法会在中国得到很好的推广。

2014年她又出版了《关注身体：精神分析视角下的身体及其他》（*Minding the Body: the Body in Psychoanalysis and Beyond*），继续了探索十年的身体议题。2016年则出版了《精神分析心理治疗实践导论》第二版，也就是本书。

本书的最大亮点就是开始的三个章节，作者抓住了当代心理治疗界的几个关键词——循证医学、脑科学等来展开自己的论述。让人最意外的是作者的客观性，在精神分析循证医学这一部分，既列举了支持精神分析有效的研究证据，又指出相反证据，具有强烈的自我反思精神，还批评了精神分析界的傲慢和封闭，考虑到作者来自精神分析的大本营伦敦，这尤其难能可贵。伦敦人不都应该是，在海德公园的春光中，坐在长椅上阅读《泰晤士报》，手边斜躺着狄更斯时代的雨伞，脚蹬一双磨边的其乐鞋（Clarks），嘴里哼着克里夫·理查德（Cliff Richard）的音乐的保守主义者吗？

CAPA班的风气，和中国其他班——中德班、中美班、中英班、中法班、中意班、中巴班——大同小异，白天保守如英国绅士，夜里奔放如美国流氓，对理论和技术的崇拜则满满的日耳曼战车风。总体上来说，中国心理学圈弥漫的都是英美实证主义和实用主义风，毕竟这两个国家在最近200年征服了全球，这种风格是典型的起源于外倾功能的——无论是外倾思维，还是外倾情感——所以它们都是心外求解脱，心外求疗愈。心理疾病的根源要在大脑里面寻找，心理治疗的疗效要通过统计学来验证，心理治疗的学习也应该是可见可视可模仿，就像功能性核磁共振的图像；或者迈克尔·杰克逊（Michael Jackson）的舞蹈；或者福特汽修厂的老师傅，裸露双肩，胸毛黝黑，拎着工具箱咔嚓咔嚓地捣鼓出一匹铁马来，然后拍拍手憨厚地看着徒弟们露出自豪的微笑。这种风格的极致便是盎格鲁-萨克逊人伦敦老家的劳斯莱斯，通过肤色、门第、守旧、伦敦口音等弗洛伊德所说的"微小差异自恋"来建立身份认同鄙视能指链。

中国人本来是内倾直觉占优势的，盛产诗人和才子，从政府公文到医学宝典，无一例外都用诗歌写成。这群人要走向外倾思维的美国，必然首先经历内倾思维的德国和外倾感觉的法国。就像如果宋代诗人柳永要娶一位美国斯坦福大学的神经科学家为妻，比如美剧《生活大爆炸》中的艾米，那么他最好来上海法租界待三年，从天天喝咖啡、参加一支国际足球队开始其身份认同的转变。

内倾者认为自由在一个人的内心，甚至根本不需要和一个人交谈才能获得自由。比如存在主义治疗大师亚隆，他参加了南传佛教葛印卡的内观禅修，并且具有了入定的一些躯体感受，他在自己的回忆录《成为我自己》中写道，"没有忧虑，没有焦虑，没有自我意识，也没有分离感，只有妙音盈耳，一股暖流从天而降，沐浴全身"。但是他的外倾倾向让他最终不愿意保持纯粹内观的态度——不忆过往，不念将来，纯然当下，自在解脱。他觉得内观的代价太大，要是莎士比亚也修习内观，《李尔王》就会被当作一串串的妄念消失在莎翁的涅槃清净道中。

李尔王的苦恼也在于人到老年，如何安稳地衰老和死亡，退位给青年人。

青年人天生外倾占优势。自由，说到底还是青年人最渴望获得，而又得不到的东西，他们体验到自己被性欲奴役了，所以需要外在的自由，让力比多可以自由地投注或者升华。

而精神分析,就许诺提供这样一片自由的净土——只要几百块钱,你就可以享受整整一小时的言论自由、话语自由,以及自由地移情、自由地意淫、自由地色情移情、自由地施虐受虐,多么诱人啊,居然有人可以把自由卖给我。

精神分析中的两个人,无论是分析师还是来访者,都是对欲望和身体无计可施的游行者,他们丧失了存在的家园——祖先的神话,获得了在茫茫话语大地永恒寻找的自由。永恒的自由当然也是永恒的孤独,所以上帝总是单身汉,佛祖也从来不辅导自家孩子的家庭作业。

内在的奴役感,当然也是很容易就通过旅游来平衡的,肉体的搬移挪动,首先是一种受虐的痛苦,如果不是家园让你感觉像监狱,谁会愿意旅游呢? 所以观察一对情侣是否深爱,除了生孩子外,就是看他们是否能够共同面对旅游的折磨。

也正是因为旅游的基底是奴性的受虐,所以人们的心灵总会创造出一处处的惊喜、兴奋和快感,比如把一片油菜花或者郁金香看作生机勃勃的象征,比如把欧洲的城中村看作凝结着历史的厚重和宁静,比如把美国那年久失修的公路看作通向自由和民主的坦途。即便这一切的投射失效,还可以在酩酊大醉后找一个陌生旅伴发生性关系,把这当作金风玉露一相逢的爱情。

各种心理咨询的培训班也是一种心灵的旅游、晃荡和狂浪。人们莫名兴奋地收拾干粮,撒下钞票,然后为了防御一无所获的空虚,为了掩盖错误投资的愚蠢,我们用力地拥抱老师和同学,赞颂班级和教材。在这永恒的孤独中,这些流浪汉们再次投入客体关系的尘网束缚中,为了给自己的奴性找到借口,我们告诉自己,这一切都是科学的。

马库斯·鲍曼(Marcus Bowman)在他 2002 年的书《最后的阻抗:科学是对精神分析的防御》(*The Last Resistance*:*the Concept of Science as a Defense Against Psychoanalysis*)中,向人们充分展示了精神分析是如何通过科学完成了自我阉割的主奴辩证大挪移的。

终极的自由,是和死神的角力。葛印卡的南传佛教,就是试图通过清净涅槃,彻底摆脱死神的国土和独裁。精神分析想要战胜死亡,追逐自由,最终难免变成一种神话。

神话,是以语言的方式,消解死本能。语言是存在的家,当神话丧失,人的存在也就无家可归。

我们只好走向了比语言更古老的存在——身体。最常见的身体形式是喝茶与饮酒。

喝茶力图提高意识觉察的清明程度,星海浩瀚,光芒闪烁,而饮酒则力图把意识引向无意识的大海,晦暗无明,深沉婉约。

所以每次我看到性压抑的女性精神分析师们在法租界流连夜店,买醉不归,都想递一块普洱茶砖给她们。普洱和洋酒,都是失魂落魄的中国男女在重找那口欲的母爱、口欲的冲动、口欲的刺激。除此之外,大约也只有一周五次的滔滔不绝能够倾吐那丧家的力比多了。

现在,我多了一个选择,就是把这本书递过去,告诉他们,可以一边喝茶,一边看这本书,我在书的扉页上如此题词——只有学习让我快乐,只有知识让我爆满,只有文化让我充实,只有精神分析才能让我进步。

李孟潮

精神科医师,自由执业

# 目录

# 序言

在过去的 25 年中，我一直在做精神分析。在这段时间里，我经历了弗洛伊德派到克莱茵派的个人分析，中途接受过独立派的督导。我的精神分析之旅很丰富，也将不断丰富下去。每一次的体验都教给我许多有价值的东西，也勾起我许多疑问和一些不安，不仅是关于自己，也有关于作为一种治疗方式、一门学科和一种职业的精神分析。

接受理论培训时选择的分析师和督导让我成了克莱茵学派。除此以外，在实践中我选择他们中的任何一个从来不是因为他们是克莱茵学派的，而是因为他们对患者有同理心，因为我喜欢他们，因为他们有很好的幽默感，因为他们契合我的个性并且激励了我。

读这本书时，你会注意到我汇集了许多不同的观点，反映了精神分析领域里不同的传承，至于我把自己归入哪一个精神分析流派不是非常明确，因为实际上，我没有把自己归到任何一个流派里。流派很容易自成体系延续无益的假设和谬见，不利于对本行业所用的工具进行批判性反思。我们需要站边，需要分裂，需要做最受宠的孩子，这些需要重现在我们的组织生活中。当我们归属于某一团体而不是另一个时，并不完全是被理论差异或科学发现驱使，我们生活在这样一种幻象中：我们成功地将对手降格为一个不那么有特权的群体。当然理想的情形是，任何类型的社会组织都应该鼓励尽可能广泛的人类多样性。

哪里有"我们"，哪里就有"他们"。总的来说，心理治疗界，不仅仅是精神分析界，与其他任何社会团体没有什么不同：在推广我们的世界观和与之相配套的治疗方法方面，我们都有既得利益。**我也一样**。实际上，我们要有自己的个人观点，并用自己的观点与他人产生联接，这对保持头脑清楚是很重要的，这是一种自信的态度，相信自己的观点。我并不是相对主义的倡导者，正如约瑟夫·熊彼特（Joseph Schumpeter）明智地提醒我们：

认识到自己的信念有相对性，然而不妥协地予以维护，这一点区分出文明人和野蛮人。

（引用于 Berlin，1969）

正如以赛亚·伯林(Isaiah Berlin)(1969)所说，对绝对真理的渴望无疑反映了"一种深层的难以治愈的元心理需要；但是让这样的心理需要来决定行为，同样是很严重的症状，而且更危险，在道德和政治上都不成熟"。

归根到底，各人最后用的专业词汇不一样，这无关痛痒(Rorty，1989)。"相同"不是我们应该努力的方向，只要有足够多的重叠部分就够了，这样每个人都可以用自己的语言去表达与他人的信念系统和自己的信念体系相碰撞的愿望。

确实有几种不同体系的精神分析理论。在本书中，我从不同角度汇集了精神分析内部的不同理论取向的洞见。也许这种做法会让我成为多元论者或者是整合派，尽管我从来不确定这些名词真正的意思，如果它们的意思是用不同的方式来理解人类的心理和治疗过程，这是对的；如果用这些词意味着我在认同某一特定流派方面有困难，就像我前面提到的那样，这也是对的；如果它们意味着我相信在与患者一起工作时，重要的是一种有弹性的方法，在任何特定的时刻以患者的需要为先，而不是先考虑特定的理论观点，这也是对的。

有些人不得不学习不同的语言来适应不断变化的文化背景，就像我小时候一样，在我心里有一种根深蒂固的感觉：总是会有意外的。这让我无法认定任何一种治疗语言作为最终归宿。辩论是重要的。有差异就有动力，会让我们不断思考。其危险在于用差异性来证明一种理论或方法相对其他理论或方法更优越。

在《对话性想象》(the dialogic imagination)一书中，巴赫金(Bahktin)(1981)认为对话主义很重要，根据他的说法，对话由我们在语言中的地位决定。一言堂主义是一种错觉，以为只存在一种语言。对话主义承认了任何一种语言都有其局限性，让我们拥抱丰富的多元化体验，让我们为自己定位，并在巴赫金称之为"批判性的互相激发的语言"中找到自己的位置。我不太确信我们是否在这个领域看到过许多这种"互相激发的语言"，但是这是我所理解的精神分析的精髓所在。

# 关于本书

本书主要是为了向受训中的临床心理学家和其他有着不同心理健康背景的临床从业者讲授精神分析,这些人在精神分析方面的知识或经验较少。就算是这样,也有许多人对此持批评态度,可能是因为之前学习过或者经历过精神分析治疗,觉得没什么帮助。我在此书中会谈及这些议题,会把这些读者放在心上,并且谨记这么多年来学生们向我提的问题,以及他们的批判性的观点。写书的意图主要是为在心理健康领域工作的人提供一本实用的、有临床意义的教科书,这些人在精神分析治疗实践上相对来说还是新手。本书确实假设了阅读者的背景,主要是心理健康专业人士,有临床经验,在一定程度上熟悉心理治疗实践和\或更广泛意义上的心理辅导。

本书汇集了我在公共健康服务体系内,在司法和精神科背景下,作为临床心理学家的精神分析工作经验,还有我作为精神分析师一周见患者3—5次的分析经验。在我看来界定是否是精神分析,最重要的要素是内部设置(Parsons,2007),而不是咨询的外部设置或咨询频次。精神分析式的工作,其特殊性在于治疗师**系统化地使用**移情,移情为治疗师理解患者的心理状态以及如何进行最有效的干预提供了信息,治疗师保持分析性的立场,而这种立场植根于治疗师的移情体验中(见第八章)。教学工作提醒我,接受精神分析培训时,我们很容易忘记实践工作的基础是那些我们视之为平常的东西,还有与训练我们的治疗师和督导在一起时的独特的个人体验。新手发现精神分析观点令人困惑,理论很难运用于实践,这一点也不令人意外。教学确实是一种很有益处的体验(除了教那些改变流派的人),因为我们被迫重新思考之前珍视的假设。教学也让我意识到过于看重某些观点的危险,不过我敢肯定,你读这本书时会学习到一些我十分不愿摒弃的观点。

在开始读这本书时,要小心我是一个集合主义者。在本书中,我没有专注于特定的理论流派,而是讲述若干用得上的精神分析流派中理论概念的通常意义及它们之间的细微差别。如果你在寻找特定的元心理学的复杂标准或者是精神分析的哲学基础,你很可能会失望,这不是本书的目的。我努力的方向是为自己的临床工作发展出指导性的理论假设框架,其基础是我对理论的理解,以及对什么有益于临床实践的理解[1]

为此,我借鉴了几种精神分析理论,因为我还没有遇到一种模型或理论可以满意地解释我所有的分析工作。

本书中我关心的是如何阐述清楚我"个人的"临床理论（Sandler，1983），以及它的技术含义。各章中我总结了一些指导我工作的"实践指南"，我无意于确定治疗规范，只是尝试说清楚我是如何进行干预的，以及分享多年来督导们教给我的咨询技术。这本书把这些经验汇集成一个工作框架，它不可避免的是个人性的，也是发展性的。正因为此，我不会宣称说我所做的、所写的内容在实证上完全合理，但是我尽可能地把我的实践锚定在熟悉的实证研究上。

因为这是一个导论，在每一章的结尾处我为进一步的阅读提供了参考书目，以便读者更深入地研究所论述的概念和观点。如果读者在阅读此书之前，有关精神分析的知识较少的话，可能一章章按顺序读更有帮助，因为每一章依赖于对前一章所讨论的概念的理解。

这本书将概述与实践工作息息相关的、关键性的精神分析概念。我支持的模型是客体关系模型，它指导着我的实践。我很清楚我所做的大部分干预待临床验证。我也完全意识到我的干预是多种精神分析理论取向所认可的。对于书中所引用的观点，我不会抢功；对于这些观点如何指导我的实践以及在此书中如何呈现，我确实负有责任。

写此书目的之一很明确，旨在鼓励在公共健康服务背景下开展精神分析治疗工作，希望为从业者提供一个可用的文献，鼓励他们投入实践，不至于被看起来高深复杂的理论所阻碍。本书的目的旨在揭开精神分析的神秘面纱。这样做会让一些精神分析的从业者对过于简单描述的概念感到意外，以为我暗示精神分析存在所谓的"技巧"，可以教给那些没有意向或者资金投入长程精神分析训练的人。

如果确实想以精神分析取向来工作的话，做个人分析是很关键的，这种体验是很独特的，比如说，我们不可能通过书本或讲课来教授脆弱是什么意思，或者依赖另一个人是什么意思，或者被强有力的投射裹挟是什么意思，以及渴望去认同另一个人是什么意思。对于所有希望去理解他人潜意识的人来说，个人分析培养出来的这种自我认知是必不可少的。然而，把精神分析立为通向自我认知的唯一道路，这是把它定为理想化客体。在做培训师的工作中，常有从来没有接受过心理分析的学生的领悟力令我印象深刻。他们的个案报告很容易与一位受训的有经验的治疗师的个案报告相混淆，我们不应该为此感到惊讶。毕竟，正如埃区格杨（Etchegoyen）（1991）观察到的，经过好的精神分析后，我们比以前好了，但不一定比别人好。

在我看来，甚至一些没有经过长期个人分析和训练的从业者似乎都能很好地使用精神分析的观点。有一种观点认为，没有可传授的精神分析技巧——或者说，如果没有多年的个人分析来支持这些技巧的使用,这些技巧肯定是无法安全使用的——这种观点经不起推敲,也不能促进精神分析思想和实践的广泛传播。

　　精神分析的训练似乎是在一种隐含的假设的基础上进行的,即学生是通过渗透性的过程习得如何以精神分析的方式来工作。这是真的,很多分析工作的重要领域只能通过经验来学习,这样的经验要么是在督导中,要么是在自己的个人分析中得到。然而,这种学习方法不鼓励阐明我们为什么那么做,也不鼓励没接受过分析培训的临床工作者去运用。为了让精神分析的理念和运用更易理解,需要把专有名词变得更具操作性,并且讲清楚我们的做法和想法,而不是避开这样的挑战,辩称精神分析培训至少四年,少于必要的时数很难教授精神分析技巧。这么说的时候我意识到,也许起码对某些人来说,精神分析疗法应该更像认知行为疗法(cognitive behavior therapy, CBT)一样,有一些技术指南。虽然我不认为治疗实践可以简化成为一种手册式治疗,但是其中有可以学习的东西,这些方法试图确定我们在治疗中做什么,虽然不是很完全,但这样做可以让我们对那些促进心理变化的因素有更精微的理解。

　　在第一章,我概述了动力性人际治疗(dynamic interpersonal therapy, DIT)的发展,这种手册式的动力学干预共有 16 次咨询,在英国国家健康服务部(NHS; Lemma, Target, & Fonagy, 2011)我参与阐述并开展了这项工作,在 2003 年写了此书第一版。这段经历影响了我,让我认识到把所做的工作变得更有操作性的重要性,让我看到在精神分析的原则和技术的指导下,在有限的时间框架里人们发生的重大改变。

　　希望我能说清楚,我并不是说能让人们做好与患者深入工作准备的精神分析培训可以被一系列的短期工作坊所替代,或者可以被这本书替代,也不是说短程治疗优于长程治疗。然而我确实相信一周一次的心理治疗的重要性,这是在公共健康服务设置内的精神分析实践主流,这样的工作大多由经验较少的临床工作者操作,其中许多人没有接受过正规分析疗法的培训,或者培训有限,他们在医生和心理学家的督导下工作。这样的工作很有价值,需要受过精神分析训练的人有意愿去用不同的方法教授精神分析实践,需要他们更明确地教授指导实践隐含的准则,并提前说明这样的事实:在大多数情况下,这些都不是基于研究证据,而主要是反映治疗风格,这些风格对一些患者很有吸引力,对另一些患者则吸引力不大。　　

　　如果希望在公共健康服务体系下有更多病人从精神分析的洞见中获益的话,我们必须要找到方法,让在这样的设置下工作的治疗师以及一线从业者可以更加理解精神分析。当然,这些人还不足以做高频深入的治疗,教会她们精神分析的技巧不是目的,目的是让她们理解潜意识,了解如何把她的理解转化成解除患者心灵痛苦的工具。本书可以在实现这个目标上推进一小步,这是我的愿望。

将精神分析理论和技术**运用于**短程治疗,有时会与精神分析的稀释混为一谈,并因此被认为不是真正的精神分析,而是创造了所谓"真货"的仿品。这种适应性做法似乎引起了人们的怀疑,即精神分析会被其他理论、其他思想和实践侵入而受损害,感觉像是在摧毁原有的精神分析的大厦。整合和调整可能表现为进步,但感觉像是破坏(Lemma & Johnston, 2010)。

保存精神分析的"纯金本质"是早期精神分析运动的核心目标(Kirsner, 1990),这样的情绪在当代没有完全消失,仍然呈现在关于精神分析及其在公共领域的运用的辩论中。短程治疗的发展有时被理解为钉入长程精神分析棺材上的又一枚钉子,伴随的恐惧是:更短的替代性疗法的存在意味着人们只选短程,而不选更贵、更长程的治疗。在公共健康领域,费用问题的确以无益的方式主导人们如何作决定。

精神分析可以对公共心理健康贡献巨大,为了保持这种贡献,也为了让它在现代医疗保健经济中存有合理正当的地位,重要的是:让精神分析适应并进化到可以满足如今来寻求帮助的患者的各种需要(Lemma & Patrick, 2010)。这不是为了稀释真品,而是发展,发展不可避免地会带来变化,因此也会有损失。不投入到适应和变革的过程中,只会让精神分析进一步被边缘化,不可否认的是,对精神分析来说,外部环境已经变得不那么适宜了。

## 关于专有名词和临床片断

为了叙述清楚起见,我选择将患者指代为"他",分析师为"她",婴儿或儿童用"她",除非有不同的特指。我通常将"精神分析心理疗法"简称为"治疗",在将它与其他治疗方式,或者与高频的精神分析进行区分时不用简称。我也交替使用"精神分析性的"和"分析性的"两个词。

本书我用了个案片断来说明临床概念,为了保密,我用的是复合型的个案研究,将两个或更多个案组合成一个个案。这意味着我在案例中报告的干预过程有程度不同的虚构成分,我考虑的是尽量减少任何一位患者觉得咨访关系中的保密性被破坏。因此比起"真实"的临床资料而言,可信度不够,丰富性不够。但是以我的经验来看,征求患者同意我写他们,通常是对咨询的侵入,为了保护治疗,我想要避免。不过也有一些例外，有患者同意我发表逐字稿（在第八章和结尾部分）。

读这些临床片断及其解读时，请记住，这些案例中的某个诠释在现实中要很多小时的咨询才能达成。分析性的工作涉及咨询师自身的挣扎和她与患者之间的纠结，会有一阵子什么有意义的事情也没发生，而我们陷在迷失中，不知道如何干预。这种不确定性和艰辛是很难在这样一本教科书里再现出来的。

**注释**

1. 我在这里要提到桑德勒（Sandler）（1983）对公共理论（public theory）和个人理论（private theory）的区分，它很有用而且很有挑战性。根据桑德勒的理论，个人理论是前意识的，更直接地与临床工作有关。他的看法是，个人理论不会很合乎逻辑地遵从意识层面遵循的公共理论。

# 引论：弗洛伊德死了吗？

————————————————————

本书第一版写于 2003 年，一开篇就是一个颇具挑战性的标题"弗洛伊德死了"。十年后，我加了一个问号。这是因为自从第一版之后，我们见证了精神分析领域诸多发展，这些发展在极大程度上预示了今天的精神分析从业者与过去的联系由僵化变松动了，弗洛伊德成了新发展灵感的源头，而不是妨碍进步的终点。

尽管这门学科不像其他学科领域发展得那么快，总体上在基础实验研究方面大大滞后，但毫无疑问，神经精神分析学的发展、日益增多的心理治疗的结果研究以及精神分析被应用到更广泛的人群中，这些都为精神分析注入了新的生命力。换句话说，弗洛伊德还活着，而且还活蹦乱跳，虽然情形变化了，精神分析已经超出躺椅上的应用。25 年来，我一直浸泡在精神分析理论中，并且致力于将精神分析的观点和技术应用于大众心理健康服务中，比起我写此书第一版的时候，我投入其中的热情更高了。

虽然我在其他的心理治疗方法上也受过培训，并且使用过这些疗法，但还是会回归到精神分析上来，因为它在我的临床工作中起着最重要的支撑作用。然而我还是会挣扎于精神分析理论与实践的各方面。更确切地说，我的这种批判与在精神分析流派中普遍存在的闭关自守的态度和部落心态有关。精神分析领域里不同流派之间的分裂，无益于精神分析保持强有力的存在性，在心智科学领域，精神分析理应有强大的影响力。我想要澄清一下，我不是要给不同的声音或差异泼冷水：它们对于学术的发展是很重要的。不同本身不是价值判断，它只是不同，而内心怎么应对不同是另外一回事。依恋理论在精神分析界被忽略，直到最近情况才改变，这是例证之一，说明偏见而非理性的论证会排斥一个与精神分析高度相关的理论体系。

最优秀的科学家是那些在追求真理的过程中具有批判性的人，他们认识到将会有其他的科学家将他们的理论推向更远，也可能会证明他们是错的。然而这是必要的。在追求知识的过程中，许多人很有热情。热情不是罪恶，尽管它会将我们带进盲区。实际上，弗洛伊德自己也向我们指出了欲望的陷阱。弗洛伊德毫无疑问探索过一些理论幽径,因为有这一百年来的后知之明,我们现在看有些理论是无益的。如果把精神分析的婴儿连同洗澡水一同泼掉的话,那就只剩下一位失败者了,就是我们自己。通过直接聚焦于我们的欲望和毁灭性,精神分析比其他任何心理学理论,更摸得清我们。

本书的主要目标不是详述精神分析作为一种理论或传承的有问题的方面,而是分享精神分析对人的理解,这些理解充实并丰富了我的临床工作。我们需要保留住的是弗洛伊德努力探索的精神,是他愿意质疑黑暗面并提出令人不快的问题的精神,而不是他找到的答案。我们让弗洛伊德的精神存留下去的唯一方法是在他发展出来的精神分析这种探索方式的帮助下,进一步推进他的观察,同时不因为恐惧而回避使用其他探索的方法,比如说实验研究。如果精神分析要在外在的质疑中存活下去的话,它的支持者们也需要用批评的态度去研究它。只要批评不是潜意识地攻击精神分析所代表的东西,那么精神分析就能承受住质疑,如果是的话,至少在我们的心中,精神分析会受到损毁。

尽管我个人持热情乐观的态度,然而毫无疑问,精神分析面临着比以往更强烈的攻击。对精神分析的质疑声在很大程度上是一致的:精神分析远离现代社会;只适用于少数精英知识分子阶层;它将个人需要置于大众需求之上;就一种治疗方法而言,疗程漫长、密集、昂贵,有效性没有证据基础。英国国家健康服务部门史无前例地取消了精神分析服务,因为要节省费用。类似的是,精神分析作为一种治疗方法,其地位在全球范围内受到威胁。

有些质疑很难反驳。精神分析和实验研究不能"同床共枕",结果是对精神分析及其应用的证据性基础研究发展缓慢,很难迎合占主导地位的科学范式的要求,相反它还挑战这些范式及其适用性。尽管精神分析实验研究现在正在进行(见第一章),但是这种整合还不能算是日常性的。

作为精神分析的实践者,抗拒治疗成果研究和公共部门常规性评估的实际工作,无益于推进我们的事业。在这方面,认知行为疗法的同行们给了我们许多借鉴。精神分析在这方面已经落后了,要有被认可的证据证明其有效性,还要在严密的科学范式中发展出新的治疗模型以方便评估有效性。当然有值得注意的例外,比如说,以心智化为基础的心理疗法(Bateman & Fonagy, 2006)、精神动力学取向的人际交互疗法(Guthrie 等,准备中)、聚焦惊恐的精神分析治疗(Milrod 等,1997)、移情焦点心理治疗(Clarkin 等,2006)和动力性人际治疗(Lemma, Target, & Fonagy, 2012)。以上所有这些治疗模型把自己归入精神分析之中,它们有操作手册,而且都有可靠的证据基础支持其有效性。虽然这些发展令人鼓舞,但是还没有形成一个足够翔实丰富的证据体系,可以让精神分析疗法成为治疗方案中的优选项,比如说成为英国国家临床优化研究所(the UK's national institue for clinical excellence,NICE)指南中的一项。

我们该如何保卫精神分析以应对这样的攻击?特别是当这种攻击指向的是将精神分析应用于公共领域以帮助人们应对心理健康问题的时候。这是彼得·福纳吉(Peter Fonagy)和我自己在著名的莫兹利(Maudsley)辩论中面临的局面(Fonagy & Lemma,2012),对手认为精神分析在现代医疗卫生经济中已无一席之地。在这场辩论中,精神分析胜利了。我们的辩论集中在精神分析的三个核心的、独有的贡献上。

第一,精神分析的观点应用到实践中,能够为心理健康从业人员提供支持,使他们可以提供高质量的医疗服务。与备受折磨的同时也折磨人的病人一起工作,不可避免地要承受人际的压力。有一点已经被广泛认识到,与那些患病的、身处痛苦中的(身体和/或情绪痛苦)人一起工作,还有应对家属或其他照顾者的需要,这两者都相当吃力、相当有压力(Borrill 等,1998)。压力巨大的工作环境降低了工作人员对工作场所的投入度,增加了旷工和转行的比例(Borrill 等,1998;Elkin & Rosch,1990;Lemma,2000;Maier 等,1994)。确实,与有心理健康问题的病人一起工作,心理耗竭现象特别明显。耗竭发生在处理压力的应对机制崩塌之时,更原始的运作方式主导了医患之间困难的人际交往,比如说投射、迁怒、僵化、玩世不恭和退缩。门齐斯-莱思(Menzies-Lyth)(1959)在其深具影响力的论文中突出论述了忽略"照顾"这一行为后面的心理动力的严重后果,她描绘了医护人员社会性防御机制的发展,防御主要应对的是焦虑,而这些焦虑产生于照顾病人这一基础性任务中的各种要求。这样的防御系统的结果就是按正规而僵化的程序照章办事,减少与患者的个人接触。

许多到公共健康部门来寻求帮助的患者存在复杂的需求。如何定义**"复杂性"**本身就是一个有趣的问题,但这不是本书要谈的内容。不过注意到复杂性是很重要的,至少在某种程度上复杂性是命名临床工作者感觉患者"难搞"的一种方式,而患者要去认识并理解这一点更困难。当焦虑和压力削弱了我们根据底层心理状态思考表层行为的能力时,精神分析性的理解能帮助我们用人性的方式做出回应。精神分析让我们理解为什么治疗关系会出错。有关人际互动过程的理论已经发展得很充分,难得有几种可行的模型可以用来说明困扰严重的个体或团体是如何影响与他们工作的人的思想和行为的。

第二,有越来越多的证据表明成人的心理健康问题实际上是发展性的,其中四分之三可以追溯到童年期的心理健康困扰,50%产生于 14 岁之前(Kin-Cohen 等,2003)。

精神分析模型在发展理论(依恋理论)的阐述上是独特的,这一点现在已有坚实的论据支撑(Cassidy & Shaver,2008),因此精神分析使我们能够理解早期经历、遗传因素和成人精神病理之间的关系。这种发展性理论框架强调早期干预,对于形成积极的心理健康政策,包括英国政府的"没有心理健康就没有健康"政策(Department of Health,2011),一直起着关键性作用。

认识到心理健康的基础是发展性的和关系性的,这对于预防工作意义重大,精神分析范式不仅提供了一个跨越终生的连续性模型,而且跨越了健康与非健康之间的维度,特别是它还提供了一种方式去理解疾病和已存在的性格之间的关系,缺乏这种连续性模型是患有心理健康问题的人被歧视的核心,"他们"是病人,"我们"是健康人,两者彼此对立。心理疾病是那么地令人害怕(Lemma & Patrick,2010),在维持这种非连续性的幻想方面,显然我们都有份。

第三,精神分析观点持续不断地为各种应用型干预方法提供理论基础。研究和临床观察显示,其他模型——特别是CBT——使用了精神分析的理论和临床特点,整合进它们的技术中,精神分析可能很好地提升了这些模型的整体有效性,比如一些证据显示其他治疗方法得到好的结果在一定程度上与这些疗法运用了精神动力学技术有关(Shedler,2010)。精神分析比其他心智理论更具综合性,直指关键的心理现象和过程(比如说,意识的局限性,防御,对治疗的阻抗,移情和反移情),如果要提供合适而且有效的心理治疗的话,这些必须要整合进对临床工作的理解中去。

研究清楚地表明在治疗心理问题方面,没有一个方法是放之四海皆准的,不管是什么名头,心理治疗大体上只能帮助50%的完成治疗的病人,药物也好不到哪里(Fonagy,2010)。因此设计合理的服务应该提供广泛的、有证据证明有效性的治疗方法,并且持续性地拓展研究基础以保证监控并提高有效性。

在通常的公共机构的临床实践中,大多数个案都有个特点,就是相当复杂。比如说,许多临床上的重度抑郁症患者除了符合几种以症状学为基础的诊断标准,还有一些人格功能的不足(Westen 等,2004),只有少数人符合单一的诊断标准。符合重度抑郁症标准的患者数量是符合其他诊断标准的9倍(Angst & Dobler-Mikola,1985);符合轴一(Axis Ⅰ)诊断的病人(比如说双相情感障碍或精神分裂症),其中50%—90%也符合轴一(Axis Ⅰ)上的另一个诊断标准,或轴二(Axis Ⅱ)的人格障碍的诊断标准(Westen 等,2004)。

公共心理健康项目关注人口健康和统计分析,然而走向了复杂的人类心理和病理的反面,以证据为基础的药物学的发展,虽然看起来有坚实的科学论据,却可能漏掉了研究调查的复杂性或病人群体的复杂性,这会导致聚焦于简单(或非复杂)情况的简单处理。然而,在公共部门的临床实践中很少看到这样的非复杂性情况。认为有简单的个案,并且简单而廉价的干预手段是适用的,这样的观点在政治上会有即时的吸引力,不仅是因为提供这种简单的治疗方法可能在经济上获益,而且可以将"麻烦的真相"拒之于门外,当然这是我们内心所渴望的。这个"麻烦的真理"是,心理疾病是普遍存在的,可能在生活中的任何时间点影响到任何人。在许多个案身上,治愈或康复是很难达成的(尽管应该为此努力),很大比例的患者一生都需要持续的心理咨询和社会干预(Lemma & Patrick,2010)。

与这一"麻烦的真相"相关的是,精神分析提供了一种工具,用以思考和理解我们 6 为什么要远离这样的真相——因为它是对个体的威胁,还挑战了个体和社会的全能感。

## 性、死亡和谎言

精神分析触碰到我们的原始神经:你要么对它很有热情,要么怀疑它,但很少会中立。精神分析的观点引发好奇和兴趣,但是确实也引发强烈的反对。出现这种混杂的反应有若干理由,首先,直到最近重要的精神分析假设的支持性实验证据仍相当匮乏——这是个事实,不幸的是,精神分析从业者拥抱他们的信仰并把那些假设当作真理去呈现。可能是因为,正如基施纳(Kirsner)所说:

> 像宗教一样,精神分析提出了宏大的问题,并且,也像宗教一样,很容易被教条式的回答所影响和引诱。

(2000:9)

精神分析的核心信息很难消化,它不像人本主义理论把人类认定为基本是好的,只是被环境污染了。精神分析式的反思是相当不讨人喜欢的:我们是被性和攻击性驱使的生物,我们妒忌、好斗,甚至对在意识层面很喜爱的人,也会暗含谋杀的冲动,这是一面我们宁愿不去看的镜子。

精神分析的核心是,各种欲望的奇思妄想、顽固的拒绝承认以及不可避免的丧失,这表明我们可能是自己最恶毒的敌人。作为一种思想运动,精神分析被理论上的分裂所困扰,但是所有人都同意这一点:纷争是不可避免的。无论你从哪个角度看,总有人在某处错失了精神分析戏剧中的某些东西。精神分析认为对发展来说,幻灭和挫败是固有的。在弗洛伊德派的理论中,社会要存续,放弃是一种必要的恶,弗洛伊德——坏消息的送信使——很明确地提醒我们不可能诸事顺心,从一出生艰难的功课就开始了,现实冲击我们,挫败、失望、丧失和渴望的体验进入我们存在的编年史中。现实就是:乳房——永不停止的滋养和照顾的原型符号——最后干涸。正是这些体验,尽管痛苦,被精神分析挑出来成为成长的资粮,以适应所谓的现实世界。即使有可能创造出一种环境,在其中每一样需求都满足,这也并不令人神往,因为它不能带来复原力,复原力是经历并经受住了挫败和失望后得到的。延迟满足的能力,承受缺位和丧失的能力,这些是来之不易的经验,它们挑战了全能感,也确保了我们可以去面对现实,而不会被任务的艰巨性所压倒。

精神分析也挑战我们将意识思维作为我们经验的最终基准的信念。不管承认与否,大多数人更愿意相信看到的和体验到的东西解释了生命中所有重要的事情。我们过于依靠感观印象,而不去探索或者很少深入探究。然而,精神分析认为我们被矛盾的想法、情感和愿望所驱动,而这些东西在意识层面上未被意识到,却在幕后影响着行为——现在是,以前也是。我们未必了解自己,这种可能性破坏了自我决定的希望,质疑了我们所偏爱的信念——以为我们可以掌控未来。

潜意识这一概念很难领会,不仅因为它暗示着我们可能并不了解自己,更具挑战性的是,它意味着我们骗了自己和他人。从一开始,精神分析就质疑了人类的可信性,教导我们永远不要相信表面的东西,要对生活和意识层面的意图持讽刺的、质疑的态度。这是因为弗洛伊德认为,我们是能够自我欺骗的生物,人类的心智看上去是这样一种结构:一部分内容"可知",而另一部分"不可知"。

透过精神分析的镜头看人类图景是令人冷静的。为了控制自己,我们可能很努力,而精神分析告诉我们永远不会完全成功。为了幸福,为了克服冲突,我们可能很努力,但精神分析告诉我们冲突是生命不可逃避的一部分。精神分析提醒我们最美好的期望是找到方法来管理,而不是根除,冲突是身而为人固有的一部分——理解这些得感谢一百美元一小节的咨询。一眼就能看出来,精神分析式的言论根本不是好的公关。弗洛伊德原初的观点,以及他的追随者的观点确实不断地引发激烈的争论和分裂,然而这些观点对思考人类心智的影响是显而易见的,问题是他们的影响是否能够持久，这很大程度上取决于精神分析实践者们是否愿意与其他相关领域的问询对话，与影响心理健康的社会现实对话。

精神分析对内在世界的强调也常被批评脱离了社会力量，而社会力量也塑造了我们的个人经历，我们具象化地存在于在特定社会历史背景下展开的社会关系中。社会排斥、歧视和污名化仍然加重了有心理问题的人（以及与他们亲近的人）的负担。长期罹患心理问题的成年人中，只有不到四分之一的人在工作。他们负债的可能性几乎是一般人的三倍，勉强能够达到现代生活的基本需求，如好一些的住宿条件或交通工具。心理疾病增加了失业、贫困、糟糕的身体健康和物质滥用等的风险（反之亦然）。在心理健康及相关服务方面，包括为黑人和少数族群社区提供的服务，长期存在不平等的状况。

在此要说明的是，讲究系统工作的同行们一直活跃地介入个体和外部环境之间的重要互动中。其实在精神分析的思想领域，对社会性的强调也有强有力的传统（比如Cooper，2012；Cooper & Lousada，2010；Rustin，1991）。虽然精神分析常被批评（也许被讽刺）不考虑患者现实生活的压力，然而最佳的精神分析工作包含了外在和内在力量间的复杂互动，不会厚此薄彼。治疗工作证明了理解的重要性，要理解深刻而真实的创伤性事件是如何被心智吸收，并依据个人成长史被赋予意义的（Levy & Lemma，2004）。

社会性的视角基本矫正了一个信念——以为心理治疗足以改变生活。毫无疑问，个体或家庭的复原力的提升会增加让患者更有勇气投入外在世界的机会，然而我们生活的这个外部世界常常不在个体掌控之中，这一点也是真的。换句话说，心理治疗本身可能是必要的，但不总是——或者甚至不经常是——足够的。

## 在咨询室运用精神分析

教授一项结构化的、有证据基础的治疗方法常能保证有一群快乐的、通常是感恩的学生。上完课后学生们觉得"有一些东西可以带走"，在第二天面对患者时这些东西能够帮到他们。教授精神分析疗法是一件很不确定而且更有风险的事。学生们常常觉得被这种治疗方法给淹没，精神分析疗法不像其他治疗方法，它能唤起焦虑，而这样的焦虑会让用其他方法还很胜任的从业人员"瘫痪"，在治疗时段里缺乏结构和议程，不确信要跟患者说些什么。焦虑的产生不仅是因为精神分析技术没有像 CBT 一样令人安心的结构,还是因为这一技术鼓励治疗师处理患者以及自己的潜意识动力——这是一项我们都觉得害怕的工作。

精神分析疗法不像 CBT,它更难具体化,更难在技术层面上教授。我们发现"技术准则"(特别是弗洛伊德派的经典传统)散布在文献中,但是这些最多只是一些通用指南,很难让人有信心去面对一名有挑战的患者,他们不按预定的方式出牌。精神分析的培训目标大多是在传授一种"态度",或者是一种思考方式和感受性,它藐视技术性的操作,而许多学生需要这些技术。

所谓的精神分析的态度是飘渺的,无经验的精神分析从业者觉得难以琢磨,然而,远不止如此,不同的精神分析流派的理论会使情况更加复杂,常常意见不一致,连带着各自倡导的技术也不同。正如我们所看到的,因为传统上精神分析治疗师就不热衷搞研究,相左的理论共存,各自并不试图去确立自身的有效性,技术方面也一样。新入行的人很难用一种理性的态度去决定要追随哪个理论体系,也很难决定在咨询室如何使用它。这样的难题进一步复杂化了,因为缺少,正如福纳吉所说的:

> 一一对应的地图,在精神分析的治疗技术和主要的理论框架之间没有相对应的操作手册,同一理论可能产生不同的技术,而同一技术被不同的理论证实,这样的情况不少。

> (1999a:20)

理论不能很清晰地转化成实践。弗洛伊德或克莱茵的观点可能让人很有启发,但运用于实践是一项相当困难的任务。惶惶不安的学生们很可能会这样问,"患者因为嫉妒而攻击我,我现在该**说**点什么呢?"知道说什么和知道是否该说已经足以激起焦虑了。相形之下,另一个选择,比如说请病人持续记录其负面的自动化思维,成了受欢迎的绿洲,它让人有确定感。

与有经验的精神分析治疗师共处一室可能只会推升学生的焦虑指数:理论方向不能保证治疗技术的一致性。在英国,弗洛伊德的理论最后发展成为三个不同的理论流派,也就是当代弗洛伊德学派、克莱茵派和独立派。三个团体有不同的理论视角,然而在实践层面上,团体内部的差异有些时候是惊人的,甚至比不同团体间的差异更甚。在具有不同理论背景的治疗师之间,有时候很难衡量出干预层面上的不同。如今很难仅靠治疗师所报告的治疗实践准确地分类了。大致说来,克莱茵学派比弗洛伊德派更注重"此时此地"的工作,但是在英国,许多自认为是当代弗洛伊德学派的治疗师也很系统地聚焦于"此时此地"。人们会有这样的印象,是与治疗师独特的工作风格和其人格特质更相关,而不是他所属的理论流派。

治疗师实际处理个案的方式并不总是合乎他们所宣称的理论,这是众所周知的事。我不是说治疗师在意识层面上有意说一套做一套,而是说,这种理论和实践的明显分裂导致了一个很少提及的特殊问题,福纳吉(1999a)很中肯地提到。他说,一谈到理论与实践之间的关系,我们都犯了一个基本的逻辑上的错误:我们假设理论有一个推论性的作用。福纳吉认为,理论的作用纯粹是归纳性的,也就是帮助我们在心理状态层面阐述临床现象,它并不能推导出临床上应该做什么。精神分析技术大部分是在试验和犯错中产生的,而不是被理论推导出来的。弗洛伊德在经验基础上得出他的技术原则,很明显有些时候他的实践与他写的原则一点都不匹配(见第三章)。目前来说,临床理论独立于任何元心理学。如果精神分析要作为一种治疗范式来发展的话,应该意识到:我们对病人所做的并不符合我们所认同的元心理学的逻辑。

## 关于精神分析知识和事实的几句话

从其他更清晰明确的心理疗法的角度来看,最常见的对精神分析治疗师的批评之一是,治疗师以毫无根据的确定性来对待自己的工作。在讨论精神分析时,我常常听到学生们争论说,精神分析治疗师认定他们比病人自己更知道病人的心理,而这是不可能的。他们讽刺精神分析治疗师总是认为患者说的"不"在潜意识层面上意味着"是"。他们认为"动力性的潜意识"这个概念是虐待的通行证:治疗师总是能够唤起尚不为患者所知的潜意识动机,以证明她的解释是正确的。他们谴责精神分析在治疗关系上权利是不对等的。当然某些指控在某些情况下是真的。然而,在这些阐述得很清楚的批评声后面,常常存在着关系的混乱,是自己与所谓的真理或知识、与自身专业能力的关系有问题。将自己设定在处理患者情绪困扰的位置时,既要含蓄地提出我们是助人者,因而事先了解一些关于心智方面的事情,又要否认我们**真的**无所不知。

一些精神分析的临床工作者常常声称自己知道很多,他们是在全能感方面犯错;随着解构主义观点的兴起,许多治疗师过于否认自己懂得一些,他们是在否认知识方面犯错。我思考了后现代主义对精神分析的一些评论,发现有些提醒是有益的,他们提醒事实是如何被过分看重,寻求真相是多么有诱惑性,心理痛苦的属性很重要又难以捉摸,这些都会让我们迷失在寻求确定性或真相中。我发现这样的描述会助长出一定程度的否认。虽然真相永远都是部分的,是难以捉摸的,但是某些事实还是存在的。我们的工作是帮助来访者管理不确定性,也是帮助他们去发展情绪复原力以了解关于自身的真相,我所指的真相是譬如攻击性和肉体的物质性等。

如果我们处理的不过是对人生的叙事,而这些叙事是可以重写的,那么接下来要问的是,是不是有些叙事对患者是有益的? 如果是的话,岂不是在说,某些叙事也许比其他故事更具有适应性? 如果说更具适应性的叙事[1]是存在的,那岂不是在说,我们知道什么能够帮助人们过上更令人满意的生活?

作为一个真正有责任感的从业人员,我们需要有知识,并且很清楚自己的专业能力。对于未知的事情持开放态度,并能忍受未知,而不是把不确定是否有知识拔高为一种美德,那只是掩盖没有头绪的想法,有时候纯粹只是能力欠缺。如果我们的名头是"心理治疗师",就该承担起特定的责任,得了解关于心智运作的知识。我的想法是有时候隐藏自己的学问和能力,实际上是回避任何治疗关系中不可避免出现的动力,那就是咨访间的不对等性。这种不对等或不平衡是令人不快的。患者很脆弱,而治疗师至少应在治疗情境中帮助他,基于她所获取的关于人类心智功能的知识。我们有责任邀请患者批判性地检视他希望赋予我们的权利,而不是听到什么就是什么,也不是假装咨访之间无差别,以此建立治疗关系,用来避免不舒服的探索。

权威的能力不同于权威的控制,这在我们心里常被模糊化(Novick & Novick,2000)。在拥有知识和使用知识之间有非常重要的区别。我们所掌握的知识应该是自身拥有的,而不只是事实的陈述。挑战在于找到一种与我们确实有的知识和经验相匹配的心理位置,以承担起这一繁重的工作——帮助另一个人理解他的潜意识,与此同时又不滥用这种专业关系中不可避免的不平等性。如果我们懂得什么,那么就得忍受我们的专业知识对患者意味着什么,然后接受他潜在的嫉妒和敌意,或者接受他被动地等待有人理解的渴望,这种渴望是放弃使用自己的头脑。只有确实拥有我们懂得的东西,并且管理无知带来的不确定感,才能达成这个目标。


**注释**

1. 某种叙事可能更具适应性,这并不意味着它就是真相。我只是希望指出:我们从来不会平等地处理所有叙事。在与患者一起工作时,无论用的是什么治疗模型,我们都会受累于关于什么能帮助患者构建更满意的人际关系的各种假设。

# 第一章　勇敢面对新世界：精神分析适用于 21 世纪

精神分析是一头非常健壮的动物。精神分析思想既有活力又有深度，在我看来，是智力上最令人满意的思想。尽管近年来精神分析有所发展，但仍处在危机中。

对外行，甚至是一些熟悉精神分析理论假设的人来说，精神分析师常被认为是兜售过时观点的人。尝试用科学方法评估精神分析观点和实践，常被一些心理分析临床工作者质疑。精神分析历来对其他治疗模型持傲慢态度，最好的姿态也不过是容忍，最坏的姿态是带着一定程度的蔑视，也许掩盖的是对"其他疗法"的恐惧。一位同行很幽默地捕捉到这种恐惧，她描述精神分析看 CBT 就像是"达斯·维达(Darth Vader)的治疗武器"；而去做精神分析在一些 CBT 治疗师看来也同样是一件极不明智的做法。

传统上，精神分析理论是由治疗师的非直接证据发展起来的。当每一位治疗师积累起所谓的证据时，它就成了确立精神分析假设真实性的基础，而这种基础众所周知存在逻辑上的错误，也就是说存在对"既往共现"（past co-occurence）的争论。这样的理论假设存在逻辑性上的谬误，比如说一名患者通过把愤怒转为抑郁来表达愤怒，如果再次观察到这种模式，那就意味着该理论是正确的，也就是说抑郁是愤怒转向内在。这种理论很迷人，但很难有检验的价值。总体来说，作为临床医生，我们发现当病人的反应**不像**我们假设的那样，不符合指导我们工作的特定假设或理论时，我们很难确定这种反面情况。

精神分析由来已久的固步自封以及向内看的态度意味着它缺少一种视角来平衡全能感，直到最近情形才有改观。虽然精神分析领域内的研究工作在持续进行，但在其自身领域仍然欠整合。精神分析治疗培训总的说来，教授的心理分析观点很少提及相关研究，而是把研究看成是理解心理或治疗实践的多余之物。与其他学科，比如说与神经—心理分析的交流，可能会提供其他类型的说明我们的治疗努力也会引起不同程度阻抗的佐证。

总体而言，对实证主义的普遍态度是值得质疑的，好像用科学方法来辨析理论的有效性，或者是精神分析干预手段的有效性，就等同于把灵魂卖给了魔鬼似的。有些临床工作者申辩精神分析不是一门科学，因而用科学标准来评估它是无意义的，这样的说法回避了一个关键的议题：如果精神分析和心理分析疗法是治疗心理问题的，我们就有责任确保我们理解其运作方式，并检验有效性。我并不是一个铁杆实证主义者，如果精神分析只说自己是一门哲学，那么实验室的证伪就不是问题了。海德格尔（Heidegger）或尼采（Nietzsche）关于人类本性的观点很有意义，帮助人们理解自己和生活，但是无论是尼采还是海德格尔都没有说过自己可以很规范地治疗心理问题，尽管他们许多关于人性的观点很有启发性。正是因为精神分析宣称是一种治疗心理问题的方法，并且还寻求基金支持，所以我们有责任评估它的有效性，哪怕目前可用的方法存在局限性。

批评完了精神分析与科学之间的矛盾关系，谈一谈精神分析批判者们所信奉的科学的狭隘之处，这一点也很重要。关于精神分析的科学地位的辩论到今天为止都是一些陈词滥调，正如福纳吉提醒我们：

> 许多学科被认定为科学，即使它无法定量分析，实验也不可能重复，比如说古生物学。牛顿的理论也不能被检验。有证据表明，在一般性的某一点之外，理论是不可能被"证明"的，只能接受或者不接受。

（引用自 Fonagy 等，1999）

人们总是经常把科学理想化为唯一值得尊重的通向知识的途径。然而，科学远不是中立或者客观的。在证明某一理论或否定另一理论的统计数据的背后是身上蕴藏着极大热情的研究者，正如鲁波斯基（Luborsky）（1999）在他的研究中特别强调的，只要知道第一作者的理论取向，就可以预测一篇关于心理治疗结果的论文的定论。然而这样的告诫不能拦阻我们在实证传统中探索什么会对精神分析的未来有帮助。

精神分析让我们探测人类心理。人类心智的许多层面难以用实验检测。精神分析的概念是复杂的，但是不能因为复杂，就不去使那些专有名词更具操作性。毫无疑问，起码我是这么想的，精神分析应该尽力使那些名词更具操作性，这样有足够天赋的人可以找到独创性的研究方法，进行更有成效的研究。在缺乏更为成熟的实证基础的情况下，赞成特定理论体系源自于被某一观点吸引，或者是因为精神分析教育就是处在一种"灌输的氛围"中（Kernberg，1986：799）。而我们拥护的理论又被用于证明我们所处理的个案的合理性。

　　所有的知识都是既有理性的力量，又有非理性的力量，重要的是要反驳一些过于简单地认定科学发现的地位的观点。同样的，如果所有的知识都很容易受潜意识力量的影响，我们就要对一个事实保持警觉，即"临床知识"同样也是一种折衷，无论用什么样的视角来"理解"临床现象，总是需要另外一种视角来起修正作用。科学研究可以为临床工作者提供"另外"的视角，就像临床工作者可以警示研究人员一样，在研究领域中同样可能存在潜在的盲区。

　　不消说，对自己的工作持科学而严谨的态度不一定需要个人投入到研究工作中。然而我坚定地相信，把了解科学研究进展当作这个专业角色固有的一部分，这是所有治疗师的职责，无论是精神分析学派还是其他学派。如果你对此还存疑的话，那么问一问自己对一名医生的期待是什么。如果他只是读过一百年前几位医生的书，如果他不能用一种了然于心的态度来回答你为什么选择了这个方案而不是那个，如果他不能告诉你他选择的干预手段是有效的，你会相信他吗？不要忘记心理治疗是一种有力的工具，而我们对它的工作原理还知之甚少。

　　考虑到一些精神分析的干预手段的有效性还缺乏研究，如果我局限在只呈现有实验研究支持的技术，此书就太单薄了。论述其他类型的心理治疗的书也一样。CBT已经有一些关于治疗结果的文献支持，但这并不意味着它知道到底是什么样的核心技术带来了转化。有研究表明，与好的治疗结果相关的关键干预手段是那些与精神分析实践历来就有关联的技术（见第二章）。

## 那么……它有用吗？检查精神分析心理疗法的证据基础

　　正如我们所知道的，CBT比精神分析疗法的证据更多，当然缺少证据并不证明无效。现在确实有一些证据了，自从本书的第一版发行后，证据基础不断增加。

　　从目前公共健康部门的风气来看，科学研究与精神分析这两者需要更好地相互了解才行，因为以证据为基础的实践现在是医疗保健的主要推动者。我们作为精神分析疗法的提供者，必须要去应对这样的需求，表明我们的服务方式能够为公众心理健康作出突出有效的贡献。公共责任带着前所未有的力量敦促我们去考虑，是否希望精神分析的知识及其应用成为历史遗迹或者被心理健康服务行业边缘化？

　　为了满足这样的需求，我们得尝试不同的做事方式，对于已有的临床实践来说可能有些陌生(比如说一个时段一个时段的结果监控),有些要求看似与治疗中发生的情况完全不相关。我们应该以精神分析所独有的且以实践为基础的角度积极回应外部文化,这样就不只是在"服从"所强加的东西(尽管有时也不得不这样做,如果必须的话),而是对多样的科学研究交流有所贡献,对各种不同研究方法的好处及局限性提出建议。

回顾心理治疗研究的历史,很显然精神分析的干预手段一直与实验室研究相抵触,实验室研究所测得的变化通常与精神分析的首要目标不相符合,而是更适用于药物干预的目标。衡量标准很大程度上是武断的,在以证据为基础的实践文化中,那些衡量标准被认为与外部世界的某种不言而喻的价值观相适应(Kazdin, 2006)。我们最好用症状量表评估结果,询问真实生活有无重大改变,不管是不是武断,衡量标准应该是中立的,它与试图去评估的治疗性质相关。否则的话,治疗的目标会指向测量的维度,而不是症状背后的病理过程(Fonagy, 2010)。

用来考察干预措施造成影响的方法也值得仔细研究。在过去的几十年里,许多人把随机控制实验(randomised controlled trail,RCT)当作心理治疗研究的黄金标准,然而迈克尔·罗林斯(Michael Rawlins)(2008)[1] 爵士于 2008 年在皇家病理学院的演说(Harveian Oration)中,反对在以证据为基础的医药领域过度看重随机控制实验,重点谈到随机控制实验的结果是否可以普遍化。确实,心理治疗的随机控制实验的设置与临床医生习惯的真正的临床情境大不相同(La Greca 等,2009;Weiss 等,2009)。还有,心理治疗的随机控制实验中所做的治疗在咨询频率、干预时机、持续时长以及并发症状的处理、从业者的技术和投入程度等方面,很少契合临床实际情况。因此真正的问题是,从实验中获取的评估结果是否可以用于正常的临床设置。

虽然有这样一番警示性的前言,但现有的证据基础对我们的干预措施有何启示呢?

好消息是心理治疗(指总体)确实是有用的,大约 1000 多个研究表明,心理治疗的平均效应值(effect size, ES)是 0.8(Wampold, 2001, 2007)。效应值指的是:接受治疗组与控制组的被试都是随机抽取的,前者比后者状况更好些(Cohen, 1962),这就意味着有近四分之三接受治疗的病人比自我康复的人状况更好。心理治疗通常与精神类药物同样有效,还有证据表明在同样的背景下,两者结合会有额外的益处(Cuijpers 等,2009)。意料中的是,改善率与严重程度和治疗时长相关(Kopta 等,1999)。平均说来,四分之三的个案在经过 25 次的治疗后痛苦程度会有所改善。不过以各种形式定义的慢性障碍需要更长程的治疗。

出于明显的原因——不光是经济因素——不仅心理健康服务委员会的人，还有私人机构，都对短程干预手段有强烈兴趣。经济衰退和工作压力使潜在的病人很难投入长程治疗。元分析综述已经获得了强有力的前后测结果，以 RCTs 及相关实验为基础的研究说明动力学心理治疗对抑郁症有效（Abbass，2007；Cuijpers，2008；Knekt，2008）；有证据证明与药物相比它是有效的（Salminen，2008）；也有证据证明它能够提升抗抑郁药的有效性（de Maat，2008），虽然在临床上见效需要长一点的时间。然而应该注意到，样本数量是每组 25 个患者，还没有足够的统计学证据足以鉴别不同治疗方式间的区别。

比较性实验表明短程分析性手段（也指短程动力学心理治疗）在治疗结束时不如其他治疗方式有效，不管实验设计怎么样（RCT 还是定群研究），使用的主导技术是支持性的还是表达性的，盲测质量如何，是否使用抗抑郁药，性别、年龄、小时数、严重程度，被试是在社区还是在诊所招募，治疗的意愿如何，分析是否更彻底。德里森（Driessen）等人（2010）报告说，虽然精神分析治疗可能好于控制组（control conditions），但在治疗结束时没有别的治疗方式有效。然而，在随访中（三个月和九个月）发现，精神分析与其他治疗方式没有显著差别。

看起来，在短程分析性治疗和其他治疗方法之间的差别在于治疗结束后，随着时间的推移，差别会变小（传统上认为治疗结束时，问题容易再现），并且公布的数据存在发表偏倚（publication bias），即抹去两种范式之间在统计学上的重要差别，这种区别也有可能被测量方法的反应性放大了。仔细回顾定量研究（Fonagy，2005，2010）发现相似的结论，总的来说，有准确的证据证明其他疗法，比如说 CBT 和人际关系疗法（interpersonal therapy，IPT）胜过心理动力学治疗，但是大多是因为短程动力学治疗的实验缺少标准化和一致性，而**不是**因为它的有效性存在问题。当心理动力学治疗的治疗师将长程高频咨询技术运用于以消除症状为导向的短程治疗中时，再与 CBT 比较，心理动力学治疗的弱项就会被看到了（Durham，1994）。

最近的一项大型研究（n=341）（Driessen 等，2013）比较了心理动力学治疗和 CBT 的疗效。在结果测量的任何方面，都无统计学上的重大差异。治疗后的平均缓解率是22.7％。另外，尽管这项研究显示心理动力学治疗不比 CBT 差，但也同样表明抑郁症门诊病人的治疗结果不是很理想，即使是有能力的治疗师给予了好的治疗（Thase，2013）——这是一个让人头脑冷静的提醒，不论什么"牌子"的心理治疗，世上无灵丹妙药。

长程分析对研究者是一个更大的挑战,尤其是随机化的问题,这涉及在 18 个月或更长时间内没有首选治疗的情况下达成一致。然而德·马特(de Maat)等人(2009)收集了总共 27 项研究,覆盖 5000 名病人,检测到长程治疗对症状有消减的作用,并(或)收集了人格改变的信息。结果的效应量在 0.8 到 1 之间,在后面的随访中,趋势略有上升。在效应量方面,精神分析在某种程度上比分析性治疗稍大些。临床医生认为症状方面成功率是 70%,患者的自我报告是 60%—70%,而成功的认定标准是至少有中度以上的好转。

莱赫森辛(Leichsenring)和拉邦(Rabung)(2008)的元分析是相当耗时的,他们确认了 23 项研究,研究涉及了不同的问题,前后的效应量都很大。存在争议的是,作者们把这些结果与短程治疗中类似病人组的结果做了对比,发现长程治疗具有相当的优越性。

这一令人兴奋的结果很快受到了挑战(Beck & Bhar, 2009; Glass, 2008; Kriston 等,2009; Roepke & Renneberg, 2009; Thombs 等,2009)。上述研究中有许多实际上未在控制条件下进行,是异质性的。后续有一项研究试图去回应这些批评,他们比较了 10 个长程分析控制性个案和其他类型的治疗(Bachar 等,1999; Bateman & Fonagy, 1999; Bateman & Fonagy, 印刷中; Clarkin 等,2007; Dare 等,2001; Gregory 等,2008; Huber 等,已提交; Korner 等,2006; Svartberg 等,2004)。这些治疗方法被用来治疗复杂的障碍,主要是人格障碍(7)、饮食障碍(2)和抑郁症(1),与 CBT、DBT(辩证行为治疗)、CAT(认知分析治疗)、SCM(结构化临床管理)和 TAU(常态化治疗)做比较。这些治疗平均持续 70 周,120 小时数。这些发现与之前类似,组与组之间的平均效应量是 0.67,目标问题的效应量是 0.88,比一般精神病症状的效应量 0.54 大些。这些发现很重要,说明当目标定在复杂的心理障碍时,长程心理动力学心理治疗优于频次较低的治疗。

赫尔辛基(Helsinki)的研究(Knekt 等,2008)用长程心理动力学心理治疗对比了聚焦问题的疗法和心理动力学心理疗法,对有混合性抑郁和焦虑问题的患者所起的作用。在追踪这些病人的三年中,他们发现长程治疗,不是在 18 个月或 24 个月,而**只是在 36 个月时效果最好**。

盘点到目前的已有研究,我们有理由保持乐观:精神分析心理疗法是有一些证据支持的。然而坏消息是,这些证据还不足以保证精神分析心理疗法是未来心理健康服务必需的一部分。此外，虽然研究认为确实有用，但没能帮助我们理解它是如何起作用的。未来将会越来越需要去了解治疗效果的调节因子。

迅速推进的生物学研究提供了令人信服的证据，而对心理治疗如何起作用的研究存在着先天的局限性。比如说，卡斯皮（Caspi）和莫菲特（Moffitt）（2003）的研究表明，21 岁至 26 岁之间的个体体验到的生活压力事件的数量与抑郁发生的可能性相关，自杀意念和自杀尝试之间的关系由 5 - 羟色胺基因型调节。只有那些拥有这种基因类型的两个短等位基因的人，才可能对四个生活事件产生强烈的自杀念头。生活事件和有两个长等位基因的人的自杀意念之间完全没有相关性。另一项研究发现，母亲的敏感可以预测婴儿的安全型依恋，这样的说法**只在**婴儿有两个短等位基因时适用（Barry 等，2008）。有两个长等位基因的婴儿不管母亲是否敏感，都一样感觉安全。这些研究提出了一种可能性：不同个体**天生有差异**，心理治疗对他们的有效机制可能完全不同。

## 应用性精神分析工作：动力性人际治疗的发展

正如我们所看到的，EBM 的文化让心理动力学心理治疗的提供者屈从于证明这一疗法有效的要求。可以理解，这种文化可能被理解为心理动力学实践的"敌人"，正如以前的情况那样。然而它带来威胁的同时，也带来帮助，帮助我们不仅把注意力放在监督治疗质量的系统评估上，而且对治疗师的能力提出了尖锐的质疑，即如何定义、提升、评估治疗师的能力。比如说在英国，健康部门已经致力于提升各种心理疗法的治疗能力，包括心理动力学心理治疗在内。DIT 起源于这一项工作，这是一种短程的（16 次）针对个人的心理动力学疗法，适用于心境障碍的治疗（特别是抑郁和焦虑）。

《心理动力学治疗能力框架》（*The Psychodynamic Competences Framework*）（Lemma 等，2008）[2,3] 一书描述了心理动力学治疗的能力模型，这些模型是基于有效性的实验证据提出的。在结果试验中，它已经在不同领域被证明是一项不错的临床实践。

这一工作起源于认识到心理动力学疗法极其需要证据证明其有效性，它的基础是受控试验的结果，这些试验是有手册的。为了确定要选择哪些研究，罗斯（Roth）和福纳吉进行了心理治疗综述，与结果、研究和有效性中心（Center for Outcomes, Research and Effectiveness）保存的试验和系统综述数据库结合在一起，作为英国国家卫生与临床优化研究所(National Institue for Health and Clinical Excellence，NICE)工作范围的一部分。从合并的列表中(与一个由不同的分析传统的资深临床医生和研究人员组成的专家小组合作)，确定了适合纳入该框架的质量适宜的临床试验，并确定了这项研究使用的手册。涵盖的试验都是有手册的，这些手册被仔细研究，研究的重点是治疗师应该做什么。这种定性分析为阐明实施精神分析心理治疗所需的核心能力、特定能力和元能力提供了基础。在可能的情况下，这些能力由手册的起草者和专家小组进行同行评审。作为这些手册的补充，还参考了一些被广泛引用的文本，这些文本解释了精神分析术语，并对这些概念如何转化为临床实践提供了清晰的描述(如 Bateman，2000；Erchegoyen，1999；Greenson，1967)。

　　开发 DIT 的理由是基于我们作为临床医生、培训师和研究人员的共同经验(Lemma，Target，& Fonagy，2011)，这些经验让我们相信胜任力框架为制定一项议定书提供了机会，议定内容集成了以现有证据为基础的核心的、共有的心理动力学原则和技术，因此应用于特定的情绪障碍(抑郁和焦虑)时，具有一定的外部或经验可信度。DIT 特地使用了从动力学治疗中得来的方法，期待那些已经参与发展其他短程动力学模型的人在 DIT 中找到熟悉的策略和技术。DIT 不打算成为一个新的动力学治疗的亚型。相反，它是一本治疗和培训手册，汇集了 NICE 认为有助于实施有证据基础的动力学治疗的关键要素(de Maat，2008；Salminen，2008)。[4]

　　DIT 借鉴了一系列精神分析的传统，最著名的是客体关系理论、沙利文(Sullivan)的人际精神分析和依恋理论，特别是肯伯格(Kernberg)(1980)将客体关系理论与自我心理学整合在移情焦点治疗的理论框架中(Clarkin 等，2006)，非常接近 DIT 理论基础的核心以及其形成干预焦点的方法。

　　DIT 治疗师有两个目标：(1)通过识别核心的、潜意识的、重复的人际模式，帮助病人理解他所表现的症状与关系中正在发生的事情之间的联系；(2)鼓励病人反省自己的心理状态，提高处理关系难题的能力。我们的目标不是简单地处理潜意识的冲突，而是利用病人对自己人际关系经历的描述，帮助他自己发展思考和感受的能力。这样的关注点是 DIT 的基础，治疗师的干预措施(例如，对移情的诠释)是否有帮助的评估依据是：能否刺激患者反思自己的主观体验。DIT 治疗师特别感兴趣的是明确什么已成为起作用的程序，这样病人就能更好管理他的关系。

　　DIT 模型被概念化为三个阶段——参与/评估阶段(第 1—4 节)、中间阶段(第 5—12 节)和结束阶段(第 13—16 节)——每个阶段都有其独特的策略。

**初始阶段**(第 1—4 节)的主要任务是明确与抑郁症症状的发生和/或持续存在相关的反复出现的、支配性的潜意识人际情感模式(interpersonal affective pattern, IPAF)。我们理解这种模式的基础是一种特殊的自他关系表征,这种表征形成了患者的人际关系风格,因为其特有的行为方式,造成了关系中的困难。这些表征通常与特殊的情感和防御方式有关。情感被理解为对激活的特定的自他表征的反应。*21*

过去的经历并不是 DIT 主要关注的焦点,患者会分享过去的经历,以便描述目前生活背景下发生的困难,而过往史并不是治疗过程的核心组成部分。相反,鉴于疗程短暂,重点主要放在与患者呈现的症状密切相关的核心人际关系的功能上。治疗师要确定当前和过去之间最重要的关系,重点是放在现在。治疗师尽力建立一种关系模式,如果关系随着时间发生变化,治疗师要关注维系这种关系的关键过程,以及与问题之间的联系。

IPAF 指引治疗师在治疗的**中期**(第 5—12 节)进行干预。在这一阶段,治疗师帮助病人专注于 IPAF,并思考解决人际关系困难的新方法。始终如一地尽力鼓励和支持病人从心理层面理解自己和他人的想法以及重要的互动。最后四节咨询是结束阶段(第 13—16 节),致力于帮助患者探索结束治疗的情感体验和潜意识意义,回顾进展,帮助患者预测未来的困难和弱点。

DIT 相对较新,于 2009 年首次开发,那时还没有第一个随机试验结果。到目前为止,唯一发表的结果是两个小规模的试点研究,第一个研究(Lemma,Target, & Fonagy,2011)测试 DIT 的可接受性以及可否与每一小节监控相兼容,作为 RCT 的前奏。16 名相继转诊来的抑郁症患者(年龄 20—53 岁)接受了 16 次 DIT 治疗。使用 PHQ-9 和 GAD-7,以每一小节的咨询为基础,收集了患者在治疗前后的结果。治疗师和督导反馈表明,这种结构化的动力学治疗方式可以被有效地教学,在受控的临床工作中,治疗师掌握并表现出所需要的关键能力。患者发现治疗是可接受的,并且与他们的问题相关。这种治疗适合一小节一小节地监测焦虑和抑郁症状。DIT 与症状的显著减少有关,仅一例除外,70%的患者的症状低于临床水平。结果表明,DIT 具有良好的可接受性和有效性,适用于未被甄选的初级护理患者,受动力学培训的临床医生很容易将其掌握。

第二项已发表的研究集中在一个试点项目上,该项目以小组形式做了 8 次 DIT 的治疗,是在网上做的(Lemma & Fonagy,2012),24 名参与者被随机分为三组。条件 A (N=8)的参与者参加了在线 DIT 小组,有治疗师的帮助,可以使用自助材料。条件 B

(N=8)的参与者进入一个封闭的虚拟群体空间,在那里他们可以相互交流,并获得与A相同的自助材料,但没有在线治疗师的帮助。条件C(N=8)的参与者没有收到任何指示或帮助,但可以访问在线心理健康网站,他们在一个宽敞、开放、适度的虚拟小组空间里讨论内心困惑。这项可行性研究不足以发现有帮助组和没有帮助组之间在变化率上的明显差异,但是当这些组被分开考虑的时候,有帮助组在症状缓解上仅优于控制组。联合治疗组和控制组的对比说明DIT自助材料可能是有帮助的,而且看起来也会支持改变的过程。显然,这还是需要进一步研究。

在公共领域,精神分析的主要贡献必须是,而且应该是体现在应用方面。最好的情况下,这一贡献的核心包括一种便捷的、具有广泛相关性和可获得性的品质。这种贡献并不一定非要在某些特定形式的治疗上表现出来,尽管它有着重要的地位。相反,这种应用性的工作模式有着真正的灵活性,以及一种从根本上去重新考虑精神分析如何在医疗保健经济上占有一席之地的可能性。DIT只是精神分析在这方面应用的一个例子。

## 神经科学与精神分析有关吗?

多年以来,我不得不惭愧地承认,曾经任何以"neuro-"为前缀的词语我都嗤之以鼻。我当时坚持认为,生物学和神经心理学与理解人类思维是毫无关系的。我把它们视为一种还原论,忽略了意义和情感体验,而这些是我在临床工作中以及在我自身之内尽力去理解的。我很自然地将自己置身于诠释学的传统之中,一直坚信精神分析的核心在于找寻意义,而这与科学检测或大脑解剖学无关。而事实上,精神分析远不止于此,它是对意义进行解释,但不仅限于此。精神分析的理论不是简单地唤起记忆的叙述:它们对心理事件的普遍意义进行解释。如果精神分析揭示的是一种普遍性的话,为了得到严肃认真的对待,就必须有证据来支持。从另一方面来说,如果我们羞于接受这个挑战,并将所有的精神分析都视为或多或少有用的叙事创作的话,那么精神分析就是放弃去回答弗洛伊德一开始设定的问题,这在我看来是一种损失。

我现在写的第二版比第一版更具有说服力,为了更好地传承下去,精神分析必须要从其他学科中学习,并积极与其对话以获得新的方法论来帮助我们检验那些想法,尤其是需要与生物学和认知神经科学进行对话。认知、情感和社会神经科学的最新进展促使这些领域去学习有关心智方面的东西,而这恰恰是精神分析的核心所在。这些发展为精神分析提供了许多可能性（Fonagy，2004；Kernberg，2004；Mayes，2003；Michels & Roose，2005；Nagera，2001；Northoff & Boeker，2006；Panksepp，1998；Semenza，2001；Shevrin，2002；Shulman & Reiser，2004）。

精神分析和神经科学的和解曾经在双方激起了焦虑和敌意（Blass & Carmeli，2007；Brothers，2002；Hobson，2005；Mechelli 2010；Pulver，2003）。在我看来，精神分析临床实践者所关注的核心，在理论和研究中倾向于主观性的、第一人称的叙述，这些被认知科学家和神经科学家所忽略。例如，神经生物学永远无法给我们提供一个人的想象和情感的体验（Damasio，1999）。我们在看同一幅画，但是又都会根据自己独一无二的成长史来生成体验。关注神经生物学并不意味着我们会将精神分析局限在能完全客观了解的层面，而使其变得可有可无。

精神分析和神经科学之间的关系不是简单直接的。精神分析是高度复杂的心理过程，与神经科学的现有知识并不完全贴合。然而，这种想要弥合由来已久的鸿沟的尝试是值得赞赏的：这并不是要将精神分析的概念变成神经生物学的概念，而是去承认"即使它们之间相形甚远，还是有所重叠"（Kandel，1999）。

生物学和心理遗传学因素对心智的影响很难区分开来。大量的研究表明，即使很多没有任何脑（即硬件）损伤的心理问题患者也会被检测出影响他们心智功能的可测量的神经学方面的异常变化（Alexander 等，2005；Bremner，2005；Liotti & Mayberg，2001）。

心智和大脑之间关系的问题已经是老生常谈，不在此赘述了。我只想说，我自己立足于心脑合一的传统中，不存在弗洛伊德式的心智—大脑或克莱茵式的心智—大脑，我们在观察并试图理解的只有一个大脑。如果要真正理解病人所面临的许多问题，那就需要一个多视角的方法。幸运的是，目前可以越来越多地从神经科学研究者那里获得我们所需要的，他们致力于情绪和行为相关的大脑的研究，包括身体行为、感知和感觉（Benedetti，2010；Fotopoulou，2012c；Gallese，2009；Panksepp，1998）。

这类研究的一个重要意义在于，它们揭示了心理意义如何改变大脑的过程，这就如同大脑如何形成意义一样（Kaplan-Solms & Solms，2000）。用神经—精神分析的方法来概念化大脑结构和心理功能之间的关系，不是要优先考虑神经学的视角，而是要给予大脑功能适当的重视（也就是说从两种观察视角去研究——两者是等效的；见Solms & Turnbull，2002）。

多年以来，我们也有非反应性功能性大脑图像检测手段可用（Carrig 等，2009；

Wiswede 等,2014)。这种研究的目的不是通过提供生物学解释,让心理学解释变得多余,它的目的在于更准确地了解心理治疗是如何工作的。为了确定在特定心理干预类型中起关键作用的机制,需要多条线上的证据(Kazdin, 2008)。

## 科技文化时代的精神分析

无论是 EBP 还是神经科学,都对精神分析带来了挑战和机遇,现在精神分析也不得不与之共舞,精神分析的设置本身被新科技所转化。工业经济转型成信息经济,这不仅影响了社会和商业的外在结构,还很可能影响我们的内在心理和大脑(Greenfeld, 2014)。

科技不能被看作是"诠释领域"(landscapes of translation)(Wakefield,1999)之外的独立存在,科技深嵌于诠释领域之中,精神分析设置本身也用到科技手段。当不同的交流系统改变彼此沟通的途径时,科技不可避免地,也许更悄无声息地、更微妙地渗透到精神分析设置中了。然而,我们还不是真的很了解到底产生了怎样的影响。改变了工作方式吗? 真的成了新的沟通方式吗? 对分析性设置是侵入还是补充? 精神分析就其定义而言,依赖于语言的细微差别,依赖于观察以及无数的感觉体验,这些是精神分析这个专业由来已久的工具。

互联网和其他虚拟沟通方式的崛起至少已有 20 年左右,然而令人非常意外的是,在精神分析的文献中,这方面少有论著(Caparrotta & Lemma, 2014)。那些确实在用新科技手段,比如用短信、邮件与患者交流及对其进行治疗的分析师们,或者大胆使用 Skype 进行分析的从业者,他们很小心地这样做,并不广泛宣扬,其中只有少数例外(Bonaminio, 2011; Carlino, 2010; Dini, 2009; Ermann, 2004; Fiorentini, 2011; Kilborne, 2011; Lingiardi, 2008; Scharff, 2014)。结果就是,相对于新科技占据我们个人生活和职业生活的比重来说,这个领域里文献相当少。

英国精神分析实践的初步调查(N = 62)显示,31%的调查对象做过电话/Skype 分析(Fornari-Spoto,2011)。塞明顿(Symington)(2011)就此进行调查,做了一个有趣且颇有争议的评论,他说对于那些以"直觉为基础"进行工作的分析师来说,这种方式产生的是僵化的、受限的交流,他们认为分析性的过程需要咨访双方身体在场,双方待在咨询室里;而那些以"沟通为基础"工作的分析师,倾向于开放性地接受咨询的不同形式,包括用 Skype 和电话。显然不是所有患者都可以以这种调整后的方式来咨询。看

25

起来塞明顿的意思是：不仅是一些患者不适合，也有些分析师不能很好地使用这些新手段。

精神分析的实践者们都非常习惯于真实本身的虚拟性质，很令人奇怪的是，却不愿意更充分地投身于交流技术的发展中。因为真实是通过客体关系的世界过滤出来的——是通过投射和内射的过程曲解后的真实——这就创造出一些虚拟的他人，与内心产生情感共振，为我们如何体验这个世界，以及如何在这个世界里行事提供信息。分析性设置本身也是虚拟现实的一种形式，也许还可以说移情也是如此。

沙夫（Scharff）（2014）认为，所谓的电话分析和传统的精神分析在咨询时段里的实际工作在很多方面少有不同。用这种方式工作的分析师面临的困境不可避免地让我们思考在多大程度上改变设置以适应新技术，以建构"真正"的精神分析。塞巴蒂尼（Sabbadini）（2014）的说法很有帮助，他认为在这方面，"可以允许精神分析实践有少量的弹性，只要我们能够保持分析性的态度"。

科技在这种意义上是"进步"：它创造了更广泛的学习机会和更多创造的机会，在互联网出现之前这是不可想象的。这些新媒介提供了机会，使人更容易得到心理健康方面的照顾，其中包括精神分析的干预手段。我们需要更全面地理解如何更好地创建和保卫精神分析的设置，在这方面虽有许多要学习的地方，但不意味着通过这些媒介进行精神分析工作是不可能的。

仅盯着新科技促进假性亲密的潜力是错误的。新科技也许是社会关系的催化剂，就它将人们绑在一起的潜力而言，与小说或者公告板没有差别（请看 Bingham，1996）。举个例子，我通过一个名为"大白墙"（Graham，2012）的在线心理治疗社区，建了两个在线的 DIT 模型治疗小组，这两个小组建立的基础是心理动力学的观点，在内容和如何看待治疗师在团体中的作用等方面都是动力学的，参加者的物理所在地横跨好几个不同的洲，他们加入到这个封闭性小组中来，团体活动的次数是固定的（为了这次试点研究设了 8 次）。不管怎么说，对一位精神分析师来说，感觉一开始步子跨得有点大。然而，就像任何新冒险一样，一旦分析性的超我开始查验，这一应用性的体验会变得很有启发性，而且不断推进。重要的是，这种干预方式看起来帮助患者们应对了抑郁和焦虑，这是他们一开始入组的动机（Lemma & Fonagy，2014）。

参加团体小组的个体是那些试图接触心理健康服务的人，正经历比较高水平的困扰，很典型的困扰是人际间的困难。小组交流是非同步的，也就是说信息公布和回应之间有时间上的延迟，这是这个团体很重要的特征。这样的设置一方面将参与者暴露 *26*

在虚拟交流的挫败中,另一方面提供了一个治疗框架来涵容这种焦虑,使他们有空间反思。

随着团体进程的推进,参与者认识到,是反复发生的、经常是潜意识的联接模式伤害了他们的关系。这样的模式被放在线上讨论,有时候通过线上与其他团体成员和/或带领者的互动活现出来,然后带领者会对此予以评论。换句话来说,移情是活生生的,可以被用来照见参与者正在处理的模式。

详细讨论这种工作方式及其意义,超出了本章的范畴。我想说的要点是这个团体在推进的过程中产生了社区的意义,参与者给予彼此支持,这些对个体成员的心理健康的影响与传统的面对面治疗小组是一样"真实"的,一样重要的。在两个小组结束时,参与者报告说,他们在认识上以及在如何管理自己的生活等方面有重要收获,有能力采取步骤去寻求面对面的治疗。

这样的干预手段,在很大程度上偏离了传统精神分析领域,它变成了一个踏脚石,让一些极其需要帮助的个体能找到心理治疗师,否则的话,他们自己是没法迈出这一步的。尽管媒介有虚拟的性质,但是通过这样的媒介,他们有途径得到帮助。我认为以精神分析原则进行的治疗过程,使这样的个体能够接触现实,而不是躲避现实。比如说一名参与者,在过去的三年时间中几乎从不离开房间,因为焦虑,还有对自己的羞耻。在团体结束时,他成功地走进了当地服务机构寻求面对面的治疗,他这样总结从团体中得到的收获:

> 我很享受与小组成员有更近一些的互动。可以肯定的是,这个团体帮助了我,让我比通常情况下更开放了一些,我能看到进步,变得更开放了,也能诚实地跟人说些事情,而不是把那些事情密闭在瓶子里。我想我会尽力思考更多,而不是用莽撞的方式回应。我想我在这里学到的最重要的东西是,我的问题不是我的错或任何人的错。我还是不喜欢自己,但是已不像以前那么恨自己了。

现在全世界有足够多的人在接受 Skype/电话精神分析,虽然有人说这种方式不是严格意义上的精神分析,然而应该探索作为精神分析师用这种方式进行深入或没有那么深入工作的益处和局限性。我不是提倡网络咨询可以替代面对面的长程精神分析治疗或精神分析,而是网络咨询可以(a)提高精神分析治疗的可及性;和(b)有些人觉得一开始接受面对面的治疗/分析太有威胁性,以精神分析为基础的短期在线干预可以给这部分个体提供通向获取面对面帮助的"桥梁"。

随着每一次自动化技术、模拟技术和传送技术的革新,我们发现的不仅是新科技,还有自己的新面向。交流模式影响着我们对空间、地点和时间的概念,比如,当我们改变了表征方式的时候,我们的观点也随之改变。这提升了具有建设性的改变和进步的可能性,同时也增加了逃避进精神病性心理避难所的可能性,现如今这个避难所就是虚拟空间。虽然虚拟现实可以被用来使人们远离现实,同样也可以说,虚拟这个概念并不总是意味着"安全",也可以是"现实"的"另一个选择"。

因为我们在日常实践中见到的个体可能"误用"新科技去管理他们与现实之间令人困扰的关系,所以很容易对新科技进步持一种错误的看法。更宽泛地来说,当面对所谓的"新事物"时,站在怀疑的立场上也是常见的现象。

我个人对新科技,特别是网络对心理结构的影响有许多疑问,但是我很清楚一件事情:当代精神分析从业者应该对交流的新技术感兴趣。促进和调节着亲密感的交流网络的存在,有着不同程度的联接和失联,它直击要害,在每天的工作实践中,我们费尽心思与患者一同去理解:在日常生活中如何管理"与自己和他人在一起"这件事。科学技术有潜力去实现如此重要的心理功能,我们有责任去区分"工具的性能"和"人们用它们来做什么"(Chartier,1997:11)。

我们应该更多地去理解这些新技术是如何与个体的内在世界互动的,它们是如何改变心理结构本身的,以及对个体的功能和社会运转的影响是什么。

## 结论

如果应用性精神分析要发展和进步的话,必须要面对不可避免的丧失——失去我们曾经的样子,失去我们以为的曾经的样子。然而,这样的丧失也带来发展性转变的机会,我想到的这种改变的关键之一是与外界真诚交流,愿意用一种自身就在改变的方式去吸收一些东西,无论是观点也好,是专门的技能也好。

## 延伸阅读

Fotopoulou A., Conway M. & Pfaff D. (2012) *From the Couch to the Lab: Trends in Psychodynamic Neuroscinece*. Oxford: Oxford University Press.

Lemma，A. & Caparrotta，L.（2014）*Psychoanalysis in Times of Technoculture*. London：Routledge.

**注释**

1. 英国国家卫生与临床优化研究所（NICE）主任。

2. 工作能力的完整列表可访问 www. ucl. ac. uk/CORE/。

3. 英国提升心理治疗可及性（IAPT）计划于 2007 年 3 月启动，为促进心理治疗实践能力的第一波工作提供了保障。CBT 能力模型是专门为阐明与心理治疗相关的能力而开发的"原型"（Roth & Pilling，2008）。

4. 事实上，已经进行了 23 项针对抑郁症的心理动力学治疗试验（Drissen，2010），尽管有各种各样的限制（大部分是不重叠的）阻碍了 NICE 指南开发小组对它们的考虑。

# 第二章　精神分析各学派概述——理论和实践

## Ⅰ. 理论

### 大背景下的精神分析

精神分析常被那些未置身其中的人批判,部分原因是认为它是一个排外的、敝帚自珍的俱乐部,其组成成员认为自己迈向了人性和心理治疗的真理,而那些普通的非精神分析的临床工作者看不清楚这些。这种理解有一定道理,但是一点也不准确,因为精神分析的成员是一大群有着不同价值观和态度的人。其成员无疑在某些方面是有特权的:大部分人有足够的社会经济条件来承担长期培训,这样的培训是需要按揭贷款的。毫无疑问精神分析经常采用一种不屑的——甚至是傲慢的——态度对待相关领域或其他治疗模式。现在精神分析的培训机构很痛心地意识到精神分析培训的申请正在减少,它们热诚地招募更多学生进入分析圈,这使得甄选过程及培训内容和过程非常需要检视。

精神分析目前正在经历一个过渡期,曾经稳固的理论地位也许更多归功于政治议程(political agenda)而非其他,它逐渐被挑战、被评估。各种不同流派和不同学科间的交互影响势头正劲。这个变化是令人兴奋的,也是令人不安的:一些业内人士向新事物伸出橄榄枝,而其他人拼命依附于那些珍贵的理论假设,对其他领域的质询无动于衷。

尽管有这些努力,精神分析研究所仍秉持着令人难以接近的、对外界漠不关心的态度,对这种态度的执着甚至胜过发展本专业的期待。理解这种困境就需要了解精神分析不顺利的开始。从一开始,弗洛伊德就激起了厌憎和批评。他的观点确实很具挑战性、很刺激,又因为他是犹太人,情况更甚。弗洛伊德清楚地意识到犹太血统影响他

29

第二章　精神分析各学派概述——理论和实践　17

的思想得到赞成的程度，当他的朋友和同事，即瑞士精神病学家卡尔·荣格（Carl Jung）——他是加入精神分析运动中的唯一的非犹太人——在 1914 年离开时，弗洛伊德便担心精神分析将会被看作只是"犹太人内部的事务"。

弗洛伊德可能很想减少与犹太人的关系，但是这个事实在其他人的头脑里已先入为主。在 20 世纪 30 年代，随着纳粹的兴起，精神分析被攻击，弗洛伊德的著作连同爱因斯坦（Einstein）、赫伯特·乔治·威尔斯（H. G. Wells）、托马斯·曼（Thomas Mann）和普劳斯特（Proust）的著作在公开场合被焚烧，因为他们"夸大了人类的本能，造成灵魂的解体"（Ferris, 1997）。弗洛伊德和达尔文一起被贬低，被认为他们推翻了白种人的高贵价值，他在维也纳的地位变得难以维持。1938 年 3 月 12 日德国军队入侵奥地利，1938 年 3 月 13 日精神分析协会委员会最后一次开会，弗洛伊德将他们的困境类比于约翰兰·本·撒该（Johannan ben Zakkai）拉比的困境，此人在罗马人摧毁圣殿后逃往耶路撒冷，在他逃亡的地方开办宗教学校。弗洛伊德力促他的同事们追随这个榜样。在解散之前，委员会用坚定的态度投票同意协会将在弗洛伊德安顿的地方重新开始。

弗洛伊德不愿意离开维也纳，但是一周之后，盖世太保（Gestapo）带走了他的女儿安娜·弗洛伊德去问话，此时他不再需要人劝他离开了。安娜被放出来后的第二天，流亡计划就落地了。弗洛伊德从巴黎转飞到伦敦。他的很多同事也不得不流亡，他们移居到美国、英国、巴勒斯坦、澳大利亚、南美。留在德国的那些分析师只能在纳粹的严格要求下从业：经典的弗洛伊德分析是一定不会被接受的。

精神分析运动在它的婴儿期就承受了非常真实的迫害，这留下了很深的创伤。从一开始，弗洛伊德就将精神分析看作一项需要抵御攻击的事业，精神分析学院的出现被看作是抵御攻击的堡垒（Kisrsner, 1990）。这带来很不幸的影响，使其他观点和相关领域的探索陷入困境，害怕评估、批评和攻击。

这种偏执不仅是精神分析与外界非精神分析世界之间关系的特点，也存在于自身相互竞争的理论体系的继承中。精神分析的历史是一部分裂的历史。它是一把大伞，覆盖着很多理论流派，所有流派都源于弗洛伊德的观点，也尊重他的观点。这些流派发展出非常不同的理论来说明人格发展，提供不同的技术以达成治疗心理问题的目的。

精神分析在英国的发展是一个很好的例子，说明了留在多元化社团中的不易（Hamilton, 1996）。英国精神分析协会由欧内斯特·琼斯（Ernest Jones）建立，从一开始，三个明显的团体——当代弗洛伊德派、克莱茵派和独立派就不得不在一个协会里共存[1]，不可避免地充满压力，彼此隔得这么近，又不一定有相同的观点。值得赞赏的是，他们在同一个协会里想办法共存下来了。

每一个团体都掺杂着异质性成员，大多数人同时被关系理论和发展理论所影响，其中包括那些很明确地倾向当代克莱茵思想的人，仅有一小部分年长些的弗洛伊德派的人受训于安娜·弗洛伊德，对她保持忠诚，这些人更适当的称呼是"**经典弗洛伊德派**"。在北美，自我心理学和自体心理学势头很劲，而克莱茵的理论呈慢慢上升趋势，最近的出版物也显示克莱茵的理论得到更多拥护（如 Caper，2000）。总体来说，异质性在精神分析理论中占主导，团体内部的差异有时比团体间的差异更甚。这增加了分析性思想的丰富性，但是也引发了一个尖锐的问题：如果有的话，哪一种理论是最有效的心智和发展模型？

本章的目的是全面而简要地概述精神分析从弗洛伊德开始到今天的发展，因而呈现的只是精神分析史中几个主要人物的观点，为了简化这个概述，两个最有影响力的理论被归于弗洛伊德派和克莱茵派，而且只能分别聚焦于两位大师提出的若干最突出的概念上，这样做的代价是忽略许多弗洛伊德派和克莱茵派曾经有过的观点以及最早发展出来的技术。我们只能谈一谈这两个主流理论的一些最普遍的假设，粗略地涉及后弗洛伊德派和克莱茵派的发展。这个概述会忽略存在于不同流派间的细微差别，只简要地概述复杂概念。那些对元心理学感兴趣的人需要去仔细地阅读弗洛伊德和克莱茵的原著。

### 早年：弗洛伊德心智理论的地形学模型

弗洛伊德提出了两个心智模型来说明内在冲突的体验。第一个被认为是地形学模型的范式：意识的三层次。第一层是意识，对应于那些立即能意识到的东西，对应于在任何特定时刻我们聚焦的东西，比如说，读这篇文章。在意识之下是前意识，由任意自发想起来的东西组成，也就是说前意识就像是所有记忆、想法和感觉印象的储藏罐，准备好给我们用，但是不会一直在意。在前意识下面是潜意识。

弗洛伊德用"**潜意识**"这个词表达三层不同的含义，第一，他用这个词描述在特定时刻不在意识范围内，但又存在的东西。这在当代心理学上已经不再有争议。认知神经学已经表明工作中大脑的大部分是潜意识的，比如说，记忆可以不用任何意识去觉知和思考也可提取，做决定或解决问题都涉及潜意识方面（Milner 等，1998），甚至是情感体验也是自动化的潜意识处理过程（Solms & Turnbull，2002），这种处理在所涉及的神经机制上，性质不同于意识层面的处理（Milner 等，1998）。

第二,弗洛伊德在系统意义上使用**潜意识**一词,表示他对潜意识的理解,不是作为意识的层次,而是作为一种具有特定属性的假想的心理系统。最终他用这个词表示动力性潜意识,也就是说,它是推动事情发生的持续的动力源头。弗洛伊德的理解是我们不能主动地回忆起潜意识的内容,有一股活跃的力量阻止潜意识内容达到意识层面,这就是压抑。在此意义上的潜意识被认为是性和攻击驱力、防御、压抑的记忆和情感。

前意识和意识两者都遵循思维的通常原则,也就是说它们是有逻辑的,是可以经过现实检验的,有时间顺序,有因果联系。这些原则被称于"**思维的次级处理**"。而潜意识系统遵循不同的原则,是一种"思维的初级处理"。我们脑海中的这一部分信息不遵从任何形式的现实检验,所以相互排斥的"真理"会共存,彼此互相矛盾的现象大量存在。因为有这些特性,潜意识被比喻为我们心灵中幼稚而原始的一部分。

**朝向自我心理学:弗洛伊德的结构模型**

在他的文章《自我与本我》(the ego and the id)中,弗洛伊德(1923b)解释了他从地形学模型转向结构性假设。[2] 这个新模型将人类心理概念化为三种力量的互动:本我、自我和超我。我们的人格有三个不同的代理,每一个有它自己的程序和优先设置,有自己不同的源起,在保持"正常"的人格功能方面,各自有相当明确的作用。不同代理的要求不同,它们之间有潜在的冲突,这就产生了问题。在结构模型中,冲突指的是两个或更多内在目标[3] 之间的对立。在这个模型中,与外在世界的互动被赋予了更显著的重要性,因为弗洛伊德认为冲突产生于内在,也产生于外在压力。

**本我**　根据弗洛伊德的观点,我们每个人都带着一定量的心理能量,在新生儿身上,内在能量完全系于本我身上,指的是生物驱力(性和攻击),所有人生来就有。源于内在生理力量的驱力寻求释放,主观体验到的驱动张力的积累是不愉快,而释放张力是愉悦的。所有驱力有四个核心特征:

- 源头在身体的某部分
- 一个目标(比如得到满足的特定形式)
- 一种压力(比如一定量的兴奋)
- 一个客体(比如允许目标实现的事物)

本我是前语言期的,用图像和符号表达自己。它的认知形式是前逻辑的,没有时间或规则的概念。它不服从于理性、逻辑、现实或道德,基本上是一种初级认知形式,不能很好地适应现实压力。本我只关心一件事:削减感官体验到的任何张力。我们天生就倾向于让快乐最大化,让痛苦最小化,这被弗洛伊德称为快乐原则,他相信一岁以下的婴儿处于原始自恋中,他的内在功能被快乐原则所掌控,内在和外在世界没有区别——这一观点受到了发展心理学家严重的挑战,他们认为婴儿从一出生就积极寻求与他人的互动,意识到他人的存在。

本我完全是潜意识的,其内容被认为等同于弗洛伊德早期的地形学模型中的潜意识。它以梦或口误的形式存在。本我的能量被分为两类:生本能和死本能。生本能的目标是生存和自我繁衍,生本能的能量——力比多被弗洛伊德认为是弥散在整个人格中的驱动力量,持续一生推动着我们。在他最早的建构中,弗洛伊德说我们的原始驱力完全是关于**性**的,其他所有目标和欲望都产生于对性驱力的修正。对当今弗洛伊德派的治疗师来说,力比多这个词已经大大失去了它原本的性内涵,基本上指的是**驱动能量**[4],也就是我们投身于追求某事物的能量,指的是对某项议题、某类活动或人际关系有特别的兴趣。弗洛伊德相信我们将内心能量贯注于,也就是倾注于人、事物或观点中。**贯注**指的是一定量的心理能量附着于一个人或客体的心理表征上,也就是关于一个人的记忆、想法或幻想。因为有这种心理能量的投注,对特定个体来说,那个人或客体在情感上是重要的。

与生本能相对的另一面是死本能,对死本能的讨论,包括弗洛伊德的观点都相当含糊。然而有一点很清楚,弗洛伊德看到人类天生地会被拉回到一种所有张力都消除的状态——简而言之,死的状态。这种对死亡本能的吸引激发了指向自身的攻击倾向。然而,因为自我毁灭被力比多保存生命的能量所抵御、调节,所以大多数情况下攻击性重新指向外界,与世界敌对。攻击本能是行为产生的一个组成部分。自我保护的本能倚靠攻击的方式去完成它的目标,因此攻击也有"推动的功能"(Perelberg,1999),这对保护生命是必需的。

死本能代表着弗洛伊德最宽广的哲学视角,在当代弗洛伊德派中少数人还坚守死本能的概念,他们发现讨论和研究内疚、攻击、愤怒以及与超我的冲突很有用。将这个概念发展得更远的是克莱茵派,他们在讨论自我和其他破坏性行为时,含蓄地援引了死本能的概念,这种破坏性行为被视为死本能运作的延伸。

**自我** 本我一方面知道它想的是什么、要的是什么;另一方面又是"盲目"的——对于如何用安全或者道德的方式去获取它所想要的东西是盲目的,因为它不考虑现实。为了实现这样的功能,弗洛伊德认为头脑发展出了新的内在部分——自我,他相信自我出现在6岁左右。自我的责任是自主思考和行动,通过感觉与外部世界接触,自我与几个核心的心理功能相关,比如说概念、现实检验、时间感、思考和判断。弗洛伊德对现实的兴趣在结构模型中变得更清楚了,因为他将更多重点放在自我的力量上,自我的力量与人格的其他代理有关系。

自我的核心功能是做本我与现实之间的媒介,与本我的快乐原则相对应,自我按现实原则运作。因为自我的作用是适应现实,这是自我很重要的功能,心理治疗师有兴趣评估的是患者自我的力量,也就是他在不过度使用防御特别是较原始的防御的情况下认识现实的能力(见第 5 章和第 7 章)。

自我既在意识层面,又在潜意识层面。意识层面的自我接近于我们通常所指的"**自体**",而潜意识的自我防御过程。"**自我**"和"**自体**"常被互换着使用,造成概念混淆,部分是因为弗洛伊德模糊地使用了德国词汇"ich"。哈特曼(Hartman)(1950)根据它们的互动环境区分了自我和自体,在这个框架中,自我与其他内在心理代理(本我和超我)互动,而"自体"被认为是与客体互动的。[5]

**超我** 弗洛伊德认为随着发育成长,我们吸收了周围其他人的观点和态度。超我的形成是一个我们称之为"**内向投射**"的例子,也就是说,作为孩子,我们吸收了父母的标准和价值观,这些一起组成了超我。父母被认为在勒住和抑制本我的过分行为方面扮演了很重要的角色,帮助孩子与现实要求协调起来。

那些规则、抽象的道德准则以及自己应该成为的理想形象被看作是一个住在我们心里的人,他很强势,如果我们的行为不达标的话随时会受到批评。这个住在我们里面的人就是超我。超我被分为两部分:一部分是理想自我,代表着自我努力的方向,另一部分是良心,如果令它不满就惩罚自我。

像自我一样,超我有部分在意识层面[6],有部分在潜意识层面。大多数人意识到某些道德原则和标准在掌控我们的行为,还有其他道德或内在力量加诸在我们身上却没被意识到,某些道德有时候很严苛或很有迫害性。

**发展的性阶段理论**

弗洛伊德相信我们的性生活从出生就开始了,他描述了性发展的各个阶段。他认为我们的发展是有一系列阶段的,在每个阶段,性能量指向不同的性欲区,即身体的一部分,那是快乐的源泉所在。弗洛伊德认为一开始是口欲期(0～1 岁),婴儿主要通过嘴获得满足,比如说,吸吮乳房或手指。第二个阶段是肛欲期(1～3 岁),满足来自于获取控制感——忍住或排泄大便。对蹒跚学步的幼儿的日常观察表明他们在慢慢调整与父母分离的过程中,他们视粪便为自己的所有物,想在自己认为合适的时间里放弃或留住。在这个阶段，父母和孩子之间发生争执和冲突（比如如厕训练）的可能性是很大的。正是在此阶段，排便被认为是给予和留住的符号。比喻的说法是，肛欲期的冲突被看作是孩子在适应或抵抗父母的控制。

第三个阶段是生殖器期（3～5岁），儿童开始越来越多地了解他的生殖器，随之而来的是对性别差异的好奇和焦虑。生殖器期被认为是心理发展特别重要的阶段，因为它提供了俄狄浦斯戏剧的背景。在希腊神话中，俄狄浦斯在不知情的情况下杀了父亲，娶了自己的母亲。根据弗洛伊德的说法，在生殖器期，所有儿童都希望赶走同性父母一方，在性上占有异性父母一方。俄狄浦斯期这一概念将欲望置于心理学的核心位置上。

俄狄浦斯情结的消解被认为对心理发展特别关键。弗洛伊德的假设是在小男孩怀揣着对母亲乱伦渴望的同时，他也经历着阉割焦虑——孩子害怕父亲会用割掉罪恶的器官"阴茎"的方式来惩罚他的禁忌性愿望。

女孩缺少阴茎，在小男孩看来是被阉割了，他害怕有相似的命运。女孩子认识到她们生下来就没有阴茎这个装置，会体验到阴茎嫉妒，也就是阉割焦虑的另一面，她们被认为对母亲怀揣着愤怒的情感，因为创造她的母亲没有给她阴茎。男孩子的阉割焦虑促使他压抑对母亲的渴望，女孩子的阴茎嫉妒促使她走向父亲，希望通过父亲得到一个孩子——这种渴望只是女孩子早先想要的阴茎的替代物。

随着时间推移，男孩和女孩的俄狄浦斯欲望都消退了，不再与富有经验的竞争对手，即同性父母处于敌对状态，两者都安顿下来去认同同性父母，吸收他们的价值观、标准和性取向。因此俄狄浦斯情结的解决在弗洛伊德看来是与超我的发展联系在一起的。

当代俄狄浦斯理论不再将俄狄浦斯期的冲突看作是原始的乱伦性驱力的表现。经典精神分析和关系取向的理论家现在都把俄狄浦斯期的发展看作是三角客体关系、认知发展和性别认同的复杂互动。当代观点认为俄狄浦斯期的特征更多的是一种新的客体关系，而不是乱伦的性欲（Morehead，1999）。

俄狄浦斯期在发展过程中很关键，因为它带来了对抗和竞争的感觉，孩子们得面对挑战，就边界去谈判，如果父母处理得好的话，能带来有关公平公正的建设性的意义（Raphael-Leff，1991）。从发展的角度来看，孩子认识到父母彼此是性伴侣，这会促进儿童独占以及永远占有的观念基本消退。另外孩子会意识到，父母享受彼此陪伴的关系与孩子享受父母陪伴的关系是不一样的。

*36*

### 通过弗洛伊德视角看客体关系

在弗洛伊德派模型的核心之处，我们发现驱力是原始的动机性力量，正如我们所看到的，心智被认为是由生理身体产生的本能原始力量所驱动的。人类的动机是追求快乐，依情况释放驱力。在这个模型里，客体关系次于张力释放。然而，仔细看弗洛伊德关于焦虑的理论演变的话，可以看到他自己也认识到客体关系的重要性。

在弗洛伊德的地形学模型中，焦虑被理解为调节被禁锢的力比多（也就是未释放的性欲）。焦虑本身被认为是一种释放，它阻碍扭曲了的躯体性冲动形成心理表征。本我此时被认为是产生焦虑的原因。后来，弗洛伊德认为这种建构是错误的，在他的第二个理论中，焦虑主要产生于本我和超我把不同的需要加诸在自我身上。这个关于焦虑的新理论有重大反响，它使弗洛伊德从能量模型转到意义模型上，因此儿童期的期望与丧失的危险有关（也就是，失去一个客体，失去客体的爱，失去生殖器（阉割）或受伤，害怕受惩罚（内疚））。在这个模型中，期望寻求满足在意识层面是令人恐惧的，自我意识到危险，反过来激发了焦虑，焦虑就这样与内在危险和外在危险联系在一起。

这样的理论转变的重要性在于弗洛伊德认为客体关系既是内在的，也是外在的；既是真实的，也是幻想的。弗洛伊德对关系的重要性的理解更清楚地写在其 1921 年的文章《群体心理学与自我分析》（group psychology and the analysis of the ego）中，此文写道："在个体的精神生活中，其他人总是被卷入，成为偶像、客体、帮助者、竞争对手。"（1921：69）

弗洛伊德对自我的客体关系的建构，主要特征是"被放弃的客体的情感沉积，以及客体选择的历史"（Freud，1923b：29），他坚定地认为自我的主体体验的概念与其他人的形象是绑在一起的，这是逃不掉的。尽管他认识到他人对心理发展的重要性，但是梅兰妮·克莱茵最清晰地表达了精神分析中的客体关系理念（在本章的后面会谈到）。

**理论在实践中的运用**　经典弗洛伊德派的治疗聚焦于源自童年期的性和攻击欲望这些冲突的性质和结果上。童年早期的这种寻求快乐的性和攻击欲望与父母的惩罚相关，这样就产生了冲突和不愉快（比如说焦虑和抑郁）。这种不愉快的状态，反过来触发了防御，防御是为了减少不愉快感，尽量获取满足感，这就形成了妥协形成（compromise formations）。妥协形成导致病理性状态（也就是症状），症状取决于这样的妥协加在个体身上的限制，或者破坏性行为的严重程度。精神病理就这样被理解为主要是冲突的结果，冲突发生在冲动、防御以及结果性的妥协形成之间。

在这个模型中普遍的假设是，在治疗过程中，患者在移情中的驱力满足的压力会不断增加。这让治疗师可以检视患者在防御本能驱力，以及自我在处理本我、超我和外在现实的矛盾时妥协形成方面的冲突，因此治疗的焦点是冲动和防御。这种范式支持的是单人心理学，治疗师的作用是：中立的观察者，解说患者的冲突以及用于管理冲突的防御。通过诠释来改变结果，从而获得洞察力和消除内在冲突。

现在，当代弗洛伊德派一点也没弱化驱力和防御，但他们比以前更关心各种各样的动机，这些动机是为了防御，是为了建构和发展幻想和移情（Sandler，1983）。在性和攻击驱力之外，还要考虑因为安全感受到威胁、自恋创伤、内疚或羞耻以及其他真实的威胁而产生的动机。技术上的变化已经朝着移情的早期诠释的方向发展，也就是诠释患者在与治疗师的关系中体验到的，或者是患者加诸给治疗师的那些情感、态度和心理状态，这样的变化使许多当代弗洛伊德派治疗师在技术上，与克莱茵派或独立派相比，无甚辨识度。

### 弗洛伊德的后继者：自我心理学

自我心理学在 20 世纪 30 年代有了雏形。它产生于弗洛伊德理论的最后阶段，反映了本我、自我和超我的结构性假设。它的主要贡献者是赫兹·哈特曼（Heinz Hartmann）、安娜·弗洛伊德、鲁道夫·劳文斯坦（Rudolf Loewenstein）、恩斯特·克里斯（Ernst Kris）、菲利斯·格里纳克（Phyllis Greenacre）、奥托·费尼谢尔（Otto Fenichel）和伊迪丝·雅各布森（Edith Jacobsen）。他们都扩展并修正了弗洛伊德的结构理论。

自我心理学范式把自我放在核心结构位置上，正如弗洛伊德自己所说，自我从感知系统中凸显出来。自我的功能是一个执行官，在本我、超我和外在现实之间做协调，弗洛伊德之后的学者的主要贡献是纠正了弗洛伊德对力比多和潜意识动机的过度强调。相反，他们强调有意识觉知的重要性和自我的适应性功能，主要的转变是从对潜意识内容的兴趣转到将这些内容排除到意识之外的过程，也就是防御。

哈特曼（1950，1964）是自我心理学领域最有影响力的先锋人物之一。他的主要贡献是描述了个体和外在现实，也就是与其他人之间的关系。与弗洛伊德的论述相比，他认为外在现实扮演的角色及其对心理发展的作用更显著。这种更有适应性的观点更多地强调了环境对冲突形成的作用，引进了人际关系这个维度，而在他之前，强调的是内心活动占主导。这可能看起来像是客体关系思想的开始，但是哈特曼的贡献只是将人际关系的重要性加诸于弗洛伊德的驱力模型之上。不过这逐渐侵蚀了驱力的首要地位,同时带来了现实本身(也就是与外在世界的关系)影响愉悦感的体验的可能性,这为客体关系学派的发展铺平了道路。确实,哈特曼相信客体关系是自我发展过程中很重要的因素,但是他没有把客体关系当作发展的核心组织特征,而后期的客体关系理论学家是这么认为的。

在弗洛伊德的模型中,自我在心理的整体结构中是很重要的,因为它有防御功能。哈特曼将弗洛伊德的模型向前推进了一步,不只聚焦于自我的防御方面,也坚信自我有不受冲突干扰的部分,这部分的发展独立于本我的力量和冲突。自我有些特定的自主功能是不受冲突左右的,只要儿童成长在一个被哈特曼称为**"通常可预期的环境"**中,初级自律的自我机制就会发展,不受冲突所阻碍,这些自主功能是从出生时起就表现出来的认知、记忆、思维和运动。

因此,哈特曼更多地关注自我的适应性方面。与恩斯特·克里斯(Ernst Kris)一样,他认为生存是基本动机,而适应环境对生存是至关重要的。最近的婴儿研究支持了哈特曼的观点,也就是说,新生儿从一开始就积极地、适应性地朝向外在现实,并且早就具备复杂的认知和信息处理的自我功能(如 Stern, 1985)。

安娜·弗洛伊德(1965)是拥护弗洛伊德的结构性假设的另一位重要的分析师。她强调:自我的基本功能是防御焦虑,焦虑的源头要么是强大的本能的挣扎和令人不安的"现实体验",要么是内疚以及相关的幻想。安娜·弗洛伊德是第一批用清晰的发展观看精神病理的分析师。她认为用发展性的观点研究心理障碍最有效。她的理论是基于对发展路径的隐喻,冲突不仅是内在的,就其性质而言也是发展性的,因而是暂时的。发展性冲突与力比多的阶段相关,但是固着和退行可能发生在所有发展过程中。

对自我心理学家来说,驱力以及驱力在潜意识系统中的位置,仍是这一理论和实践的核心要点,现代结构理论保留着三方模型的基本因子,核心前提是内在冲突的普遍性,但是他们也清除了一些有问题的概念,比如说心理能量。所有心理内容、想法、行动和幻想都被理解为妥协形成。这样的妥协发生在冲突的四要素中,也就是:强烈地寻求满足的儿童期欲望(如驱力延伸);焦虑和抑郁的情感(如不愉快);各不相同的复杂的心理运作,希望将不愉快最小化(如防御)以及由此带来的内疚、自我惩罚、哀悼和赎罪(Brenner, 1994)。

**实践**

自我心理学在技术上把要点从重现压抑转到修正患者的自我。诠释不再被认为是治疗师唯一有用的干预手段,不过肯定还是可以带来洞见的主要方法(Kris,1956)。

自我心理学家的目标是拓展患者的自主性以及不被冲突影响的自我功能。主要技术内涵是强调强化观察性的自我,通过分析强化体验性自我。现在自我心理学的传统最能反映在那些采用了更现代的结构理论的治疗师的工作中,他们用到很多客体关系的知识。不管怎么说,对冲突和防御的分析仍然处于自我心理学临床实践的核心位置。诠释主要聚焦在患者的内在冲突和拒绝承认运用防御的阻抗上。诠译的目的是拓宽患者的理解,要让患者理解到,从动力上说,过去仍然保留在现在的体验中(Loewenstein,1958)。更好的适应性和现实检验能力仍然是有价值的治疗目标。

这一方法支持这样的信念:早期创伤性或有问题的动力/事件超越了言语分析的范畴,这一点使他们与克莱茵派和独立派的治疗师区分开来,后两者认为用前语言期的经验进行工作是有可能的,因为这些体验会在治疗关系的互动中展现出来。

**从自我心理学到梅兰妮·克莱茵:客体关系理论[7] 的起源**

安娜·弗洛伊德对心理分析的主要贡献在于儿童精神分析。然而,还有一位分析师的专长也是治疗儿童,在精神分析理论和实践的发展方面,她的影响力远超他人,特别是在英国和南美,她的名字是梅兰妮·克莱茵。

梅兰妮·克莱茵于1926年到英国,到弗洛伊德于1937年抵达英国时,她已经有了一批忠诚的追随者,她相信心理治疗师可以知道许多前语言期儿童的事情,治疗师可以用精神分析的方式通过游戏代替说出来的语言来研究儿童。游戏等同于成年病人的自由联想。相反,安娜·弗洛伊德认为那些追随克莱茵的人的观点顶多是推测和猜想,对此她心存戒备。她坚称移情性神经症(儿童对父母式人物的态度在治疗中活现)在儿童身上不会发展起来,他们才刚开始形成对父母最初的态度,她强调真实的关系对儿童发展很重要。克莱茵对此持有不同意见,她看到过孩子——非常小的孩子——就像成年人一样,被强大的驱力所驱使,能够用自己的方式表达驱力,能够回应治疗师的诠释。很关键的是,她聚焦于孩子的潜意识生活。[8]

安娜·弗洛伊德和克莱茵争论的不仅是理论问题,在其他方面也有不同意见:如何向听众做报告,如何表达自己,也许更重要的不同在于(Coles,1992)两人联接于弗洛伊德的个性和兴趣的不同方面。两人竞争激烈,造成了英国精神分析协会的重大分歧,促成本章一开头讲到的不同的团体。那些既不入弗洛伊德派又不入克莱茵派的人被称为独立派。

安娜·弗洛伊德忠诚于父亲的观点,而克莱茵基于弗洛伊德的思想发展出自己鲜明的理论体系。克莱茵很有效地吸收了弗洛伊德的力比多理论在客体关系方面的论述,使之成为她的理论核心(Hurvich, 1998)。克莱茵认为驱力是复杂的心理现象,与特定的客体关系紧密相连。驱力因为特定的原因指向特定的客体,而不像弗洛伊德很大程度上认为的那样,驱力只是简单地寻求张力的缓解。更具体地说,自我心理学把驱力看作是弥散的、未分化的张力,而克莱茵派不这样认为,它将驱力看作是动力结构,天生就知道要寻找的客体的特征。

正如我们所看到的,由弗洛伊德开始的、经自我心理学推进的精神分析的总体趋势是更注重意识层面。相反,克莱茵注重个体的内在生活,再次将潜意识放在治疗师感兴趣的焦点位置以及诠释的核心位置上,她的理论反映了对潜意识心理的关注,她比弗洛伊德本人更认真地对待暴力的、攻击性的本我世界。

克莱茵关于儿童的第一手经验使她获得了对心理病理学更复杂的理解。虽然弗洛伊德认为心理疾病的源头可以追溯到童年早期1~2岁的关键期,这个观点具有革命性[9],但克莱茵更激进,她认为心理疾病的源头比弗洛伊德提出的更早:她强调是在1岁以内。她的理论基础是对早期心理过程的细微研究,根据她的说法,从生命的一开始心理处理过程就开始运作了。

**潜意识幻想的作用** 克莱茵把重点放在人的主观体验上,认为它优先于真实事件的影响。她的一个核心理论是:潜意识幻想。潜意识幻想是内心体验或需求的心理表征。克莱茵认为从出生起,所有身体的冲动和情感体验都以幻想的形式呈现出心理表征,这给不断发展中的内在生命,也就是内在世界涂上了底色,影响我们对外在世界的体验。比如说,我的一个病人会用一种非常偏执的方法体验任何一种身体上的病痛,哪怕微不足道。比如说,她要是生病了,会把感冒或是得流感的原因归罪于粗心的经理,因为他没有监督办公室里水的供应;或者归罪于她的伴侣,因为她相信他准备的食物过了保质期。换句话说,任何时候生病,她都有个潜在的幻想在运作,她是被别人害了,而不是身体变弱或是上班时感染了病毒。结果是,每当生病她就高度怀疑他人,并且不让人来照顾她,这就更加加重了被迫害的内在体验,然后她会觉得没人支持她,用这个作为进一步的证据来支持她的内在体验——别人都是忽略她的。这个幻想的起源植根于她的早期体验,她跟着有精神病的母亲长大。后来我们理解了,这位患者体验到母亲用其妄想的信念"毒害"了她的思想。

主观地说,幻想的体验是相当具体的,对自身来说有特定的意图——典型的是要么好要么坏的意图。举例来说,婴儿体验饥饿状态为坏客体在里面攻击他。克莱茵认为婴儿和幼儿有一种幻想,就是他们会通过把外在世界的部分吸收到自己里面来,在自己里面创造一个世界,这就产生了一个内在世界,这并不是外在世界很准确的意象,而是涂上了颜色,在幻想中把自己的情感投射到外在世界。

为了理解内在世界是如何构建起来的,必须要懂得投射和内射的功能。内射的基础是吸收潜意识幻想,把某些东西纳入进自己里面。投射则相反,它的基础是赶出去,是去除潜意识幻想。比如说,克莱茵认为游戏给孩子提供了一种方式,可以让她通过投射把自己内心的某些特定方面放到外部世界去,这样可以减轻孩子内在冲突的压力。以一个在医院等待手术的小孩为例,在游戏中,她可能对布娃娃说,要做手术了,没有什么好害怕的,她会治好布娃娃。另一个孩子,在同样境况下,他可能会在游戏中假装成要对布娃娃动手术的医生,布娃娃会死。两个孩子都在外化,也就是说,把对手术的焦虑投射到游戏中去,但是结果完全不同,这表明了性质完全不同的内在现实:第一个孩子通过游戏让自己安心下来,一切都会好的,而第二个孩子在游戏中表现出他的恐惧,手术会要了他的命,没人有能力救他。我们可能会说,第二个孩子通过游戏表现对医生的防御性认同,同时他那个害怕的自体被分裂出去,投射到会在手术中死掉的布娃娃身上。

克莱茵对投射和内射的生动描绘表明,在一种非常原始的层面上,心智的活动就像是"一个消化管道"(Caper,2000),把不同的情感或心理状态吸收进来或吐出来,否则的话会引起内在冲突。内在世界被理解为认同的集合体,认同的基础就是内射:这是一个复杂的过程,当我们把外部世界吸收进来时,它已经是一个被投射改变过了的外在世界。根据克莱茵的观点,存在于内在世界的东西永远不是外在世界那个东西的副本,婴儿将爱和恨的冲动投射上去了。

内在世界充满了内在客体,正如卡珀(Caper)(2000)描述的那样,内在客体是"爱和恨的事物的各种版本"。一个内在客体是某位实际存在的人的一种版本,已经经过投射和内射的过程,这个过程扭曲到不同程度。克莱茵描述心智为一个舞台,内在戏剧在上面上演,演员是幻想出来的内在客体或部分客体[10]。克莱茵假设内在客体经历了一个发展过程,一开始体验到的是具体的物质性的存在,然后进到内心和记忆系统,有了客体表征,最后被精心发展成一个符号化的表征,用言语或其他符号形式表达(Hinshelwood,1989)。

我们的心理状态是一个晴雨表。当我们觉得被有爱的客体充满时,会对自己感觉良好,也觉得安全,因为那一刻,与我们联系的都是好的内在客体,他们希望我们过得好,或是支持我们。当我们里面充满"坏"客体时,我们更容易怀疑或者觉得被指责、不被支持。在先前的那个例子中,两个孩子在玩手术前的游戏,也许可以说第一个孩子看起来在那一刻,内在世界里有的大多是好客体,这样她就能够安抚自己不会死。

幻想被克莱茵认为是与生俱来的能力,她认为前语言期的婴儿生来就知道性交(以一种初级方式)、阴茎和阴道。她相信这些天生就有的幻想组成了婴儿丰富的潜意识幻想的基础,并与外在现实互动。这些观点经常使一开始接触克莱茵思想的人产生距离感,但值得坚持学习,因为她的理论的其他许多方面是非常有帮助的。我们可能会质疑天生就有幻想这个概念,而克莱茵提出很精深的关于幻想的观点,也就是客体关系的观点。这种观点认为在幻想中,我们在自己的头脑中与另外一个人发生联系,或者感觉到我们被另外一个人用非常特定的方式对待。比如说,上班与同事交谈时,我们可能会这样想:"太糟糕了,没人会对我说的话感兴趣,他们都会认为我不善言辞。"在那个时刻,我们非常有可能被强大的幻想所控制,也就是说,脑子里的"他人"看不起我们、苛责我们。根据克莱茵的说法,幻想组成了我们的内在世界。这就意味着如果幻想"他人是非难性的、苛责的客体,我们说话时会被看不起"占主导的话,我们的心理就会照这个幻想组织起来。它会影响我们如何解释其他情境,我们通过这种特定的幻想表达自己。想象一下,下班过马路时有人撞到我们,并很生气地说:"看你怎么走路的!"这样的评论是令人不快的,但是根据那时的心境,我们可能会耸耸肩就过去了;也可能把这样的评论用到幻想中,我们内心总认为客体是批评性的,自己是蠢笨的或无能的,这样就强化了这一幻想。

克莱茵相信幻想的内容不完全取决于孩子与外在客体相处的经验。孩子可能会幻想妈妈是"坏"的,因为她刚刚设了该上床的时间,孩子被送上床,而父母却在一起看电视。当孩子的需求受到挫败时,妈妈不再是个令人满足的客体:妈妈变成了"坏"客体,妈妈拒绝了她,自己却去享受了,不但享受电视的乐趣,还享受与父亲在一起的令人兴奋的关系,独独把她排除出去了。

尽管克莱茵从来没有否定外在环境对孩子发展的影响,但她的理论焦点还是偏向儿童的幻想世界。比如说,她相信正是内化了的母婴关系的表征,而不是关系的实际
状况影响了儿童发展。有人批判克莱茵对幻想过于偏倚,将环境的影响最小化了。然而读她的原著时,有一点很明显,她强调幻想的作用是心理发展的主要因素,而更具人际关系的视角起到了一些缓冲作用:

在小婴儿的心里，每一种内在体验都与他的幻想有关，而另一方面，每个幻想都包含有实际体验的成分，只有深入分析移情性情境，才能从现实和幻想中发现过去。

(Klein：1952：59)

到 20 世纪 50 年代，克莱茵很明确地承认气质性的部分（constitutional components）也会被真实的体验所修改。这种人际的视角被另外一位非常有影响力的克莱茵理论学家威尔弗雷德·比昂（Wilfred Bion）更充分地发展了。比昂（1962a，1962b）的兴趣在于母亲作为"容器"的功能，母亲是帮助婴儿处理情感事件的、辅助的"消化管道"。比昂假设婴儿被这个世界的印象所压垮，需要另外一个有能力的人类（也就是容器）接受、吸收并将这些体验转成有意义的东西。比昂的观点是在克莱茵的思想上建构起来的，并为外在和内在现实之间的辩证互动提供了更复杂的理解方式。

**偏执—分裂位**　根据克莱茵的观点，新生儿没有准备好处理复杂的情感体验。克莱茵假设，在这样的早期阶段婴儿用一种非黑即白的两分法来管理他的情绪体验。她假设所有的感受都是与个人相关的，要么归为好客体，要么归为坏客体，这样在出生后前几个月里，孩子的需要受到挫败就不是简单地被体验为痛苦，挫败的主观体验会被归因于一个迫害性的外在代理，即坏客体对他发动了攻击。

婴儿世界里第一个具有实质性意义的客体是他的营养源头，即乳房。喂奶时，乳房提供了大量的奶，而其他时候乳房是空的。这两种不同状态相应地唤起了婴儿的两种情感反应：要么是感觉到被细心的妈妈照顾（也就是好乳房/妈妈），然后体验到愉悦和满足；要么是感觉到被剥夺或被忽略（也就是坏乳房/妈妈），然后体验到愤怒甚至恐怖。因此克莱茵的假设是：从很早开始，儿童就根据满足或挫败的不同体验，相应地把客体分成好和坏。驱力和情感的正面体验多于负面，是影响将来心理健康的重要变量。

克莱茵认为，从生命的一开始，婴儿就从内在感觉到了毁灭的恐惧，这种恐惧必须以某种方式从自我中疏导出去。克莱茵的假设是，在出生的头六个月，那个相当早期的不成熟的自我用一种机制保护自己远离坏客体，这种机制分裂了客体和自我。[11] 她认为婴儿管理这一困境的方法是把自己的毁灭性冲动投射出去，这样世界就变得很坏，很有迫害性。

在最早的几个月里，分裂客体这种机制使婴儿放大某一点而忽略其他所有。"坏"

客体被体验为全坏,他只想毁掉小孩;相反"好"客体是全好的,对孩子完全是善意的,只会做好事。哺育阶段为婴儿提供了丰富的机会去体验自己被照顾,或被忽略和剥夺;提供了正面关系和负面关系的原型,这些转化成关系的内在表征。

婴儿把体验到的"坏"的东西分裂和投射出去,这样能使"好客体"是好的,同时内心害怕和怀疑坏乳房/客体可能会报复,这就触发了偏执性焦虑,克莱茵称这样的心理状态是偏执—分裂位。这个位置的典型特征是,心理表征极度不稳定,好的会迅速变成坏的。

偏执—分裂位将人类的攻击性和毁灭性置于心理的核心位置上。克莱茵的观点确实一直以人类婴儿内在的毁灭性为轴心。她认为每个人内在都有这样的倾向,在与他人的关系中发展力必多的和攻击性的幻想。[12] 克莱茵对偏执—分裂位的描述很清楚地表明她的一个信念,即恨和嫉妒,就像爱的能力一样,是婴儿先天就有的情感。

克莱茵把弗洛伊德的死本能概念推得更远,她把嫉妒理解为死本能的一个最重要的表现。克莱茵(1957)认为早期的原始嫉妒代表着先天攻击性的"恶"的形式。这是因为其他形式的破坏性指向坏客体,这些坏客体已经被看作是迫害性的。而嫉妒是指向好客体的恨,它唤起的是以不成熟的方式表达因伤害好客体而产生的抑郁性焦虑。嫉妒可能是被挫败或不一致的父母养育所激发出来的。然而,根据克莱茵的说法,嫉妒和其他形式的攻击性不是必然与剥夺联系在一起的。比如说,孩子可能会恨父母照看时不可避免的限制,孩子很难忍受妈妈的控制,可能宁愿摧毁而不是体验挫败。

克莱茵受到了批评,因为她认为非常小的婴儿天生就有相当强的复杂的认知能力。婴儿有能力去处理威胁自我的冲动,把它们分裂出去并投射到外在的代理身上,这需要在一定程度上区分、认知并组织体验,甚至她的理论还暗示婴儿有区分自己和他人的能力。因为如果不是这样的话,要把负面情感的源头放置到外在客体身上是不可能的。虽然克莱茵的发展理论一开始看上去有些牵强,但是更近代的观察证据与其中一些观点有一致性(Gergely, 1991)。与弗洛伊德的早期描述截然不同的是,弗洛伊德认为婴儿被包裹在原始自恋状态中,而近期研究展现出完全不同的婴儿——婴儿会积极地认知和学习,并且早就对物质世界和社会有特定的期待。比如说我们现在知道,婴儿有能力处理相对复杂的信息、组织和保留信息(也就是说他们有一种很早就在运作的短期记忆系统)(Gergely, 1991;Stern, 1985),还有偏好(比如说对人脸)。新生儿研究表明,出生时婴儿就表现出天生的协调认知和行动的能力,证据是用短期记忆系统来模仿成人的脸部表情。也有实验室证据表明婴儿假定物体是有形的、有界限和有硬度的。[13] 哥格利(Gergely)(1991)和斯特恩(Stern)(1985)都认为这些早期能力的关键特征是婴儿对抽象属性的敏感性,与特定的感官模式无关。婴儿能够检测出不同形态之间的一致性,甚至超越特定的物理特征。总的来说,这些不同思路的研究提供了令人信服的证据,证明婴儿在一出生就已经有了认知和理解的能力,使他们能够建构客观世界的内在表征模型。

**抑郁位**　克莱茵假设在 6 个月之后,婴儿对复杂性的了解达到了足够水平,认识到他爱的和恨的客体是同一个人,这为"整体的客体"关系铺平了道路,而承认"客体的独立性"是前提条件。这一认知伴随着悲伤、内疚和后悔的感觉,攻击一开始是指向"坏"乳房的,而现在认识到它与"好"乳房是同一个。克莱茵把这个心理状态称为抑郁位。客体集聚了矛盾情感,对客体的内化创造出令人困扰的内在世界,这一内在世界由内疚的情感所掌控,又试图修复被破坏的客体。这个新发现的对另一个整体的客体的关注被称为**抑郁性焦虑**。

抑郁位开启了与客体联接的新模式。偏执—分裂位与抑郁位的基本不同在于:前者关心的是自己会被他人伤害,而后者的焦虑是自己对他人已经造成了伤害。现代克莱茵理论学家(如 Steiner,1992)认为抑郁位的关键是儿童可以将自己与他人分开,并认识到客体的独立性。克莱茵认为重要的发展性挑战是修通抑郁位。这要求儿童学习到爱是恒常的,甚至是在面对愤怒和攻击幻想时。在儿童学习到这一点之前,她会把所有挫败和分离解释为一种报复,因为过去毁灭性的幻想发生在偏执—分裂位。这样孩子不得不为破坏性幻想承担责任,因而体验到一些在心理上作弥补的情绪,比如伤心和内疚。

要注意克莱茵论及偏执—分裂位和抑郁位时[14],说的是位置而不是阶段,这一点很重要。她用这个词特指客体所在的位置,如果你喜欢的话,也可以说是心理阶段,与特定的焦虑、防御和幻想相关。偏执—分裂位指的是一组焦虑和防御,与相对脆弱的、感受到外在威胁的自我有关;而抑郁位与更整合的自我有关。克莱茵的理论包含偏执—分裂位和抑郁位之间交互循环的概念,而弗洛伊德的性心理发展阶段是线性的。两个心位之间存在着动力性的关系,没有哪个会一劳永逸的解决:在生活中特定的阶段,可能会退回到偏执—分裂位,被偏执性焦虑主导。宽泛地来说,多一些抑郁位特征,少一些偏执—分裂位特征的话,爱多于恨,预后更良好。修复的期望抵消了毁坏的欲望。

**俄狄浦斯情结**　弗洛伊德和克莱茵都认为俄狄浦斯情结及其修通很重要,他们的分歧在于俄底浦斯情结处于发展阶段的哪个时间点上。克莱茵相信婴儿不得不在一岁以内就要应对这个问题。她认为孩子对父母有强烈的情感，其中包括被排除在父母关系之外的情感。克莱茵这样假设：在很早期的发展阶段，婴儿就体验到父母有他们之间的关系，这种体验根据孩子心理状态的不同，会带上不同的情感色彩。比如说，当爱的情感占上风时，孩子会感觉父母之间的联接是有建设性的，也会惠及孩子。当破坏性情感主导孩子的心智时，她可能觉得父母是坏客体，父母把她排除在外，或攻击她，或彼此攻击。

克莱茵认为俄狄浦斯冲突的解决需要在俄狄浦斯竞争这个议题中，爱的情感胜于恨的情感，这能使孩子整合所爱的父母和所恨的父母。换句话来说，俄狄浦斯情结的成功解决反映了与整体的客体联接的能力。这样克莱茵很有效地重构了俄狄浦斯情结，将它看成是通过修复性行为解决抑郁性焦虑和内疚的尝试。

当代克莱茵派进一步发展了她的思想，认为家庭中的三角关系使孩子分别发展出与父亲和母亲两个人的联接；重要的是，这也向孩子提出了挑战，父母之间的关系把她排除出去了：

> 如果孩子认为父母之间的关系是有爱的，恨就可以在孩子心里被容忍，那么父母之间的关系向孩子提供了第三种类型的客体关系原型，在这种关系中他或她是见证者而不是参与者，第三者的位置开始存在，从这个角度可以观察客体关系。
>
> （Britton，1998：42）

孩子如何处理家庭的三角关系[15]，有十分重大的意义，这让孩子有能力符号化，也就是有能力去表征她的体验，因此就有了认知。有能力站在观察者的角度，促使我们发展认知，欣赏其他观点，这是有能力与他人交流的基础，而其先决条件是理解他人可能有不同于自己的意图、感受或者愿望。

**实践中的理论**　当代克莱茵派的思想从早期强调幻想的内在世界（也就是单人心理）发展到采取更充分的人际视角（也就是两人心理），人际视角把真实的创伤和不利的环境考虑进去，认为这些是塑造内在世界的内容。克莱茵的建构就这样在理解患者的困境上勾勒出幻想和现实之间复杂的互动。克莱茵派治疗师的兴趣点在于患者如何通过投射和内射的互动内化外在的体验。然而在操作层面上，重点更偏向聚焦于幻想和此时此地的治疗情境，而不是患者过去的体验。治疗师聚焦在反移情关系上，克莱茵派的诠释大部分涉及治疗关系的复杂性。克莱茵派中一直都存在一个争论：诠释是将现在的行为与过去联系在一起,那么如何让诠释更具有重构性作用？总体来说,他们做的这种诠释比其他治疗模式更保守,焦点保持在"整体反移情情境"上(Joseph,1985)。

诠释通常与下列事项有关：患者的分离焦虑(比如表现在对治疗中断的反应上)以及对分离焦虑的防御,攻击性的投射以及因此带来的被外界迫害的体验,抑郁、哀悼以及患者试图修复的尝试。这种诠释的重点不同于自我心理学视角下的诠释内容,自我心理学的诠释常常聚焦于俄狄浦斯的三角关系、阉割焦虑以及对它的防御。

### 客体关系Ⅱ：英国的独立派

安娜·弗洛伊德的追随者和梅兰妮·克莱茵的追随者之间的分裂严重影响了英国精神分析运动。那些赞成克莱茵观点的治疗师和分析师最终集合在客体关系理论的旗帜下。客体关系的核心信条是我们主要是被依恋需要所驱动,也就是被与他人形成的关系所驱动。客体关系理论认为驱力出现在关系的背景之下,是次于关系性需要的。

虽然克莱茵的兴趣在个体与客体的关系上,但她基本还是聚焦于原始本能冲动上,以及这些冲动在幻想层面上对内在客体的影响。至于真实的人是如何影响幻想和心理病理的,她没那么浓厚的兴趣。后克莱茵时代的客体关系理论的兴起得益于兴趣朝向发展性议题的转变,特别是认识到婴儿与母亲或其他主要照顾者之间的早期关系影响个体发展。

**"客体关系"** 这个词第一次出现在卡尔·亚伯拉罕(Karl Abraham)在 1924 年发表的论文里,与英国分析师如罗纳德·费尔贝恩(Ronald Faibairn)和唐纳德·温尼科特(Donald Winnicott)十分相关。费尔贝恩(1954)认为寻找客体、安全和联接比寻找快乐和痛苦的心理调节原则更核心。他反对弗洛伊德的生物学主义,强调内化的客体关系更重要。快乐和减少焦虑的前提是达成自他之间所渴望的关系。温尼科特(1975)强调母婴关系的核心作用,他最广为人知的名词是"足够好的妈妈",这样的妈妈关心她的婴儿,但也会逐渐让孩子不再抱有幻想,允许孩子发展能力去承受挫折。

客体关系理论是多元的,没有一个普遍认同的定义。许多英国独立派治疗师在大方向上认同客体关系的观点,但是不信守单一的框架,因此被称为独立派。他们联合在一起更多是因为不愿意在理论上被限制,拒绝仅仅归属于弗洛伊德派或克莱茵派。

独立派之间也有细微的差别，撇开这些差别不谈，我们可能会说独立派抛弃了力比多的驱力结构模型，强调关系——特别是早期关系对心智发展的重要性。这些理论致力于理解个体在与他人互动中的发展。独立派认识到幻想在内在世界扮演着重要角色，但是他们又认为幻想是天生的能力，这一点意义不大，幻想产生于个体与真实的外在客体之间的互动。

与克莱茵派不同的是，克莱茵派认为攻击性是天生的，而独立派将攻击看作对外在侵犯的反应。虽然大多数独立派学者同意克莱茵心位的概念，但是许多人将偏执一分裂位理解为主要是"反应性的发展"（Rayner，1991），是儿童与环境互动以及创伤体验的结果。与大多数关系学派理论家一样，独立派不强调俄狄浦斯情结和性在发展中的作用，取而代之的是由两人关系转化到三人关系，与之相伴的是认知和社会功能的根本转变。

**实践中的理论** 许多独立派治疗师与一些当代克莱茵派学者一样，对移情关系进行研究，他们的兴趣在于探索已经被患者内化的最早期关系的性质，以及它们如何在移情中展现出来。通过移情，治疗师捕捉到患者最早内化的客体关系，用这样的理解来澄清患者现在的关系，因为治疗师假设所有现在的关系是透过早期形成的自体和客体表征的高度个性化的视角演化而来的。然而，不同于许多克莱茵派学者的是，独立派认为认清患者体验的现实很重要。他们将从过去而来的记忆理解为对实际发生的生活事件的幻想的阐述。这个重点显然不同于许多克莱茵派学者，克莱茵派的主要兴趣是内在幻想世界。

从技术角度来说，许多独立派学者对重构性诠释有兴趣，探寻过去是因为过去的事件中存在关系表征的发展性起源。独立派认为患者会在治疗中活现最早期的关系，这样就可以创造一个机会重新评估这些关系，修通并更新过时的适应不良的范式，形成更具适应性的关系模型。这个工作的核心是反移情以及治疗师如何利用反移情理解患者前语言期的经验。

克莱茵派倾向于用聚焦内心的方法来处理咨访之间的互动，而独立派处理咨访互动更像是将其当作彼此建构的一个人际空间。独立派治疗师有一个共识，就是患者和治疗师在一个过渡空间中工作，在理想的情况下，彼此的互动有助于产生一种有趣的创造。因此这种治疗方法在更大程度上认可了治疗关系中固有的交互作用。与克莱茵派不同，但与弗洛伊德派相一致的是，许多独立派治疗师在保持着对患者负性移情的敏感的同时，认识到促成好的治疗联盟的重要性，他们用患者对治疗的积极情感来创建治疗联盟。

### 自体心理学

20 世纪 60 年代,临床工作者报告了一些有障碍的患者,这些人的困难不足以认定是本能冲动的管理有问题(即驱力理论),或者是防御焦虑的组织缺乏弹性(即自我 *51* 心理学),又或者是不能恰当地区分激活的内在客体(即客体关系理论),这些患者虽然表面上表现得很自信,甚至傲慢和自大,但自述"感觉空虚",不断寻求确认。海因茨·科胡特(Heinz Kohut)的自体心理学的发展就是回应这一类特定患者群体的。

科胡特在美国精神分析运动中已经成为最有影响力、最具争议的人物之一。他的观点形成主要来自对自恋型人格障碍患者的研究。自恋型人格障碍是人格问题,主要特点是脆弱或不稳定的自体感,相应的在调节自尊方面有困难。弗洛伊德相信自恋病人是经不起精神分析的,因为过于沉迷在自我中,很难发生治疗所需的正向移情。科胡特的观点不同于弗洛伊德,他相信这样的患者可以治疗,但是需要对标准的分析技术进行调整。科胡特发展的理论深受其与自恋病人工作的影响,随着时间的推移,他的理论和技术已经被运用于所有类型的精神病性问题上。

对科胡特来说,自我凝聚(self-cohesion)是引导人类行为的主要动机。焦虑的根本是自我体验到缺陷,在自我感受上缺乏聚合感和连续性[16]。客体关系强调的是内化了的自体和客体表征之间的关系,而自体心理学与之相反,它感兴趣的是外在关系如何帮助发展和保持自尊。防御被理解为不仅保护个体抵御焦虑,也帮助患者保持持续的、有正面价值的自体感。相应地,科胡特的工作是去了解患者可能需要从环境中获得特殊反应的方式,以保持自尊。

科胡特认为自恋需要持续终生。他认为自恋有它自己的发展道路,养育者(也就是客体)起到特定的作用。他强调在自我发展的过程中共情的作用,强调个体成熟的目标是在共情性关系中分化。"**自体客体**"这个词被用来描绘另一个人为自体所起的镜映作用。也许最好将自体客体理解成一些功能,比如说安慰或认可,而不是人本身。根据科胡特的观点,我们在整个一生中都需要周围环境中有自体客体来帮助我们渡过情感危机。

在与自恋病人工作的过程中,科胡特注意到他们倾向于形成两个特定的移情反应:镜映移情和理想化移情。在镜映移情中,患者从治疗师那里获得认可,根据科胡特的观点,这种认可性的反馈对正常发展是必要的。在孩子需要镜映反应时父母共情 *52*

失败,这被认为是日后难以保持整体感和正向自尊的原因。没有共情性反馈的话,孩子的自体感是碎片化的。用科胡特的话来说,当我们说到病理时,是在讲自体的病理[17],孩子早期需要来自父母的称赞,也需要钦佩父母,如果这种需要受到阻碍或被忽略的话,结果就会产生自体的病理。

移情的第二种形式,称为理想化移情,指的是这样一种情境:患者将治疗师当作全能的父母形象,为了能感受到被安慰,治疗师的存在是必须的。科胡特认为心理发展的一个重要方面是孩子有机会对父母理想化,而父母反过来也提供了一个值得被理想化的模范,从自体客体那儿得到的共情性反馈促使婴儿式自大得以展开,刺激了孩子的全能感,使父母的理想形象能够构建起来,孩子希望与这样的形象融合。当父母不能提供给孩子这种自恋需要时,这样的表征——自我是全能的,照料者是完美的——就会固化下来,全能的自体表征就不能被现实的自体感替代。

与经典的弗洛伊德和克莱茵的理论不同的是,科胡特提出的理论把这样的观点放在核心位置:通常在孩子的早期阶段,父母的养育问题对孩子心理病理的形成意义重大。科胡特的观点可以在英国客体关系理论中找到痕迹;也肯定是回应了温尼科特的"足够好的妈妈"这个观点;也回应了巴林特(Balint)(1968)关于"基本错误"的观点,"基本错误"是指因为妈妈没有回应孩子的基本需要,产生了什么地方出错的感觉;同样地,费尔贝恩(1954)认为精神分裂症病人的困难反映了母亲没有给孩子这样一种体验:让孩子确认他是如其所是地被爱着的。

**实践中的理论**

在这个框架里,心理治疗的一个主要目标是强化脆弱的自我,以便自我可以管理不够好的自体—客体经验,而不会丧失自我凝聚力。重点落在患者的自体感上,这一点被治疗师很共情地把握到;关注点放在充满情绪情感的自体和他人的身份认同和互动上。治疗师的任务是纠正患者自恋性的防御,这种防御产生于早年缺少共情性的照顾。

科胡特派的治疗师强调治疗需要持反权威主义的态度,他们相信对患者的那种客观态度本身就有创伤性。这种方式改变了技术性中立的态度,中立在弗洛伊德派和克莱茵派是占主导地位的。这样的观点引导了目前的潮流,即对治疗师的主体间性的兴趣,这是精神分析的主体间性和人际互动学派(会在本章进一步讨论)的核心要点。不管自体心理学与弗洛伊德派和克莱茵派有多么显著的区别,自体心理学的核心观点与弗洛伊德和克莱茵一样,治疗师是一个客观的、可能是共情的观察者,是患者自我的真实本质的解释者,在这个位置上治疗师是非主体间性的。

### 后现代主义遇上精神分析：北美精神分析的人际间转变

弗洛伊德派和克莱茵派的思想核心是笛卡尔主义,把孤立的思想看成是一个客观的整体,与其他客体一样。个体被认为有能力精确地思考在他意识之外或参考框架之外的客体的性质。从这个角度来看,可能保持一种信念,即治疗师是可以保持客观和中立的,这就意味着心理生活是独立存在于治疗情境的。

主观性和客观性的问题在精神分析界一直被争论[18],这样的争论是主体间学派发展的核心,反映了后现代思想对精神分析的影响。近年来精神分析理论和实践——特别是在北美——已经转到更人际间、更主体间、更社会建构主义的方向上去了,在临床上和认识论上挑战了传统分析的地位,此观点认为我们不可能得到这样的临床材料:完全存在于患者的头脑中,从概念上独立于它所产生的人际间的母体(Dunn, 1995)。

人际间精神分析始于 20 世纪 80 年代,试图整合以下两个方面:一是人际间的精神分析强调对人际互动过程进行细致入微的探索;二是英国客体关系理论的观点认为内化的人际关系很重要。人际理论与传统的精神分析思想的重要不同在于动机理论,人际理论认为真实的人际关系比本能渴望更重要。

人际间理论主要是意识层面的心理学,这一传统不只在北美受欢迎:与关系学派和主体间学派相比,后弗洛伊德派和新弗洛伊德派现在在北美是少数群体,关系学派和主体间学派强调的是活生生的意识层面的经验,两个人之间的依恋、情感上的同调、社会建构和彼此间的认可,这些胜过洞见和诠释的作用。

主体间学派的著作致力于认识并探索咨访双方微妙复杂的交互影响及其结果。 *54*
从很多方面来看,这样的立场看起来非常有理,因为治疗师作为一个人不可能没有影响,治疗师也必然会被自身的潜意识影响,换句话说,在咨询室里发生的事情不可避免地会受到治疗师自身心理的影响,偏激地认为没有影响,这种辩论是站不住脚的。然而精神分析有主观性这一事实并不必然意味着缺乏客观性。精神分析的主观性和客观性这两方面是辩证相关的。考虑到主观局限性以及认识自我很难摆脱他人的影响,精神分析的客观性应被理解为相对的。在治疗情境中这种干扰程度如何,以及如何处理此类干扰是值得好好讨论的问题。

主体间学派的学者对各种理论持开放态度,他们认为用多种理论理解患者的独特性和复杂性是必要的,不像弗洛伊德派和克莱茵派的治疗师那样认为单一的理论模型可以适用所有患者。后现代主义很有效地迫使分析师意识到在这一职业的核心之处存在一个不合理的信念,即没有一种理论掌握了全部真理,真理总是相对的或者说是共同建构的,从来不是固定的。在治疗情境中,这就意味着真理是由治疗双方创造出来的。

莱文(Levine)和弗里德曼(Friedman)(2000)认为主体间性是一种"元理论",它反映了人类关系的固有属性,在概念上独立于心智理论或者精神分析学派。他们强调此时此地在关系中的体验塑造了患者对冲突的表达,这不仅是移情的结果,也是两个主体在新情境下共同建构的结果。霍夫曼(Hoffman)(1992)认为治疗师与患者发生的事情由双方潜意识的愿望和防御性需要共同决定。奥格登(Ogden)(1994)把主体间的现实定义为"分析性的第三方",他认为治疗师的反应从来不全是个人的事情。然而,治疗师做出反应的意义总是创造出来新事实,依据的是特定的咨访双方永不重复的原创性的互动。

在这种内容宽泛的学派中观点各异,没有确定的主体间—关系的论点。精神分析的人际间学派的核心观点组成了这一方法的基石(比如哈里·斯塔克·沙利文(Harry Stack Sullivan)、埃里希·弗洛姆(Erich Fromm)和弗瑞达·弗罗姆·瑞茨曼(Frieda Fromm Reichmann)),人格的发展与人际互动相关,精神生活由过去的关系和新的关系塑造,而不是由过去的潜意识冲突中产生的固定结构决定,母婴关系以及分离个体化中的困难被放到重要的位置上。性和攻击性没有被看作是发展和适应过程的动力,性和攻击性在个体婴儿期或童年早期经验的背景下被理解,这些早期经验影响了对关系中发生的事情的特定期待。这一学派不愿意把潜意识的幻想置于现实之上,但是今天大多数治疗师同意现实不可避免地要通过想象和幻想加工。

**实践中的理论**

主体间学派的学者,比起其他精神分析治疗师,更具批评性地挑战了传统的实证主义对治疗师的客观性所持的观点。对于治疗关系的属性,主体间学派呼吁采用一种更开放、更包容、更平等的对话。治疗工作是去探索和解释患者的主体性,其前提是承认分析性的对话和过程反映了咨访双方交互的和不可避免的潜意识的情感互动,治疗过程也由这些组成。因此精神分析探寻的核心不仅仅指向患者的心智。

关系性的视角对咨询会谈的思考,特别是理解治疗师自身在技术和实践中所起的作用,有深远的影响。关系的转变促使我们讨论治疗师实际上在做什么,促使我们思考并感受分析性工作。关系论的分析师更具启发性,也更互动性,他们收集并征求病人对自己主观行为的看法,并且通常会告知分析师的行为和态度以及敏感性是如何触发了患者的反应和行动。

咨询技术的含义是很重要的,这一方法已经与不那么传统的干涉手段联系到一起了,比如自我暴露。关系学派与患者建立更紧密的关系而不是保持疏离的态度。治疗态度的特点是更具流动性且有更多反应。主体间学派的传统是坚定地相信除非有情感上的投入,患者对治疗师的依恋和移情才会发生,这种情感投入来自治疗师与患者互动时的人性关怀和热情(Levine 和 Frideman,2000)。在这一方法中,"真正的"关系这一概念是隐晦的,作为观察者的治疗师被替换成参与者,参与到共同的活动中,而他自己个人的心理塑造了不断延展的分析进程。

治疗关系被理解为咨访双方的共同建构,彼此的主体性对咨询对话的内容和形式都有贡献。

治疗聚焦在探索一种新的有效的关系的发展。患者对这一情感体验的吸收被认为是与结果相关的主要治疗因素。治疗中最关键的是理清患者处理当前焦虑和过去经验的方式。重构过去事件被认为对临床工作是重要的。移情的概念被认为是过于激进的,它鼓励患者呈现固化的潜意识幻想。这一方法不那么关心对移情中攻击性的诠释,因为攻击性被理解为与治疗师的正向关系破裂,以及共情性态度的丧失所导致的结果,其主要原因并不是患者内部精神世界的冲突。

56

关系学派分析师激起了很多批评,特别是英国精神分析师批评分析师的自我暴露问题。关系学派打破咨访地位不同的壁垒,强调双方共同投入其中,分析师很自然地有更多自由在咨询中去谈论他自己的内在体验。然而,问题出现了:界线划在哪里呢? 当然这个问题可能只能在特定的分析敏感性的框架内得到解答,这取决于咨询背景和临床判断,然而这个问题让关系论的批评者们产生一个疑问:杰伊·格林伯格(Jay Greenberg)(2001)所说的"超出精神分析"的基准线在哪里? 或弗洛伊德(1912)称为"分析性的野心"是什么呢? 相应地,我们当然会关心一些治疗技术被过度使用的问题,如自我暴露、反移情的活现和界限的侵犯,这些情况在任何双人关系中都有可能出现,但是在这种发展性的治疗框架中会更多。

我毫不怀疑大多数关系学派的分析师都是非常可靠的临床工作者,他们质疑已确定的临床实践范式是应该受到欢迎的,然而重要的是,也要批判性地尝试技术上的改变,因为这些改变可能让患者置于危险中,正如我们早期的开拓者试验性地使用分析方法——荣格、兰克(Rank)、费伦齐(Ferenczi)和格洛德克(Groddeck)——我们知道他们都在所谓的分析性治疗的旗帜下,在性方面越轨了,他们也倡导交互分析(Rudnytsky,2002),那些交互分析可以说类似于当前的趋势,强调回到交互性,强调一致性和平等性。

### 早期关系的重要性：依恋理论和婴儿观察的贡献

如果不考虑依恋理论的贡献，精神分析的综述就是不完整的，而且会更加贫乏。早期弗洛伊德派和克莱茵派的思想被"不存在心理学"（psychology of absence）所主导；依恋理论学家，更广泛地说，那些精神分析取向的发展心理学研究者在更被需要的"在场心理学"（psychology of presence）(Stern，2000)方面作出了贡献。发展心理学研究密切关注儿童与养育者的纽带的质量，这一纽带对儿童各方面的发展都有意义，如情感调节、自尊、人际关系功能和整体的心理健康水平。

鲍比（Bowlby）的观点特别具有影响力。鲍比是一位英国的精神病学家，他受训成为一名精神分析师的时候，客体关系开始站稳了脚跟。鲍比被克莱茵督导过，因为赞成在对儿童进行精神分析时要把母亲拉进来，在这一点上与克莱茵发生了冲突。这一不同观点是鲍比最终退出主流精神分析团体的开始，他在主流精神分析领域被忽略多年。福纳吉（2001）的著作让精神分析的实践者对鲍比的观点有了兴趣。

不像许多客体关系的理论家（比如温尼科特，他保留了弗洛伊德对性和攻击性驱力以及幻想的强调），鲍比的依恋理论聚焦于亲密关系中的情感纽带。他强调婴儿需要发展和维持亲密关系，这取代了攻击性和力必多驱力的重要位置。他将社会性纽带看作基本的生物性配置。他认为与养育者的互动是非常重要的，给孩子提供了一个安全基地，让孩子探索世界和发展自我，正如我们所看到的，这一点相悖于以力比多和攻击本能理论为基础的生物决定论。

鲍比的工作从婴儿观察发展起来，二战期间，一些孩子因为战争与主要养育者分开，被剥夺了与养育者的接触。鲍比在人类学理论的基础上建立起他的观点，他认为婴儿依恋纽带是一种本能的行为系统，在人类进化过程中起作用，保护婴儿免受危险和掠夺。根据鲍比的说法，依恋行为可以看成行为系统的一部分，与本能动机相关，换句话说，不可缩减为另一种驱力。

依恋理论认为婴儿对客体极其有兴趣，显示出对特定视觉和听觉范式的偏爱，喜欢有事情发生在他的世界里。现在有大量的研究支持这一观点：婴儿由他的生物特性决定，倾向于与那些提供心理上的、行为上的、神经系统上的和情感调节系统上起重要作用的人建立依恋关系(Slade，2000)。

鲍比十分强调儿童的真实体验，与他同时代的人把内在世界放在首位，而他并不强调这一点。他认为克莱茵和她的追随者高估了婴儿幻想的作用，因而轻忽了儿童早期生活的实际经验所起的作用。根据鲍比的说法，儿童与他主要依恋人物之间的实际体验,是其心理结构的基石。

尽管依恋理论与客体关系的观点有历史渊源,但其在精神分析领域没有得到足够的关注。相反,发展心理学家因为依恋理论与正常心理发展有关,对它兴趣更大(Fonagy,2001)。精神分析理论和依恋理论平行不相交,部分是因为鲍比对于用实验证明他的观点很有兴趣——而实验在他的那个时代,在精神分析界一点儿也不流行。他聚焦于婴儿可以观察到的行为,以及与养育者,特别是母亲的互动,他倡导研究早期依恋关系对人格发展的影响。

鲍比的工作清楚表明养育者在为儿童提供安全基地的能力上有很大差异,比如说不同的妈妈回应婴儿的哭声,有些更慢些或更不稳定,而有些更具侵入性。这些观察使研究者(Ainsworth等,1978)对比了安全型依恋和不安全型依恋,后者进一步分类为:回避型、焦虑—矛盾型和无组织型(Hesse & Main,2000)。四种依恋类型描述了儿童在寻求照顾时不同的反应,并预示着在调节内在体验、心理发展以及保持客体关系的心理结构上的不同。

鲍比发展出一套认知模式标定依恋行为系统,将其描述为内在工作模型,它基本上就是表征系统,或者自己与他人的互动图式。在安全型依恋中,我们发现这个表征系统里的依恋对象被体验为易接近的、有反应的。在不安全型依恋系统中,养育者的反应性不是顺理成章的,儿童必须要发展出一些策略以应对养育者的不反应。

与鲍比的理论相一致,不同依恋类型与养育者在温暖性和回应性上的差异密切相关。婴儿与母亲有安全依恋关系,反映出母亲是可靠的,反应及时的,能提供安全和爱,也能满足更多基本需要,比如说食物和温暖。不安全型依恋与养育者的无反应或非持续性反应有更典型的相关性。

研究者也将依恋理论运用于对成人行为和人格的研究,由此发展出成人依恋访谈(Main,1995),这样就可以研究成人的内在工作模型,即研究成人整体依恋模型的安全性以及依恋体验中的自我。在若干个调查研究中,成人依恋类型很大程度上可以预测人际关系的结果以及应对压力和伴侣沟通的模式(Brennan & Shaver,1994;Kirkpatrick & Davis,1994)。

依恋理论以及它所催生出的迷人的发展性研究支持了精神分析过程与心理发展的历史有持续相关性,精神分析构建内化的客体关系,而人际模型很可能源起于实际发生的关系,虽然很可能因为投射和内射机制有部分扭曲,正如克莱茵派所说的那样(Fonagy,2001))。

### 总结：一种精神分析还是很多种？

弗洛伊德派和客体关系学派常常相冲突[19]。弗洛伊德的理论经历了多次修正，然而始终保持着一种忠诚——驱力是关键，把驱力看作发展进程中最基础的动机性力量。对弗洛伊德而言婴儿的无助导致了对养育者的依赖，依恋就这样被理解为回应婴儿口欲需要（也就是喂食）的次级发展，而养育者能满足孩子的口欲。然而，当阅读弗洛伊德的著作时，很显然他从来没有忽视过关系对塑造个体发展的重要性，他对移情、认同和超我发展的认识，很清楚地表明他意识到"他人"对心智发展的影响。[20]

然而，公平地来说，尽管弗洛伊德认识到他人的重要性，他的理论仍然是以感官为导向而不是以关系为导向的。克莱茵把弗洛伊德的观点推进了一步，用一种更创新的方式再定义了他的观点，既强调了非常早期的婴儿体验的重要性，又重点说明了潜意识幻想在精神生活中的作用。弗洛伊德聚焦于早期发展时把性放在中心位置，而克莱茵更关心固有的毁灭倾向的作用，以及焦虑是如何在生命一开始被处理的。

正如弗洛伊德被批评没有充分强调关系在心理发展中的重要性，克莱茵被批评过分强调内化的关系的重要性，她认为内化的关系的质量由内在幻想和外在事实决定。后克莱茵派的工作大多集中于重新调整这种失衡，对真实的创伤和剥夺以及与内在幻想之间的互动给予足够的关注。

克莱茵派的思想发展成为弗洛伊德派之外另一类可供选择的元心理学，与此理论相应的是其技术。克莱茵的贡献毫无疑问地极大地丰富了自弗洛伊德时代发展起来的分析性思想，特别是发展出了英国客体关系学派以及英国独立派，由此产生了精神分析中最有趣的著作。

与主导英国精神分析舞台的多元理论思想形成对比的是，多年来北美的自我心理学一枝独秀，其他观点也稳步地占据突出位置。相较于克莱茵的思想在英国的普遍性而言，它在北美扎根更慢、更迟疑。科胡特的自体心理学——在英国相对来说被忽视——成为一种可供选择的元心理学和技术，比起自我心理学在技术上的中立和无人情味来说，它提供了有用的比照。非常重要的是，科胡特发展出了心理缺陷说，与冲突理论形成对照，而冲突理论是自我心理学的核心观点。

现在在北美，诠释学、主体间性理论和人际理论的根基尤其稳固，人际间、主体性和人际互动的思想逐渐取代了内在心理观点。这些范式有一个共同点——不把治疗师放在患者的现实检验之外，它们承认不可能保持弗洛伊德原先设定的中立。

在"精神分析"这个范畴里，我们看到多种多样的心智理论和治疗理论。虽然理论发展令人兴奋,但是这些框架只是用来帮助临床工作的比喻性的说法。斯特伦格(Strenger)(1989)描述了人类本性的两种思想,各种分析性的方法可以放在这两种思想之间,一部分治疗师持经典理论,另一部分治疗师对人类本性持浪漫观念。经典理论从内在冲突方面理解精神病理,而浪漫观念从缺陷角度看心理病理。不同的态度反映在临床实践上各不相同。经典派的治疗师将移情视为早期客体关系的重现,治疗师的作用是技术性的,是做诠释的;而浪漫派的治疗师认为移情中也包含对新客体的寻觅,治疗师的作用是通过共情性的联接促进变化。分析性的治疗师把自己定位在这个连续体的某一点上,这部分决定了他们会在与患者的交流中做什么样的选择,以及在咨询室里如何达成目标。

不同的精神分析流派提出的高层次的一般性理论中,有一些共同的基础,表2.1总结了本书认为的不同学派共有的主要假设。然而分裂的观点还是很多的,围绕的核心议题有:问题是前俄狄浦斯期的(病情发作是否与言语表述之前的体验有关)还是俄狄浦斯期的;我们是在处理一人还是两人心理(也就是说,是聚焦在个人内心还是人际间/主体间的);病理问题是冲突的结果还是缺陷的结果。

"是缺陷还是冲突的问题"经常出现在临床争论中。弗洛伊德和克莱茵,不管他们有什么样的差异,基本上都支持冲突理论,不像科胡特的自体心理学和许多主体间性学派的治疗师支持的是缺陷理论。缺陷与环境的恰当输入不充分有关,比如说,科胡特认为父母对孩子的镜映不足会导致低自我价值感,并且难以将自己体验为有主动性的自我。 *61*

### 表 2.1　主要的精神分析假设

* 我们有意识的和潜意识的精神生活;
* 意义系统既包括体验的意识层面(也就是可以言语化的),也包括潜意识层面;
* 因果是外在事件的特征,也是心理世界中其他过程的特征;
* 我们的早期关系影响了关系表征的发展,定下某种情感基调;
* 我们有一个内在的生命,遇到的每一种新环境都会被赋予某种纹理和色彩,意义与幻想塑造了行为和思想,不管他们是否是这些行为或想法的源头;
* 处理和体验所感受到的内在世界,调节着个体与外在世界的关系;
* 内在世界不断地与外在世界动态地互动,所以两者彼此影响;
* 我们都有心理发展历史和目前的生活,两者都需要在治疗情境下得到理解;
* 在治疗中,我们总是在处理发展性病理和冲突性病理,不过它们各占的比重因人而异。

大多数当代精神分析实践者接受缺陷这个概念,并且相信许多患者的困难反映了发展性的缺陷。从这个意义上来说,缺陷被理解为对艰难的早期经历的适应性反应。然而承认缺陷并不意味着我们要全面拒绝冲突理论,也不意味着我们必须赞同那种完全聚焦于早期发展创伤的病理学理论。大多数当代治疗模式将重点放在冲突和缺陷之间的互动上(Gabbard, 1994)。在许多患者身上,我们可以观察到在冲突的特定时间和特定区域里呈现出来的缺陷(Druck, 1998)。自我和超我的水平会影响患者处理特定冲突的方式,比如说,某位患者早年被忽略,未能发展出表达情感的能力(也就是说,这是一种缺陷),可能正挣扎在对亲密的渴望和恐惧中(这是冲突),这一特定缺陷的结果是,患者处理冲突的方式较为死板并且以行动为导向(比如说,不加解释地解除关系)。

理论的丰富性和多样性一方面是精神分析的长处所在,另一方面也是弱项。无论我们支持多元论还是一元论,从根本上来说,这是研究方面的问题。没有研究证据,不可能理性地在不同的学派间做决定。因为目前没有证据很具信服力地证明哪一种精神分析理论最适用,那么不带任何批判地遵从任一理论在一定程度是令人质疑的。

在这样的理论多样性中,我们发现在临床理论方面有更多一致性,比如说关于移情和反移情的理论。然而,哪怕在这个方面,不同的方法论强调的技术也不同,比如说,诠释是否应该主要聚焦于移情。临床经验很快教会我们,最好的办法是,面对发生在咨询时段内的变化(有时是瞬息万变),采取灵活的方式做出反应,患者心态上的变化反映了心理组织结构水平的变化(Akhtar, 2000)。正是在这样的临床水平上,这种临床构造可以被置于某种形式的实验研究和试验中,这能使我们增长知识,使我们更有信心指导临床治疗工作,也让我们能回应那些批评。

# Ⅱ. 实践

## 什么是精神分析心理治疗?

作为人类,我们有一种迷一般的能力,把"什么是"这样的问题转化为"什么是最好的"。治疗范式的不同不是简单的"不同",它经常成为一个起点,来比较各种治疗方法,用来找出所谓的"胜者"。部落心态主导着精神分析世界,每一族群通过宣称它与另一精神分析学派的不同来强化自己的特性。这样的动力在心理治疗的历史上也相当普遍,在精神分析和它的"子嗣"——精神分析心理疗法之间的关系历史中,也存在这样的动力。

最早弗洛伊德认为精神分析是一种仅限非常特定的患者群体的治疗方法。弗洛伊德很清楚，且立场坚定：精神分析只用来帮助那些有神经症性格的病人，这些人能够发展出移情关系，有动机，教育程度良好，没有近在眼前的危机。按这个标准，精神分析很难帮助今天的公共健康服务设置中被转介来寻找心理帮助的患者。弗洛伊德认为——仍有一些精神分析师这样认为——精神分析只限用于这样一些患者：他们病得足够重，需要深入的心理治疗，同时又足够健康使他们可能从中获益。换句话说，处在困苦中的患者有足够的自我力量可以承受经典精神分析设置中的挑战和挫败，也就是治疗中的退行部分，比如说使用躺椅和无结构性的咨询。

弗洛伊德在治疗上不是一个乐观主义者，按照他的说法，最好的精神分析可以期待把神经症的痛苦转化为"普遍的不幸福"。[21] 这个目标是很诚实的，但是考虑到精神分析要求患者有极大的投入，这样的目标显得不令人满意。很公平地说，相比于把精神分析作为一种治疗方法，弗洛伊德更感兴趣的是：精神分析有潜力成为一种关于心智的科学。然而，他还是坚称精神分析优越于那时可用的其他治疗手段，他认为后者只依赖于暗示。他警告说，大规模运用精神分析，"会迫使我们把精神分析的纯金与直接暗示的黄铜随意地混合在一起"（1919：168）。当然，弗洛伊德应该是在认识到暗示的力量的同时，认识到了它的局限性，因为他自己的治疗实践就是从使用催眠开始的。

根据弗洛伊德和他那个时代的主要追随者的说法，非直接的暗示使注意力偏离了患者的心智内容，而分析患者心智被认为是通向心理真理的道路（Jones，1997）。依赖暗示的方法被视为次等治疗方式，提供快速的结果，而没有持久的疗愈。当然，谈到暗示，指的就是治疗关系的影响。因此从一开始，咨访互动，也就是对两人关系的看法与对人际间影响的看法是同构的。然而这个事实经常在讨论治疗策略时被掩盖。

现如今，没有哪位精神分析的从业者，除非完全缺乏外交头脑，会公开贬低其他治疗方法，说它们只是通过暗示影响改变。然而，在有意识地承认其他治疗方法价值的背后存在一个事实，即精神分析还是经常被评为"更好"，而不是简单地说成"不同"于其他产生心理变化的途径。有趣的是，目前在讨论精神分析心理疗法的优点和精神分析本身的优点时，这种态度也表现出来了。

精神分析本身和精神分析心理治疗之间所谓的不同，也引发了一些有趣的问题。精神分析心理治疗的理论源头是精神分析，并且用了相同的技术，因此是精神分析的合法"子嗣"，但不是它最爱的"孩子"。这一点从一开始就很清楚，很多人将它视为经典精神分析稀释后的产物,认为它所促成的变化更表面,与暗示类似。随着精神分析治疗的兴起,精神分析的"纯金"感觉处在被稀释的风险中,正如弗洛伊德曾经警告过的。这种防御性的态度在今天的争论中还没有消失:

人们一方面认识到精神分析不是针对所有类型心理病理的普适性的治疗方法,也认识到某些严重的精神病理需要精神分析心理治疗,而不是精神分析本身;而另一方面存在的普遍性的态度就是精神分析研究院或协会并不去研究这些领域。令人担忧的是,把注意力集中在与之相关的衍生出来的领域会稀释精神分析的属性,威胁到精神分析从业者的身份,可能会把精神分析师的工作与那些受训不是那么好的从业者的工作混淆起来(Kernberg,2002:328)。

常规来说,精神分析本身和精神分析心理治疗在概念上的区分在于咨询频次,**精神分析**每周至少4~5次,而**精神分析心理治疗**最多一周3次;精神分析常常没有特定的目标(也就是说是开放的),其目标是人格上的重大变化;而精神分析心理治疗有聚焦性的、限定性的目标,即改变行为和人格结构。然而这样的区分经受不住推敲:精神分析心理治疗也可以是开放式的,持续好几年,它的目标也可以与正式的精神分析一样高远。当然患者咨询频次越多,患者对本周事件的探索就更少有歪曲,也就会有更多的时间投入到探索潜意识中,以及有更深刻的移情关系。

冷静地看,这两种方法的目标并没有相当大的差异,使用的技术以及支持它们的理论也没有很大的区别。两者都聚焦于诠释移情,只是精神分析心理治疗的诠释更简短,没有那么深入,只解释与特定咨询主题和特定咨询目标相应的一部分移情。一些人认为精神分析心理治疗使用的干预手段更宽泛,比如说会用支持性干预或是澄清,然而这不太可能得到证据支持,因为没有精神分析完全只依赖诠释。

清楚区别两者存在的困难是很明显的:今天如此,过去也如此,某理论流派或某特定国家认为的恰当的精神分析,被另一流派或国家重新归类为"不过是心理治疗"。这样的冲突在弗洛伊德时代就已经很明显了。弗洛伊德对精神分析的适用性所设的标准是严格的,且限制较多。在此背景下,费伦齐是一位最敢言、最具有争议的思想家,他挑战正统,并为此付出了昂贵的代价,他在精神分析界一直是不幸的被忽略的角色,直到最近才被重视。费伦齐因为做"野蛮分析"而被边缘化,他一直在与治疗师的友善关系对治疗的影响这一议题上兴趣浓厚。他用自己的方法,越出了既定的范式,比如说尝试更简短的分析,提倡分析师采用更主动的姿态,他的做法有当代主体间性学派的某些特点。他所做的努力反映了一种渴望,想把精神分析拓展到比弗洛伊德所界定的更广泛的人群中去。后来另一位分析师弗朗茨·亚历山大(Franz Alexander)(Alexander & French, 1946)认可这种态度,倡导用更积极的技术与病得更重的患者一起工作。与那个年代大多数分析师更保守、更疏离的态度形成对比,他的实践开创了一种与患者有更多情感互动的关系。这种方式后来被定义为"修正性情感体验"。虽然用修正性情感体验来描述患者的心理改变过程太过简单(Jacobs, 2001),但是随着学界探讨"除了移情、诠释,还有什么能带来突变"这一议题时,这个概念在这一浪潮中复活了(见第二章)。

多年来,精神分析界内部对于精神分析本身被稀释存在很大阻抗,然而在北美,精神分析努力把自己整合进精神病学这个主流中,其面临的困境是患者群体比一开始认定的精神分析适用的人群更多样,而且更有挑战性。这一事实是很有帮助的:学界重新燃起修改传统技术的兴趣,以适应病得更重的患者的需要。就这样,辩论转移到所谓的支持性和探索性治疗之间的区别,以及两者对不同患者的适用问题上。有一点区分很重要,治疗干预被认为是支持性的,不同于作为一种治疗方式的支持性治疗。

支持性治疗吸收了精神分析传统中的一些核心观点,与探索性治疗的主要区别在于将观点转化成干预手段的方式。在支持性治疗中,治疗师很清楚地意识到移情以及阻抗的可能性,但是诠释得比较少。当移情被诠释时,通常发生的背景是治疗师带着强调现实性的目的去消解患者的投射,比如说,一位患者觉得治疗师在批评他,支持性干预可能会是这样的:"当你觉得我是在批评你时,你觉得很受伤。但是实际上我说的话并没有批评的意图。"支持性干预回应于患者的真实现状,包括移情的现实层面。治疗师更具互动性,更多地使用心理教育的信息。治疗师可能会赞许和鼓励,在比较少的情境下甚至会通过正常化技术让患者安心一些,比如说:"在你这种情况下,大多数人都会很受困扰。"这种方法被认为更适用于病得更重的患者,或者——使用精神分析的术语——"自我力量"更差一些的患者(见第四章)。

为了区分支持性和探索性干预的不同之处,让我们举个例子来说明,比如患者"忘记"了一次咨询,当他下次来见治疗师时,他很自责。假设在失约的这次咨询之前,治疗师因为生病取消了前面一次预约。如果这位患者是在支持性治疗中,针对他忘记这次咨询及后面的自责,治疗师也许会这样说:"忘记预约的你也没有那么糟糕。"支持性的治疗师也许会努力帮助患者更多地意识到他有一部分的自我是苛责的,苛责的自我总是让他处在要有完美表现的压力下。如果这位患者在探索性治疗中,治疗师可能会这样说:"对于忘记咨询这件事,我认为你不只对自己生气,你还对我生气,因为上上次

我取消了一次咨询。"做探索性治疗的目的是说出在患者表面行为下面的东西,通过解

释患者行为的潜意识意义,主动处理患者的敌意。

支持性治疗保持或者强化现有的防御机制和心理功能水平;而探索性治疗通过让患者表达冲突以及所使用的防御,还有治疗师对所呈现内容的诠释,促进患者的自我理解。治疗师倾向指出患者对治疗师和重要他人的有问题的反应[22]。患者对治疗师的负面情感一开始就被积极探索,而在支持性治疗中不会就此进行过多的工作,除非已经变成阻抗的重要来源。

### 精神分析心理治疗的目标:不同的观点

**精神分析**是一把大伞,下面有一系列的理论学派,不管他们有多少不同,所有学派对治疗目标均有一致的结论:如果你来咨询是想避免冲突,那你一定会失望的。弗洛伊德(1930)很明确地说:他认为幸福未包括在人类被造的计划中,因此这也不是精神分析治疗的目标。避免冲突不是治疗的目标。相反,精神分析强调冲突活现的重要性,如果某种冲突被防御性地默许或者屈从于现状的话。

可以这么说,人们来做精神分析,受苦的原因是被加诸了专制的秩序而压抑冲突。超我不是冲突的来源,而是冲突的破坏者(a saboteur of conflict),这样的观点很有启发性(Phillips, 2001:129)。

精神分析治疗的目标随着时间推移在不断进化。一开始用宽泛的元心理学名词来说明,将潜意识意识化是弗洛伊德地形学模型的核心目标。与他后来发展出来的心智结构模型相一致,治疗的目标是强化自我在整个人格结构中的位置,强化它的自主性,提升对本能冲动的控制:

精神分析不是要让病理性反应变得不可能,而是给患者的自我自由,让它决定是选择这条路或是那条路(Freud, 1923b:50)。

在20世纪20年代,治疗的主要重点除了强化自我之外,还有一个目标,即改变患者的超我,让超我更温和,对自我更宽容。在精神分析的早期,治疗目标比现在宏大得多,可能有人会说很不实际。比如说,费伦齐认为精神分析是"真正的再教育",患者人格组成的整个过程要退回到本能的基础上来。一般来说,这个目标是结构性的变化,基础是解决潜意识的内在冲突,而不是简单的行为上的变化。行为上的改变以前是,

现在仍然被精神分析的从业者认为太表面、不持久。

客体关系理论站住脚跟后,治疗目标改变了。客体关系理论家相信精神分析的核心目标是改善患者的关系,直到今天,这仍是客体关系的核心目标。到60年代,出现

了更独特的观点,患者个人的心理结构,还有人格局限性被考虑进去了(Sandler & Dreher, 1996)。这一变化预示着更现实地解读精神分析的局限性,因为到 70 年代,精神分析内部对多元论有了更大的宽容,在此背景下,精神分析的范式开始运用到更受困扰的人群中。患者病得更重,治疗目标就要更实在。目标从改变人格结构到帮助患者在人格缺陷或特定冲突的限制下,"与症状共存"或"进行管理",尽可能更有建设性,这就产生了更加以患者为中心的目标,治疗目标被看成是与患者的人生目标相关的事情。

就其核心意义而言,治疗目标反应了不同精神分析学派所认定的不同的心智模型。自我心理学家的目标是在解决冲突的基础上改变心理结构,达到提升自我自主性的结果,从而更能容忍冲突、不同的情感拉扯以及潜意识的不理智性。治疗的重点是潜意识冲动与意识之间困难重重的关系。自体心理学家的目标是更大程度上的自我整合。客体关系理论家强调修正重要他人的内在表征,使患者对外在关系更有适应性。克莱茵派的重点是减弱迫害感以及抑郁性焦虑,并帮助患者更好地处理哀悼,整合分裂出去的自我。对克莱茵来说,精神分析的任务是克服存在于未解决的原始冲突中的分裂,促进内心的整合,这需要重新把分裂出去的东西收回来,在自身内部容忍激发强烈焦虑的那部分自己。治疗目标是帮助个体忍受不确定性,换句话说,去承受罪疚的负担,这罪疚因毁灭冲动而生,同时也帮助患者更有信心去管理他的冲动。

很显然,没有一个单一的方式来明确治疗目标。现如今,各学派虽各有区别,但许多治疗师都同意:探索患者内在世界与外在现实之间的互动,这是治疗分析的核心内容,它让来访者更大程度上认识到投射过程中产生的歪曲的影响,最终的目的是有一个更整合的自我,这个自我不需要倚赖过度的分裂和投射来维持内在平静。

也许从弗洛伊德时代至今,在治疗目标上最重要的转变是,现在越来越少的治疗师把恢复压抑的记忆作为分析工作的主要目标。而自我反思能力的产生和提升成了咨询目标。"自我反思"这个概念出现在自我心理学中(Bram & Gabbard, 2001)。这个概念表示的是个体的心智有能力反思个人行为对他人的影响,以及他人行为对自己的影响,能够把自身当作反思的对象。这指的是一种能力,能够理解不同心理状况下自己和他人的行为(也就是想法、感受、意图和动机),同时能够认识到心理状态"是建立在各种可能的观点之一的基础之上的"(Fonagy & Target, 1996:221)。

反思功能的概念是从依恋理论和研究中发展出来的(Fonagy & Target, 1996, 2000)。福纳吉和塔吉特(Target)认为反思功能指的是心智化能力,也就是用语言和图像来描述躯体体验,并予以整合形成心理意义。发展和维系关系的能力的基础是反思功能,因为从人们的行为中了解内在状态,使行为更具有意义,而且也变得可预测,可以更好地交流与共情。自我反思能力是一个连续体,根据个体所处的环境不同或多或少地都在运作。比如说,在严重的心理压力下,作为创伤性的后果,这种能力可能会衰退,个体将创伤性经历解释为是因为自己是"坏的",这样的经历是针对个人的攻击。

福纳吉等人(2002)认为,所有治疗都试图提供一个空间,在这个空间里,治疗师将患者视为有意向的个体,并且帮助患者看到自己是有意向的,是真实的。换句话来说,所有的治疗之所以可以促进改变,至少部分是因为提升了心智化水平(Allen & Fonagy, 2006)。心智化是一种想象自己或他人的心智活动形式,也就是依据有意图的心理状态(如需求、渴望、感受、信念、目标、企图和原因),思考和解释人们的行为。治疗工作的目标和聚焦点就变成了理解心理状态。这种简单而又非常复杂的评估为治疗要达成什么目标提供了最易理解的描述。

### 精神分析治疗的重要干预手段

正如我们已经谈到过的,精神分析涵盖的范围广泛。[23] 本部分内容关心的要点是划出共同的主线,提炼出与其他治疗方法相比称之为精华的东西,而不是描述某个特定的精神分析观点。华勒斯坦(Wallerstein)(1992)认为尽管精神分析的理论多元化,在临床理论上还是有共同点的,桑德勒和德勒埃(Dreher)(1996)解释了这种现象,他们区分了治疗师"内隐的理论"和"外显的理论",前者更有实用性。他们认为这也许可能用于说明为何不同理论背景的精神分析治疗师在实践层面有比理论更多的一致性。

### 诠释

传统上来讲,精神分析一直与诠释这个概念联系在一起,诠释最开始被定义为:把潜意识带入意识。弗洛伊德时代治疗师的主要功能是诠释,就是说,把患者有意识的联想的潜意识意义翻译出来。在很大程度上,所有不同的学派都保留了这一精神分析实践的中流砥柱。现如今,诠释也被定义为一种干预,解决人际关系议题,以及将患者与重要他人的联接模式和与治疗师的关系联系起来。

在精神分析实践的早期,治疗师的干预常与患者的过去有关,更具体地说,是整合现在的困难与过去的经验。这样的话,诠释基本倾向于重构过去的事件,以说明现在的模式。移情性诠释(正如本章所讨论的那样)在弗洛伊德的分析工作中已经是重要的组成部分了,而将移情性诠释与过去或平行关系联系起来这种做法更具倾向性。

虽然我们会说 CBT 的从业者也会解释患者的负面认识,但是精神分析的诠释看起来十分不同。让我们举个例子,有个患者的婚姻不幸福,抱怨她丈夫,因为觉得自己被套牢在婚姻里而备感抑郁。CBT 的治疗师采取问题解决方式,会这样对患者说:"听起来你觉得困在这样艰难的情境下没有出路,为什么我们不列个清单,看看是什么让你难以突破?"精神分析的治疗师可能会这样说:"你说想离开丈夫,但是有什么阻碍了你这么做,我想如果你停止抱怨丈夫的话,可能就必须去看自己本身有什么不舒服的感觉,而那是你不想碰的。"第二个解释不是聚焦在找到一个解决方案,而是去理解患者所处困难的意义,当丈夫作为她自己分裂的情感的储存库时,她可能会潜意识地需要留在这段关系中。这种诠释比第一个聚焦问题的干预方式更有挑战性。

**精神分析的态度**

不管因为个性不同而产生的个体差异有多大,总体来说,分析性的治疗师用一种十分特定的方式开始工作:他们尽可能不侵入,对患者持有一种匿名的、更中立的和非满足的立场。这种态度自身就是一种干预,对于治疗师不愿意回答私人问题,不提建议,不保证什么,也不去精心安排咨询,大多数患者会有非常独特的反应方式。患者对治疗师本人的反应就变成了可探索的标的,也提供了一条路径探索患者客体关系的内在世界。

**聚焦于此时此刻的移情**

随着客体关系理论的发展,分析工作的焦点转向人际间的主题。因为精神分析的理论和实践从单人发展到双人,所以这种工作重心的转移在过去的 20 年间,已经被很系统地强化了。随着这种变化,治疗师更多地注意到由咨访双方共同创造的双人场域,因此当代的精神分析的范式更聚焦在此时此刻。强调此时此刻指的是探索患者现在的关系,包括并突出表现在与治疗师的关系上。与咨询师的关系被理解为内化的客体关系的行动化。这样诠释的重点落在咨访互动的过程上,也就是说,移情性诠释最终导向患者生活中的其他关系。

不同学派就移情性诠释的程度存在不同意见,有些从第一次咨询就开始解释移情,克莱茵派比较典型;有些让移情发展一段时间,到后来才作解释,经典的弗洛伊德派更具代表性,这一学派一开始的关注点放在发展治疗同盟上(Couch,1979)。然而总体来说,当代精神分析实践逐渐转向更早更系统化地解释移情,较少强调重构式诠释(看第五和第七章)。

### 聚焦于情感

情感表达是精神分析的核心议题,不像 CBT 主要聚焦于患者的认知。精神分析治疗主要探索患者的情感体验,当然也关注患者的想法和幻想,通过倾听了解患者带来的材料中的移情意义,并且加以解释。这样与任何特定想法/幻想相关的隐晦的或明显的情感都会被尽可能地活现出来,并加以探索,比如说,当患者在咨询的当时当刻体验到针对治疗师的情感时,在当下谈论愤怒或傲慢,比回顾咨询室之外患者体验到这样的情感有用得多。事后报告比较缓和,缺少移情的即时性。此时此刻的情感的即时性会对"那时那刻"体会到的体验进行再加工,这是很有帮助的。

### 自由联想

精神分析治疗是一种无结构化的方式,不像许多其他的治疗模式,其他治疗办法会邀请患者就一个既定问题探索,治疗师的任务是帮助患者谈问题,采用的是提问的方式,或其他干预手段,比如心理教育或挑战核心图式。分析性治疗师进行咨询时没有框架,邀请患者同样放下计划要说什么的需要。自由联想的原则是让患者说出任何出现在脑海中的念头,不考虑是否与上周讨论的事情有关,不考虑是否与前几分钟的事情有关。这种做法背后的意思是:只有当患者不执着于逻辑一致的有目的的交流时,才能通过自发的联想让潜意识的焦虑或意义浮现出来。

**探索患者的需要、梦和幻想**　自由联想原则表明精神分析治疗师的兴趣点是患者无理性的情感、想法和幻想,促进患者充分展开并叙述更加潜意识层面的体验,比如说通过梦的工作,可能更有效地探索潜意识。一方面患者生活的外在现实会被承认并且被处理,另一方面,治疗师的主要兴趣在患者的内在现实,以及内在现实如何给外在世界赋予意义,从来影响外在世界。

### 分析防御和阻抗

所有的精神分析的治疗方法都会聚焦在探索患者应对内心痛苦所做的尝试。诠释会试图指出患者避免痛苦或管理痛苦的独特方式。同样的,对阻抗的诠释将会解决那些患者在治疗中避免探索的主题,或是其他防碍治疗的行为(如迟到或沉默)(见第六章)。

### 使用反移情

现如今所有的治疗方法都认为治疗关系的质量对治疗结果非常重要。然而只有在精神分析中,我们才可以看到治疗师对自己对患者的情感反应有着细致的关注,也就是用她的反移情来工作。对反移情的使用全面主导了整个临床实践活动。治疗师对患者的体验，与患者在一起时唤起的感受，都被很郑重地对待，并且被认为是重要的信息来源，通过理解投射和投射性认同的过程，了解患者自身的心理状态（见第六和第七章）。

在努力提炼精神分析显著特点的同时，重要的是要记住以上概括出来的一些特点不仅是精神分析从业者在用。比如说人际关系模式引发了认知图式疗法的从业者的兴趣，这也是精神分析从业者感兴趣的；人本主义治疗师也很关注情感；以图式为基础的认知治疗师也一样。在这些方面，精神分析的显著特点是：持续不断地聚焦在情感和人际的议题上，细致地理解与患者发生的移情关系。换句话来说，这些特征以一种系统化的方式编织在一起，贯穿于整个治疗关系的起起伏伏的各阶段，这就标识出了特异之处。还有，正如上面所提到的，精神分析的治疗师采用的是一种特别的态度（见第三章）。精神分析的治疗时段常常与认知行为的治疗明显不同。这是因为治疗师采用了更中立和更探寻的态度，设定了很不一样的治疗气氛，而其他的更主动、更结构化的治疗师会准备回答诸多问题，而不是与患者一起探索为什么问那些问题。

### 什么导致不同？

对这个问题最简单而诚实的回答是：对于成功治疗的关键秘方，我们知之不多。虽然 CBT 和人际心理治疗（interpersonal psychotherapy, IPT）显得很有效率，我们仍然不知道心理治疗的哪些组成部分带来了改变。我们所知道的是几种治疗方法尽管很不一样，但是都有效。再者，尽管有几项技术和强调的重点有其独特性，与分析性工作也有典型的相关性，但不是精神分析所独有的。研究表明，不同的治疗模式，在技术层面上有更多共同性，虽然最初源起的理论不一样。

虽然 CBT 和精神分析疗法在治疗过程上有质的不同，但是有证明表明，CBT 和精神分析疗法有一定程度的一致性。更广泛地来说，正如巴特曼（Batman）指出的："治疗的'品牌'不能说明在实践层面发生了什么，甚至理论上的区分也变得越来越小。"（2000：147）

总体来说，研究表明从业者越有经验，在实践层面上呈现的区别越小。举例来说，戈尔弗里德（Goldfried）和温伯格（Weinberger）（1998）发现不同理论背景的资深治疗师在咨询时段里少有治疗取向上（指分析取向或非分析取向）的不同。

在精神分析治疗师写的关于精神分析疗法的书里面，对此疗法有偏爱是很合理的。然而精神分析干预手段的治疗价值，不只是个人偏爱的问题。相反，过程研究不仅说明了使用的干预方式,还描述了与改变相关的因素,这样的研究有了一些有意思的结论,研究指出传统上被认为是"精神分析的干预手段"对咨询是有帮助的。比如说,琼斯(Jones)和普罗斯(Pulos)(1993)查看了30次短程动力学咨询和32次CBT咨询的过程,他们发现在CBT中,带来更好咨询结果的要素不是认知技术,而是那些与动力性探索相关的干预手段(比如说"释放情绪","将困难的情绪带到觉知中",以及"把现在的困难与过去的体验整合起来")。怀泽(Wiser)和戈尔弗里德(1996)发现在那些被标定为对改变很重要的咨询时段中,CBT治疗师普遍使用诠释技术,他们将此命名为"治疗师提出对患者的体验的看法",但是这个研究没有控制"诠释内容"这一变量。阿布隆(Ablon)和琼斯(1999)重新分析了NIMH[24]的录音带,发现短程治疗的过程中,动力学特征越多,治疗越可能有效。

### 心理治疗中的个人风格和技术

精神分析治疗师如何处理个案,这取决于所使用的特定技术,比如说移情性诠释,也取决于运用技术的治疗师本人。治疗师在治疗风格上差异很大,从疏远沉默,到与患者有更多互动和自我暴露。有些人用幽默的方式与患者联接,有些人将幽默视为一种活现,应该去理解并进行解释。有些人愿意回答个人问题,另一些人则认为这样的问题是患者焦虑的表现,如果治疗师选择回答这样的问题,那就是活现。有些人招呼患者时会微笑,有些看上去很冷峻,区别是无穷的,就像人类特性一样。不管我们多么努力保持中立,每次咨询都会感觉不一样,都会显露出个性的不同层面,也会暴露出盲点。

咨询技术的解读很不一样,这取决于我们是谁,以及各人自己的分析体验。风格的差异性和咨询结果之间的关系很难理解,不过很可能是这样的,诠释的治疗价值不完全取决于诠释的内容。诠释是如何进行的?是邀请患者自己思考这个诠释是否有意义,还是治疗师给来访者一个"真理"?态度很重要,因为语言背后的含义事关成败。治疗师在与患者联接时的心理状态是患者感兴趣的点,而不仅仅是治疗师是否给出了准确的诠释。举例来说,治疗师可能从理性层面上很恰当地捕捉到了患者的幻想有敌意,但是解读时却带着一种胜利的态度,显示他在理性层面上的超凡脱俗。另一位治疗师可能诠释得很准确,但是用一种冷漠的态度让患者感觉被物化。咨访之间联接的质量是关键,差异很大。某些风格的沟通可能更有利于建立一个好的治疗同盟。

治疗风格对咨询技术的影响很少被系统地阐述,现在大家都很清楚地认识到弗洛伊德在咨询实践中的态度非常不同于他自己提出的技术性指导(见第三章),有些治疗师很努力地尽最大可能接近弗洛伊德在他著作中所倡导的中立和白屏，而弗洛伊德比这些人温暖很多，与患者的互动也更多。对于这些非特定因素对咨询结果的影响，我们还有许多要学习的地方。考虑到精神分析强调咨访之间的关系，如果治疗师本人不是影响咨询结果的显著因素的话，反倒令人惊奇了。

## 延伸阅读

Aron，L. & Harris，A.（2011）*Relational Psychoanalysis IV：Expansion of Theory*. New York：Psychology Press.

Aron，L. & Harris，A.（2011）*Relational Psychoanalysis V：Evolution of Process*. New York：Psychology Press.

Bronstein，C.（2001）*Kleinian Theory：A Contemporary Perspective*. London：Whurr Publishers.

Fonay，P. & Target，M.（2003）*Psychoanalytic Theories：Perspectives from Developmental Psychopathology*. London：Whurr Publications.

Frosh，S.（1997）*For and Against Psychoanalysis*. London：Routeledge.

Gomez，L.（1997）*An Introduction to Object Relations*. London：Free Association Books.

Mollon，P.（2001）*The Legacy of Heinz Kohut*. London：Whurr Publishers.

Sandler，J.，Holder，A.，Dare，C. & Dreher，A.（1997）*Freud's Models of the Mind*. London：Karnac Books.

Tuckett，D.（2008）On differences, discussing differences and comparison. In：D. Tuckett et al.（Eds.）. *Psychoanalysis Comparable and Incomparable*. London：Routledge.

### 注释

1. 把自己归属于三个团体的某一个，通常反映了对受训治疗师的忠诚，也就是说，一位弗洛伊德派训练出的治疗师，通常也是弗洛伊德派。

2. 这使弗洛伊德大体描绘了心理功能，并且认识到环境和生理因素决定驱力的概念，以及现实原则和快乐原则。

3. 这个词指的是内在冲突，比如说本我和超我之间的冲突。

4. 弗洛伊德用内在能量这个概念去理解精神生活的运作，他倾向于在心理事件和物质事件之间作类比。

5. 自我心理学家倾向于将"自体"看作成一种表征，而不是主观自发活动的源头，另有一些人认为自体的概念应涵盖主体体验和个人代理，因为自体在发起与环境的互动中扮演了非常关键的角色。

6. 它在意识层面指的是理想自我。

7. "客体"这个词源起于本能理论，指的是驱力指向的目标。这个词一直保留在精神分析领域，有点不太恰当地指代我们生命中的重要人物（比如说父母、伴侣和治疗师）。然而，这个词最好指代内在客体（非真实的人）。

8. "Phantasy"是一种传统的拼写方法，特指潜意识的幻想，对应于意识层面的幻想，这种拼写方式保留在这整本书里，除非专门指的是意识层面的"fantasy"。

9. 确实，在经典弗洛伊德理论中个性发展的关键时期是 3～6 岁，围绕着俄狄浦斯冲突和它的消减。

10. 部分客体指的是初级的与客体联接的对象，把"他人"简化为功能或他人的某部分（比如说，婴儿与母亲联接的只有喂奶的乳房）。

11. 当我们使用分裂机制时，自体的某些部分被排除出去，就好像那部分不属于自体似的。比如说，人们有些时候否认自己身上有任何攻击性或嫉妒。

12. 克莱茵认为严苛的超我是死本能的早期体现，而朝内的死本能指向的是毁掉自己和他人。

13. 参照哥格利（1991）的文献，对这类研究有比较好的回顾。

14. 克莱茵很清楚她不想用"期"这个词，不想取代弗洛伊德提出的口欲期、肛欲期和生殖器期，她保留这些说法在自己的理论体系中。

15. 这不能按字面理解，俄狄浦斯情结不仅出现在双亲都在的家庭，在单亲家庭也一样存在。三角关系可能与现实的三人有关，或者事实上父母一方缺席，只是一种"第三个人"的想法存在头脑中。

16. 科胡特用"自体"这个词指代几乎人格的全部。

17. 自体（self）在这里是高级结构，包含自我（ego）。

18. 看劳（Louw）和皮特曼（Pitman）（2001）的文献，可以很好地回顾这些论战。

19. 请参考 Wallerstein, R. S. （1988）One Psychoanalysis or Many? *The*

*International Journal of Psychoanalysis*，69：5－21。

20. 虽然一些当代弗洛伊德派学者仍然保留着上述经典弗洛伊德派的思想,然而现在对于潜意识幻想的作用和客体关系更有兴趣,这反映了客体关系理论在弗洛伊德的学说中有了更系统的整合,这在肯伯格1985年的论文中有论述。他认为力比多和攻击性是从与他人好的和坏的体验中建构出来的,情感和认知被内在心理体验整合起来,而这样的体验又与力比多和驱力系统相联系。内化的客体关系,也内化在自体客体的二元单位里,有一种特别的情感基调。他的主张是:内在生活由"体验单元"(units of experience)的记忆发展而来,这些体验与自体和他人发生的情感有关(如婴儿饿哭与母亲对喂食的反应)。因此客体关系的单元,根据肯伯格的说法,是内在心理结构的主要构件。

21. 弗洛伊德对心理治疗的悲观主义与他相信死本能的力量有关(Freud,1920),死本能概念是在一战结束后不久提出的。

22. 短程精神分析治疗要么是支持性的,要么是探索性的,这一般基于治疗师对动力方面的冲突议题的评估。

23. 这部分选自琼斯和普罗斯(1993)、布拉吉斯(Blagys)和希尔森罗思(Hilsenroth)(2000)。

24. 国家心理健康研究院对抑郁症治疗的研究。

# 第三章　心理改变的过程

心智模型为如何实践心理治疗提供了信息。对潜意识过程越来越细致的理解揭示了心理变化是如何发生的，以及精神分析治疗又是如何推动这一进程的。本章我们将检视潜意识知觉的本质和记忆的运作，作为探讨精神分析治疗中的干预措施这一问题的前站。

## 潜意识过程的证据

意识被认为是一种人类独有的特征，然而，很早人们就认识到心智受未知因素的影响。人类有意识的行为被我们无法即刻了知的力量驱使，最开始发现这一点的人一定不是弗洛伊德。在弗洛伊德形成动力性潜意识这一概念之前，"神"或"命运"是最方便的说词，未知的力量对人们的行为施予影响，对个体来说它是陌生的。

弗洛伊德的早期理论认为有屏障将理性的、有意识的心智与非理性的部分隔离开，这部分非理性的心智被描述为遵从快乐主义和利己主义，并且具有破坏性。弗洛伊德学说的潜意识包括未被满足的本能愿望，这些愿望被理解为本能驱力的代表。他假设有"前意识"这样一个未被意识处理但能够意识化的中间地带。这个模型后来进一步被提练成结构模型，包含心智的三个代理——本我、自我和超我（见第一章）。该模型很快明确了不仅本我是潜意识的，属于自我和超我的一些功能也是潜意识的。

从弗洛伊德之后，潜意识的心理活动的证据稳步积累。研究潜意识过程从来没有像今天这样令人振奋并且充满前景，因为精神分析和神经科学之间的关系越来越紧密，现在许多认知心理学理论认识到有超出意识觉知之外的因素在运作。潜意识的活动包含更多心理状态，远比意识曾经希望能解释的东西多得多。认知心理学和神经科学的发现不断表明：人们行为的重要部分和情感反应被自发的潜意识结构控制，全都绕过了意识（Damasia, 1999；Pally, 2000）。精神分析和认知心理学现在达成一种认识：意义系统包括了意识层面和潜意识层面的体验。

科学研究开始发现：适用于认知的原则也同样适用于潜意识的(隐含的)情感和动机过程。所以**潜意识认知**(Kihlstrom，1987)现在变成了**认知—情感—动机潜意识**(Brenner，1982；Sandler，1987；Westen，1998)。部分归功于功能成像技术的进步，我们现在更多地了解到本能驱力和基本情感的神经生物学基础(例如 Etkin 等，2001；Yoshino 等，2005)，以及它们在心理生活中很重要的证据(LeDoux，1998a；Panksepp，1998；Rolls，1995)。最近的研究发现支持了弗洛伊德的观点：心理活动根植于影响早期心理发展的古老的情感和动机系统(LeDoux，1998a；Pansepp，1998)。

对潜意识情感的研究提供了有说服力的证据，证明我们会感受到意识层面并没有觉知到的感受，并且根据这些没有意识到的感受去行动(Westen，1998)。对阈下知觉、内隐认知和指向性遗忘等实验范式的研究，都对潜意识以及认知和情感的神经基础提供了新的洞见(Stein，Solms，& van Honk，2006)。换句话说，我们现在有确定的证据，证明情感处理过程是自发的，无需意识就可以进行(Balconi & Lucchiari，2008；LeDoux，1998a；Wiens，2006；Wong 等，1994)。

最引人注目的证明潜意识的证据出现在对感知觉的研究中。我们感知到的东西是非常复杂的神经生理学过程的最终结果。为了感知一样物体，大脑对物体所有独特的特征进行处理，并与存储在记忆里的模式进行比较，当在记忆中发现了契合目前模式的匹配物时，认知就发生了。[1]我们的知觉系统已经进化，以响应感知不仅要准确而且要迅速的需要。大脑因此发展出分裂的认知系统(LeDoux，1995)。慢一些的认知系统需要大脑皮层的运作，因此包含了意识上的觉知，这样的系统会收集更多细节，相应地帮助我们抑制反应，推动不同行为的发生。另一认知系统绕过了脑皮层"快速跟踪"觉知。这一系统不涉及意识上的觉知。"快速通道"系统处理的问题不允许我们对觉知对象有更细致的评估。我们日常生活的许多情境依赖的正是这样的系统。这就意味着当我们用"快速通道"去认知时，过去的经验总是在影响现在的认知，因此行为和感觉模式相似于过去的体验。

一些潜意识过程的最有趣的例子可以在神经生物学的文献中找到。比如，达马西奥(Damasio)(1999)描述了脸盲症患者在意识层面上不能识别人脸，但是可以用潜意识鉴别熟悉的脸。在实验情境中，给这些病人展示人脸图片，无论是熟悉的(比如说朋友或家人)，还是不熟悉的，他们一概辨别不出来。但是呈现一张熟悉的脸的时候，有明显的皮肤传导反应被启动，而呈现不熟悉的脸的时候，观察不到这样的反应。这就意味着即使患者没有任何意识层面上的认识,仍有生理反应:对于最亲近的亲属,皮肤传导反应的量级最大。这就表明大脑是能够产生特定的、完全绕开意识的反应,说明它以前接收过特定的刺激。

学习常常发生在毫无知觉的情况下。因此我们很多所谓的知识不是用一种有意识的、有目的的方式获得的。比如说,通过条件反射学习的东西就保留在我们的意识层面之外,只会用非直接的方式表达。感觉运动技巧(比如说如何开车和骑车)不需要意识层面的知识,这可能是日常生活中最普通的例子,可以说明行为不一定需要意识调节,在认知科学中,这被称为"**内隐加工**"。这种类型的加工过程也出现在重复性的、自动化的心智活动中,它能够快速归类、做决定,不在注意力的焦点上、不经言语表达也能运作(Kihlstrom,1987)。因为依赖这种内隐加工,所以不需要把所有时间花在有意识地检视行为上,注意力和时间就被解放出来了。这样一来,意识这种装置可以用来应对"有机体的基本设计"未预料到的环境挑战(Damasio,1999)。

现在潜意识的认知和加工有如此多的证据基础,以致于没有哪种治疗方法会怀疑潜意识的存在,至少在描述性层面上不会予以否定。然而,即使潜意识加工过程是显而易见的,也就是说,没有意识层面上的觉知,学习和认知也可以发生,然而"**动力性**"潜意识这一概念还是很有问题。在弗洛伊德最初的构想中,他将动力性潜意识描述为一个持续不断的动力源泉,并让许多事发生。从这个意义上来说,存储在潜意识中的东西不仅是不可企及的,而且弗洛伊德认为潜意识的内容是压抑的结果。压抑是一种保护性的措施,使人的意识远离那些威胁性的想法和感受,因此也是焦虑的源头。一开始,弗洛伊德和布鲁尔(Breuer)一样,认为压抑的是创伤性事件的记忆,使这些记忆不进入意识层面。后来他认为压抑的主要是婴儿式的动力和愿望,而不是实际发生的事件的记忆。

压抑这一概念引发了一个有趣的问题,因为只有体验被知道、被表征之后,才能被隐藏。为了在潜意识层面上保留一个特定的念头,首先要有稳定的能力来说明这个体验。发展心理学表明用一种稳定的、有意义的方法表征体验的能力只能随着时间推移发展起来。这就是说,从认知的角度上来看,压抑不是从生命的一开始就能运作的。弗洛伊德也把压抑理解为一种随着时间推移发展出来的、抵御不想要的冲动的方式:

> 精神分析对移情性神经症的观察……促使我们得出结论:压抑不是一开始

就有的防御机制,它是在意识和潜意识的心理活动产生严重分裂时才会发生的。

(Freud,1915a)

在目前的证据基础上,压抑这个概念作为一个完全潜意识的过程,或者基本是指向幼儿式愿望的防御,这方面缺乏实验支持。虽然我们仍然会说动力性潜意识,会说压抑是一种防御过程,但还是需要重新定义这个概念,以适应我们现在知道的记忆的运作。现在就把注意力转向记忆。

## 关于记忆的精神分析观点

关于能够记住、记不住或不想记住这些记忆问题,是精神分析实践者和研究者关注的核心议题。弗洛伊德在他对癔症的性质的早期论述中,把癔症问题理解为"被回忆所折磨"的情形之一(Freud & Breuer,1895:7)。弗洛伊德和布鲁尔(1895)认为癔症病人心理痛苦的源头是他们不能够忘记发生在幼儿期的创伤事件,但这些在意识层面又记不起来。因此治疗的目标是把压抑的创伤事件带回到表层。虽然弗洛伊德后来改变了自己对癔症的观点,但记忆的困扰与精神病性之间的早期联系仍然在一些精神分析实践者的内隐思维中有迹可寻,他们认为挖掘过去是精神分析的必要目标。随着对记忆的了解变得越来越复杂,经典的精神分析关于记忆的认识以及它对治疗作用的性质的观点被挑战。

79

记忆的特征与临床实践有特别的关系,记忆总是被重建、被动机所影响,这一点很重要。记忆被过去事件影响,同样也被现在的情境、心情、信念和态度所影响(Brenneis,1999)。记忆不是事实本身的复制。相反,记忆在检索的过程中经历了一个复杂的重构过程。这就意味着有关个人历史事件的记忆可能是重构的,不同于原本的事件,或者根本没有记起。记忆不是以原本的、纯粹的方式从记忆库里检索出来的,而是不断地被构建,这一观点与当代认知心理学和神经生物学的思想是一致的。然而,如果由此推断早期记忆大多数不正确,这样的观点也是错误的:研究表明实际上早期记忆基本上是正确的(Brewin等,1993),虽然体验的细节不太可能完全准确,哪怕患者的回忆和叙述非常生动。

我们现在都认识到对所谓错误记忆的争辩很激烈。关于早期记忆的可靠性和可及性的兴趣(实际上是争论),在十多年前势头很猛,当时媒体吸引了公众关注精神分析情境中报告出来的性虐待。许多分析师把梦、令人迷惑的身体感觉、特定的移情和反移情模式以及解离的片断当作患者压抑了创伤经历的证据。有这种结论是出于这样的假设：精神分析能够重构，并且在意识层面上确认难以企及的历史事件，换句话来说，它反映了一种信念，即分析性资料是足够充分的。以上所列举的症状被认为是压抑的创伤的证据，也许与创伤相关，而且经常是相关的，但是**不仅仅**与创伤有关。完全从这些反复出现的症状内容推断出不记得的事件的性质是有风险的。

记忆是重构的这一说法并不意味着精神分析的重构必然是错误的，或者说重新恢复的记忆总是或大多数时候是错误的。我们必须在重构的基础上，在分析治疗的背景下，小心地接近"真理"这个概念。分析师这个角色不是律师或陪审团：我们是推动者，促进患者努力去理解他的内在世界，理解内在世界如何影响他的外在关系和日常功能。我不是说不要相信患者说的东西。经历过创伤的患者需要有人确认他们的创伤体验。然而，所有我们能确认的事是他们对某事件的情感体验以及个人陈述。重要的是我们常常不得不承受一种不知道发生了什么的焦虑，这样我们也可以帮助患者去承受。当患者对于任何创伤没有意识层面的回忆，而治疗师从症状的呈现中推断出有创伤时，要小心防止过于热切地去填补那难以忍受的理解上的沟壑，要知道建构可能正确，可能不正确。正如Brenneis所认为的那样，我们身上存在，患者身上也存在"一种愿望，希望定位一个原初的事件，以解开目前体验的神秘性"（1999：188）。这种愿望有时会误导我们，因为正如克里斯（Kris）很明智地提醒我们，"除了一些少有的情况，我们很难知道某天下午在楼梯上发生了引诱"（1956：73）。

对人类记忆的研究帮助我们理解在这些事情上需要持谨慎态度。有不同种类的记忆系统就有不同类型的记忆。特定几套记忆每时每刻不断出现。这些记忆与我们的身体、心智以及人口统计学上的身份相关，指引了我们在这个世界上的方向。照惯例，记忆会有不同的称谓：**描述性的**或**显性的**[2]或**自传体**记忆。描述性记忆——从现在起我将使用这个名词——是让我们在意识层面上记起事实和事件的潜在的组织，指的是对人、对物体和地点的意识层面的记忆，它与符号化的或者想象的知识有关，可以将事实和体验唤回到意识觉知中来，即便它们所代表的事物并不在眼前。这一类的记忆包括一般性的以及有关个人的事实和情况的**语义性记忆**，和特定事件的**情景记忆**。

还有一些记忆的内容长时间潜伏，有些从来未被检索。我们行为的很多方面依据"如何去做"的印象，无需在意识层面上记得如何做的细节就能够实施某些特定行为。这一类记忆通常被称为**程序性记忆**或**内隐记忆**或**非描述性记忆**，它包括**启动记忆**

（primed memory）（比如语言、声音或者形状），可以促使人们从少数线索或片断中，从**情感记忆**和**程序性记忆**中得出后续的辨识或认知，程序记忆是关于技艺、习惯和日常事务的记忆。

**情感记忆**是对一种情境的情感反应的条件性学习，由杏仁核调节。情感记忆，是针对特定事件形成的情感上的条件反应；描述性记忆，是回忆起一些在情感上很重要的事件；这两者是不同的。典型的条件性的情感反应（也就是典型的条件性的期待、倾向性和愿望）组成了我们生活的情感底色，使我们潜意识地适应所处环境的各方面和特定类型的关系。经常出现的情况是，对于这种学习我们没有意识层面的记忆。勒杜（LeDoux）（1994）认为认知的核心点——海马体——在认识过程发生之前就已经有情感活动了。他的研究表明情感能够绕开大脑皮层，通过别的回路，即从丘脑到杏仁核来加工。这就使情感宣泄的图式可能在没有意识调节的作用下重复。

像情感记忆一样，**程序性记忆**也是潜意识的，它在执行动作时比在意识层面回忆时，表现得更明显。这种记忆指的是获取技巧、地图和有规则主导的适应性反应，外显于行动上，不执行时则保留在潜意识里。它包括日常的模式或与他人相处的方式。比如说，我们可能有一套协调好的程序系统——"如何请求帮助"。相应的，这些程序塑造、组织并影响一个人潜意识地选择特定的人际环境。还有，当预料到类似性质的事件时，富有感情色彩的事件特别倾向于重复。

神经心理学表明描述性与程序性记忆系统是完全独立的。描述性记忆的位置在海马体和颞叶。程序性记忆的位置在皮层下的结构里，比如基底核和小脑。描述性和程序性记忆系统彼此相对独立。对失忆症病人的研究提供了证据，证明在这两种记忆系统中包含的两种知识是潜在可分离的。比如说失忆的病人在认字任务中，有证据表明他之前学习过某些词汇，但是在意识层面上不记得之前是否见过这些词。这就说明程序性记忆获得了知识，而意识层面上不记得有此学习经历。这一发现表明，程序性学习形式的变化可能是通过不同的机制发生的，而不是通过意识上的、知识陈述形式的变化而发生。我们在本章的后半段可以看到这对心理治疗有重要的意义。

在正常的成人的发展中，描述性和程序性记忆系统重叠在一起，并且同时使用，不断地重复，比如说，能够将描述性记忆转成程序性记忆。同样地，如果不断地避免特定的想法或情感，其结果是"避免"这样的举动自动化，导致所谓的压抑。程序性记忆影响体验和行为，不需要用符号的形式压抑，它很少转化为语言，有时我们会说程序性记忆的运作完全在意识层面的觉知之外（也就是说它们是潜意识的），它们不是压抑的记忆,不是动力意义上的潜意识,不能直接变成意识层面的记忆并且转化成语言:它们只能通过推论间接地了解。

在幼儿早期,描述性记忆是受损的,因为前额皮质和海马体未成熟,而基底核和杏仁核在出生时就已经发展得很好了。在生命早期的 2~3 年中,儿童只能依靠他的程序性记忆系统。无论人类还是动物,描述性记忆都是到后期发展起来的。换句话来说,孩子是在能够回忆起过去发生的一件具体的事件之前就学会做事的。研究表明,在 3 岁或 4 岁之前记事,是相当不可能的。这就意味着在缺少描述性记忆时,幼儿的体验用的是程序性记忆。确实在许多分析性治疗师中,有一个共同的假设,即前语言期的体验不会直接表达,只能通过有技巧地使用反移情来理解。

描述性记忆出现在三岁左右,同步于相关大脑系统的不断成熟。这个发现意味着弗洛伊德所说的婴儿式的失忆,与为了解决俄狄浦斯情结而压抑记忆关系不大,这可能反映的是描述性记忆系统发展缓慢。早期体验不能以语言形式表达,与作为潜意识防御的压抑没什么关系,相反它可能源于一个事实,即早期体验用前语言期的方式编码,以间接的方式比如躯体症状来表达。因此,可以说我们没有忘记,也可以说我们记不得很早发生的事情,这两种说法都是对的。由此可以解释,虽然在意识层面上不记得幼儿早期形成的体验,但那些体验却持续影响着我们。

非常早期的事件对心理发展可能有非常深刻的影响,它们可能大多用的是程序性记忆编码。程序性记忆存储了大量信息,但是产生这些信息的体验很少能被检索到。因此在程序性记忆这一点上,我们发现了潜意识精神生活的生物学例证:**程序性潜意识**。这是一个潜意识系统,不是来自于动力学意义上的压抑(也就是说,与驱力和冲突无关),它无法到达意识层面。与之相反,精神分析的潜意识世界,从动力学意义上讲,植根于支持描述性记忆的神经系统。压抑可以发生在这里,但只有在较成熟阶段体验到某事件时,才能被编码成为描述性记忆,才能用到压抑这个过程。

总体来说,我们目前对认知和记忆的理解指向一个基本事实,也就是如盖多(Gedo)所说,"生命中最有意义的东西不一定以言语编码"(1986:206)。这一点对于我们如何理解精神分析治疗中的改变有重要意义,我们会在下一节看到。

## 精神分析治疗的治疗作用

考虑到那么多治疗方法成功地促成了心理改变,很明显精神分析治疗在这方面不是独一无二的。然而精神分析很努力地将关注点投注于治疗**过程**上，使那些对心理改变有用的要素清楚地显现出来。

所有精神分析流派都同意这样的观点：澄清和解析患者特有的从他的内在现实看世界和他人的方式，会帮助他更清楚地理解外在世界。从广义上来说，心理痛苦的起源不是简单的一个或多个外在事件的结果，而是起源于事件本身被主观解释并围绕着一系列潜意识的意义组织起来。这些问题虽然已达成广泛共识，然而对于心理改变如何通过心理治疗和技术而发生，一致的意见较少。不能达成一致，部分反映了在这个议题上缺乏实验研究。但也有夸张的说法，认为各种各样的技术都能带来改变。

关于心理改变的过程有好几种说法，每种说法都强调不同，但是在治疗过程和技术上有重叠部分，这些部分被认为是可以促进改变的。让我们简要地回顾最主要的论述。我还是会特别聚焦在最有说服力的、与实验研究相一致的论述上。

### 挖掘过去

考古比喻起源于弗洛伊德的地形学模型。这一说法很简明，在那个时代很有革命性，它认为改变来自回忆起压抑了的过去的事件，来自探索它们的意义以及其对患者的影响。解开压抑，重拾记忆，继而有了洞见，改变就发生了。大多数外行认定这一模型具有精神分析的特征。

与此说法不一致的是弗洛伊德后期重点强调了结构模型，很重要的事项是要帮助来访者建立一个更强大的自我，能更好地承受本我和超我的压力，治疗是通过让患者的自我与治疗师结盟来帮助患者对抗其他压力源，特别是与治疗师的关系使患者可以内化一个更仁慈的超我。然而记起过去以及与现在的行为做联接仍然是治疗工作的关键。

在此观点中，重拾记忆是核心，把治疗师的功能看作是通过患者的自由联想重建过去。重构性诠释是做起源学上的联结，追溯到患者的早期体验，并引发洞见，这被认为是促成改变的重要因素。

### 修通移情

对于改变，克莱茵的说法是聚焦于修通偏执性焦虑以及相关的防御，让来访者到达抑郁位。改变与哀悼从客体中分离、承受内疚、在客体受到了想象的和真实的攻击后关心其状态等能力的发展有关。当抑郁位确立之后，从内疚感和关心中会产生一种愿望,希望去修补他们所认为的对客体造成的伤害。建设性地管理抑郁性焦虑,而不需要重回偏执的功能模式,这种能力促成了自我的强化。

治疗的一个主要目标不是洞见,而是达成自我分裂部分的更大程度的整合。就此任务而言,在治疗中有很大帮助的是细致地探索移情现象,以帮助患者理解他是如何管理难以忍受的内心状态的。相信解释移情能促进患者改变与他的内在客体的关系,为患者更现实地评价生命中的重要他人铺平道路,使患者能在更大程度上区分内在和外在世界。因此克莱茵派认为改变不是来自在意识层面探索过去,而是来自修正潜在的焦虑和防御,当出现在治疗关系中时在移情中修通它们。

在这种有关心理改变的观点中,理解(也是洞见)和与治疗师的关系是密不可分的。治疗师通过分析双方之间的互动,对患者的沟通赋予意义。移情关系是心理改变过程的核心要点,因为它聚焦情感——情感本身就是心理改变的代理——克莱茵派同意这样的观点:此时此地的关系是过去的活现,也就是说与幼儿时的过去是同形的。通过解释移情,治疗师同时解释过去和现在(Malcolm,1989)。考虑到这一点,重建过去不被认为是最重要的技术,促成心理变化的是发生在现有的活现及对记忆的解释。把过去与现在的模式联系起来给患者提供了一种"生活在延续的感觉"(Malcolm,1986:73)。

### 叙述的疗愈力量

语言让我们开始形成自传性的个人史,随着时间推移,发展成为对生活的叙述。这是患者呈现给治疗师的叙事,这个叙事很可能在治疗过程中慢慢发展。目前有一种趋势,依据患者对过去的综合描述来理解和分析行为,这会达成叙事的一致性。在这种说法中,患者讲述的故事带来了不同。叙述的真实与历史的真实是一样真实的。比如,斯彭斯(Spence)(1982)认为当人们对生命故事感到困惑或者是感到不完整、痛苦或混乱时,他们前来寻求帮助。精神分析帮助患者的途径是提供一个机会,让他们创造或重写有关生活的叙事,另外通过与治疗师的关系促成更大的整合。因此,在这个模式下,重建过去是一项重要的治疗功能。

### 修正性情感体验

所有治疗目的都是确立咨访关系,好的关系允许患者安全地探索他的内心世界。大多数精神分析治疗师同意这样的假设:改变发生在与分析师的关系中。关系是如何具有治疗性的影响？它是如何促进改变的？这仍然是激烈争论的问题。比如说，是不是治疗师成了移情性客体，才能让患者在此时此地去检视关系模式（正如许多当代分析师认为的）？或者是有情感回应的治疗师提供一种新的人际关系体验，证伪了患者对他人的负面期待，通过这样的互动，患者变好了？

那些同意治疗是一种修正性体验的治疗师认为治疗室里的相遇提供了新的客体关系的机会，然后被内化，并且证伪了患者对自己和他人的病理性假设。简单地说，治疗师成了患者从未有过的"好"客体。这个位置意味着患者从一个新的客体关系中获益，也从内化一些新观点和反应方式中获益。治疗师是一个新客体，患者使用与新客体的经验，修正内在客体关系，在这个意义上修改旧模式。患者使用的新体验与"修正性情感体验"这两个词的通常用法是有区别的。区分这一点是很重要的。**修正性情感体验**意味着治疗师刻意尝试用特别的方式向患者提供一种新的体验，而不是当移情呈现出来时，解释患者内化的客体关系。在婴儿发展性研究的影响下，心理变化有些时候被理解成新的发展，类似于婴儿的情感发展。有临床工作者认为，改变是伴随着发展而发生的，而不是取代错误，我们对自我的某些方面和早期的幻想会变得更加宽容。

直到最近，修正性情感这一概念一直被忽略，正如我们将在下文中读到的，关于改变过程的当代思想达成这样一个认识：新客体对患者的反应有质的不同，患者与这样的新客体的体验可能会绕过语言带来程序层面上的改变。

### 当代的改变：使隐性关系模型显现

有一种关于变化过程的论述，汇集整合了上面提到的几种思潮，这种观点以实验研究为主导，主要来自当代弗洛伊德派（Sandler & Sandler, 1984, 1997）。正如我们所看到的，现代心智模型的发展来自我们认识到很多关系体验的表征是内隐的、程序性的或者以活现的形式表现，是描述性意义上的潜意识，不一定是动力学上的潜意识。

这种心理变化的说法认为，我们都有形成早期人际关系的体验，这些人际体验发展出**动力模型**，或者说自他关系图式。这样的模型编码在内隐的程序性记忆系统中。这一系统存储了如何做事、如何与人相处的非意识层面的知识。桑德勒和桑德勒（1997）把母婴互动看作是最早的自体和客体表征的背景，认为它提供了基本的自体表征单元，它们称之为**"过去的潜意识"**，其内容虽然不能直接触及，然而它保存着关系的程序，这些程序会烙印进发展中的大脑的前额边缘回路，为情感调节提供策略，一生影响社会—情感信息的处理（Schore，1994）。

所谓的"**当前的潜意识**"指的是此时此地的潜意识的努力和反应。如果有任何的压抑或审查机制,都会发生在这里。虽然当前的潜意识内容可能意识化,在被允许进入意识层面之前仍然经常受制于审查机制。在当前的潜意识中解除压抑会触及个人以往的记忆,但不会触及带着程序性记忆的过去的潜意识。区分过去的潜意识和当前的潜意识,突出了现在的行为是按照生命最早期就确定下来的图式进行的,而促成这些图式形成的实际经历大部分是无法复原的。

与他人相处的程序性模式一开始是根据成形时所处年龄阶段的理解力发展水平组织起来的,儿童内化了与重要他人相处的体验。内化,在这个意义上来说,发生在前符号水平上,是在有能力唤起图像或对物体进行语言表征之前。表征的原始方式不是语言或图像,而是活现的关系程序,处理"如何与他人相处"(Stern 等,1998)。环境不同,个体体验不同,随着时间的推移,借助更复杂的理解力水平的帮助,程序可能会也可能不会进行再组织。比如,它们可能与其他程序的整合度低,或者从恐惧或敌意的角度去解读其他人的行为,因而模式无法再修订。而且,自他关系模型会反映潜意识期待或潜意识幻想:

> 这些模型不是实际体验的复制品,毫无疑问,会被体验时的愿望和幻想防御性地扭曲。
>
> (Fonagy,1999b:217)

关系的内在模型保存在程序里,并组织了我们的行为,这些模型保留在大脑的某些部分,与自传体记忆的存储空间不同。这就意味着"如何与他人相处"的模型活现在移情中,它是自发的,那些一开始促发这些模型形成的相关事件,不需要被记起来。

在许多治疗情境中,好几种自他关系模型会被激活,患者会说出一些故事,这些故事与被激活的模型的相关体验有联系(Fonagy,1999b)。因此在这种关于治疗作用的说法中,治疗的目标是觉知目前的关系模型,并赋予可能存在的意义。相应地,治疗性改变来自阐述和再评估编码为隐性程序的现有模型,这将为患者在关系中使用的程序带来改变。从这方面来说,挖掘记忆中的过去不再被认为是带来改变的途径。

# 带来变化的交流

毫无疑问我很明确地倾向于桑德勒的模式类型理论。受心理动力学和发展理论影响的理论学家和临床医生进一步深化了"改变发生在程序水平上"这样的观点,这些学者强调了两个主体相遇,共同构建新情境的重要性(Beebe & Lachmann,1988,1994;Sameroff,1983;Stern等,1998)。如桑德勒和福纳吉,这些临床实践者提出:内在改变部分发生在程序水平上。他们建构的观点更清楚地指出:使用技术,也就是治疗师的言语解释可能是被过于看重的工具,遮蔽了咨访之间那些绕过言语本身的人际互动性质和质量的重要性。这些论述潜在的假设是:咨访双方对彼此交流的调节都有贡献,尽管各自贡献不能等同。从这个观点来看,交流的调节是两人交流中出现的成果,同时也是个人的成长。在这个背景下,不光是移情性诠释,各种各样的干预都有可能带来改变。

激发出这些观点的研究起源于发展心理学。这个领域中令人瞩目的贡献是把互动描述成为一个连续不断的、双方共同决定的过程,在母婴两人系统中双方时时刻刻都在建构。拉赫曼(Lachmann)和毕比(Beebe)(1996)从婴儿研究的视角来回答咨访关系的问题,提出互动调节有三个组织原则,即正在进行的调节(也就是重复的互动模型)、打断和纠正(也就是从一整套模式中进行一系列的突破)以及高度的情感时刻(也就是显著的戏剧化时刻)。他们认为三原则可用来比喻咨访之间发生的事情,他们甚至相信:

> 在咨访两元关系中的每一个时刻,都有可能组织对相互关系、亲密、信任、修复分裂以及希望的期待,以及否定僵化而陈旧的期望。
>
> (Lachmann & Beebe 1996:21)

在治疗情境中,从打招呼和告别的日常礼节中的姿势到脸部表情的互动都有调节的成分。根据拉赫曼和毕比(1996)的观点,这些调节方式激发了新的期待,组成了治疗的行为模式。换句话来说,它们意味着咨访之间的互动性质,即使没有用语言表达出来,也有潜在的改变的意义。他们的著作强调了精神分析的互动由非语言的交流信号组成,类似于母婴之间的互动。

我想请大家特别注意拉赫曼和毕比(1996)的观点——"高度的情感时刻"。派因(Pine)(1981)最早描述母婴之间特定的互动,其特点是高度的情感交流,要么是正向的,要么是负向的。比如说把母亲和婴儿联接在一起的温声细语;或在未得到满足的情况下的高强度情绪唤起。派因认为这样的事件有心理组织的作用,也就是说,这些事件使婴儿归类并且期待类似的体验,促进了认知和情感的组织。毕比和拉赫曼(1994)认为高度的情感时刻是有心理组织意义的,因为他们触发了一个潜在的有力量的状态³,对内在调节有贡献。如果调节被体验为积极的,比如说,母婴都投入于脸部镜映的互动中,脸部表情彼此增强,后续是共鸣的体验,或者是与另外一个人在"同一波段上",这就是一个高度唤起的时刻。高度的情感时刻这一概念一点也不新鲜,大多数治疗师都同意这样的交流在发展与患者有情感意义的关系方面是基础性的。

斯特恩等人(1998)阐述了上述观点的一部分。他们的文章抓住了"真实"和"真诚"这些概念。他们观察到在治疗体验中患者经常记住的是与治疗师发生的"真实的人与人的联接时刻":

> 我们说"真诚"的相遇时,意思是这样的交流暴露了自我的个人层面,这一层面唤起了另一个人的情感反应,并向另一个人发出个人信号,在两个参与者之间创造新的特定的两元状态。

(1998:917)

他们把这些特定的交流称为"相遇时刻"。这些"时刻",从广义上来说,是人际交往活动,为新的人际关系体验提供了机会(Lachmann & Beebe,1996)。斯特恩等人(1998)认为这些体验为咨访双方重新整理了"内隐的关系性认知"。作者把这种认知与"描述性知识"之间作了重要区分,他们假设"描述性知识"是通过言语解释得到的,而"内隐的关系性认知"是通过咨访之间实际互动的体验获得的。他们认为相遇时刻有助于创造一种新的主体间环境,直接影响到"内隐的关系性认知"领域,因此可以改变它。这样的干预被相信是"催生变化的",它促成了过去的体验在现在重新情境化,

> 个体在不同的心智背景下运作,结果是在现在和将来产生了新的行为和体验。

(Stern 等,1998:918)

斯特恩和他的同事们重点强调了咨访之间互动时刻的重要性,这样的互动代表了一套新的隐性记忆的达成,促成治疗关系发展到新的水平上,这一点与那种主要用诠释移情来阐述患者内在主要客体关系的观点形成对照。治疗师的任务是解构业已确立的,但是令人十分不满的"在一起的"模式,同时推进新的体验。再组织的时刻涉及新的主体间相遇的类型,这一刻发生在人际空间开启的时刻,让参与双方用新的方式成为对方的代理。在交流过程中,咨访双方发现自己用不同的方式与对方在一起,这反映了在他们主体关系独特而复杂的系统中浮现出的属性。

斯特恩等人(1998)概括出来这种状况与临床相关的隐义是心理改变并不依赖于患者意识到发生了什么,换句话说,要促成心理改变并不一定要有洞见。心理治疗提供了一种性质不同的互动类型,这种机会改善了行为程序的策略,这会反映在个体与他人互动的方式上。治疗关系在此被概念化为信息的来源,这种信息是隐性的交流(Lyons-Ruth, 1999),也就是说,它绕过了语言。在别的段落里我描述过咨访之间用幽默的方式交流,以提供不同的联接机会(Lemma, 2000)。如果我们用这种方式处理治疗互动,语言的韵律,比如说节奏和音调,会是影响互动的因素,影响力如果不是多于,起码等同于咨访之间实际的语言交流。它会鼓励我们注意语言的情感因素。

正如我们所论述的那样,新的"与他人相处"的行为程序不断集成整合,并动摇现有的行为模式,它会像发动机一样带来改变。与治疗师的关系提供了新体验的机会,这挑战了已存在的行为程序。依恋研究已经表明通过投入到更一致、更具合作性的主体间互动形式中,行为程序会变得更清晰、更整合。发展更一致的内在关系工作模型,与投入到一致性的亲子对话中的体验有密切关系。这种对话的特点是养育者对孩子的心理状态持开放态度,这种开放态度是有质量的。在这样的互动中,孩子的情感状态或动机被看到、被说明,这样就能帮助孩子调节她的情感体验。父母为孩子的情感体验提供了"脚手架"(Lyons-Ruth, 1999)。

要说明情感脚手架这个观点,让我们来举个例子,一个孩子刚打翻一罐颜料在一幅画上,这幅画她已经画了好一阵了。事情发生时,孩子哭了,版本一:妈妈跑过来安慰孩子,告诉她,"有时候这些事情就是会发生,真的让人不好受,我们是不是再重新尝试一次?"这位妈妈在这里承认了孩子的情感体验,邀请孩子重新再画,也含蓄地指出这不是什么太大的灾难,给孩子空间决定要不要继续。换句话说,她重视孩子的体验,也传达出孩子内在挫败和失望的状态是可以克服的。另一版本:妈妈冲过来说,"看你做的好事!我现在还要来清理这玩意儿,你真是个坏孩子!回你的房间去!"在这个场景中，妈妈可能因为各种原因已经相当紧张了，自己脑子里已经充满烦恼，她对这件事的反应是控诉，剥夺了孩子处理情感体验的机会。更重要的是，她制造了一个关键性影响，向孩子传达这件事会发生是因为她是"坏"孩子，这样的交流既不是合作性的，也非一致性的。

在阐述我最认可的有关心理变化的理论的过程中，可以看到修正性情感体验这一概念有迹可寻。患者得益于体验一个新的客体/治疗师[4]，这个治疗师有心智化的能力，她的联接方式对患者的情感体验有隐性的重要作用，她承认患者的想法与治疗师自己的想法是分开的。

这种心理变化理论更加微细地论述了与治疗师的新体验如何通过改变内隐程序促使改变的发生，这种观点认为非描述性过程（如程序性的潜意识）是心理分析中的许多不可解释的变化发生的基础，正如里昂-露丝（Lyons-Ruth）所说：

> 媒介是信息。也就是说在行为性关系对话中，意义是内隐的，从某种层面上说，不需要反思性的思想或语言就知道了。

> （1999：578）[5]

这个观点挑战了强调把说出来的话语当作心理变化媒介的心理治疗传统，它认为"诠释"或者"解释"，即把动作性知识转化成语言，这种治疗工具是被高估了的。

> 如果如何与他人相处的表征融合了语言和情感上的意义，还有行为和互动上的程序，那么特定的隐性关系程序就可以通过多种途径获得，通过情感体验、认知理解或人际互动的变化，达成表征性的改变，不需要给某些特定的做法（如诠释）赋予特权。

> （Lyons-Ruth, 1999：601）

在一个如此强调"叙述的故事是相对的"的后现代思潮中，不同流派的心理治疗师越来越多地将治疗过程视为提供安全的环境，使患者能够讲述并重写自己的生活。这很可能是治疗的功能之一，并可能有助于最终的治疗结果。然而，正如弗罗施（Frosh）敏锐地捕捉到的：

> 对于某事，可以讲许多故事，不是因为它们都是等价的，而是因为语言本身的不足。现实太不确定了，它超出了符号系统。

> (1997a：98)

治疗性接触的独特之处在于，它为叙事过程提供了人际背景。因此，在治疗师和病人之间的人际空间中变化发生了，所经历的可能无法用语言表达，但可能是带来变化的。

## 结论

询问任何一位精神分析治疗师，如果想帮助病人，了解过去是否重要，大多数人都会表示同意。童年被认为是我们生命中最塑形的时期。然而过去如何影响现在，直到现如今仍然不清楚，这给治疗如何起作用的问题增加了困惑。

弗洛伊德一开始进行精神分析的时候，他相信的理论是：情感宣泄是重要的，要把潜在的本能愿望带到意识中以便克服阻抗。找回被压抑的早期记忆被认为是心理治疗合理的目标，为达成此目标，把现在和过去联系起来的重建性诠释是分析实践的主流。少数弗洛伊德派继续以这种经典的方法来规范自己，认为变化本质上是内在的心理过程，依赖于记忆的检索和对早期事件的建构。

正如这里所回顾的那样，当代的一些模型认为改变来自充分讲述和细化在各种充满情绪张力的情境下与他人相处时的内隐程序。这样一来，使潜意识意识化在治疗过程中就没有那么重要了。事实上，现在很多治疗师——无论理论背景如何——投入于探索此时此地的移情关系中，努力理解病人的内在现实。回顾过去的频率不尽相同，但是不再像早期弗洛伊德派那样给予重建性诠释以中心位置。

受发展观点影响的当代弗洛伊德派也认为变化发生在此时此地。因此，他们的干预常常难以区别于克莱茵派、客体关系学派和主体间性学派。如果有区别的话，那可能是弗洛伊德派比其他学派更倾向于提及过去。关于在多大程度上聚焦于移情性诠释或者重建性诠释这一方面，弗洛伊德派和克莱茵派处理病人沟通的内容有所不同，但他们有一个共同的信念，即现在与过去是同构的。这使得他们与英国的独立派不同，后者采用发展的观点，将此时此地的情况理解为一种高度修正的衍生物，通过不同发展阶段的经验进行转换。

当代所有关于心理变化的描述都广泛地集中在咨访关系的重要性上，虽然概念化的方式各不相同。我们不知道哪种说法最有效，需要实证研究来帮助我们理解治疗师执行的哪些功能促成了心灵变化。如果把治疗的相互作用理解为早期足够好的父母的功能，而足够好的父母会帮助孩子发展心智化能力，也就是说能在心理状态的层面上思考她自己和其他人的行为，那么我们可以假设，心理变化是通过在治疗师身上找到新客体而发生的，这个新客体能够解读患者的交流，赋予意义，理解他的意图和欲望，这使病人认识到这是一种与他人相处的新体验，他可以在不扭曲自己的精神状态的情况下思考自己的精神状态。有时能够聚合成叙事性的早期经历，患者会倍感欣慰，可能因为创建叙事是构建意义的一部分，还可能因为这是与另一个人共同创建的，那个人对病人心灵的内容感兴趣，并给他的体验赋予意义。这可能是精神分析工作的功能之一。福纳吉说：

> 精神分析远不仅是创建叙事，更是一种积极建构自我与他人体验的新方式。
>
> （Fonagy，1999b：218）

虽然这种新体验在一定程度上取决于治疗师用语言诠释患者在移情中的体验，但咨访互动中也可能隐含着大量信息。变化因此可能还取决于这种隐性沟通的质量，这样的沟通促成了程序水平上的改变。

当前学界对"除诠释之外的其他因素"（something more than interpretation）的兴趣（Stern 等，1998）可能为研究促成改变的其他因素铺平道路。更多地认识到咨访关系最广泛意义上的功能，将会有助于理解心理治疗的工作原理：

> 只有建立起病人和治疗师之间的人际关系，变化才会发生，要建立起一种以不同方式看待事物的氛围，认识到我们能做什么，不能做什么，理解什么是我们的，什么不是。
>
> （Bateman，2000：153）

我们所作的诠释不仅仅是带来洞察的语言，最好的诠释是一种相互作用的模式，这种模式本身为患者提供了一个机会，让他们体验不同以往的与人联接的方式。当我们承担起帮助病人改变这一细致的工作时，最好提醒自己少关注与他们之间语言交流的内容,更多关注支撑这些交流的互动质量。

## 延伸阅读

Sandler, J. & Dreher, A. (1996) *What Do Psychoanalysits Want? The Problem of Aims in Psychoanalytic Psychotherapy.* London: Karnac Books.

### 注释

1. 模式匹配(pattern matching)很有趣,正如帕利(Pally)(2000)强调的,它解释了临床观察到的现象,即病人经常重复特定经历。这意味着与其说是在重复特定的经验,更准确地说是落入了重复行为模式的圈套里,因为我们倾向于带着对过去发生的事情的偏见来解释情境(Pally, 2000)。

2. 显性和隐性指的是在表达某个记忆时,是否有意识层面上的回想。长期记忆可能既是显性的也是隐性的。两者都涉及永久保存的信息:一种是可检索的(也就是显性记忆);另一种很可能是难检索的(也就是隐性记忆)。

3. "状态"在这里用来指唤起和活动水平,以及脸部和声音上的情感和认知(Lachmann & Beebe, 1996)。

4. 我不是在倡导治疗师主动有目的地去行动,比如说,去"修正"早期父母的错误。治疗师的作用是理解这样的错误对患者可能造成的影响,通过理解他,隐而不现地为患者提供"新"体验。

5. 这让人想起博拉(Bolla)(1997)提出的概念——"无需思考就知道"。

# 第四章　精神分析的设置和态度

<hr />

　　一般认为精神分析的设置或框架[1]包括了建立和保持现实层面上的咨询设置以及精神分析协议，涵盖了对咨询时间、会谈频率、躺椅的使用、费用和治疗师的作用的商谈（Bleger，1967；Langs，1998；Modell，1989；Winnicott，1995）。一些治疗师把对"分析信息"，也就是患者的自由联想（Busch，1995）和精神分析的态度也包括在这个概念里。还有许多人将治疗师的内在设置也涵盖其中，这个设置指的是治疗师的内心框架——"一个由诸如符号化、幻想、移情和潜意识的意义这些概念设定现实的心理舞台"（Parsons，2007：1444）。还有一些人把治疗师的理论学习（Donnet，2005）这一概念引入进来。本章中**"精神分析的设置"**这一术语既表示实际参量，也包括帕森斯（Parsons）（2007）定义的治疗师的内在设置。

　　关于设置的作用的著作十分丰富。传统意义上的理解是基本的"背景"，是必要的容器和刺激物，以便患者的移情（见第八章）得以逐步地展开。在客体关系的模型中补充了一点，在设置中潜意识的幻想浮现上来，使得移情关系有了动力学上的特定性。相应地，治疗师的功能是监管这一设置。这就要求治疗师不仅要密切关注患者对设置的反应（潜意识的幻想和阻抗可能会发生），还需要细致监控她自身内在的心理过程，分析师自己的内在过程要么促进（通过自由悬浮注意），要么阻碍（由于治疗师自身的阻抗和"盲点"）分析进程的展开。

　　所有的人类活动都是有框架的，是在特定的物理和心理空间展开的，心理治疗也不例外。精神分析框架在实用层面上包括设置的一致性，每次咨询有确定的时长以及是否使用躺椅，这些设置使治疗空间不同于人际关系发生的其他空间。分析性的态度和立场进一步强化了这一区别，治疗师被鼓励采用一种相对来说非侵入性的、中立的、匿名的职业态度，这要求治疗师抑制所谓的"正常的"个性到一定程度，使她能接受患者的投射，因而为移情的发展提供富饶的土壤。患者与治疗师讨论他的情感和想法，也许会与朋友分享这些，治疗师在回应患者时，采取的态度在性质上很不同于患者生活中的其他人,治疗师不给建议,不提供实际的帮助或保证,而是倾听和解释患者的沟通的潜意识的含义(见第六章)。

精神分析的设置连同分析性的态度创设了一个独特的空间,不同于其他很多社会交往和职业交往。大多数人际关系的展开不会设定时间到最后一分钟,彼此握手或谈论天气这种自然的社交互动,并不会潜在地成为讨论潜意识愿望的焦点。即使是专业的、有界限的关系,比如说与医疗或法律人士的对话,也完全不同于分析情境。因此毫不惊奇的是,在意识和潜意识层面上,不理解分析设置的患者会产生焦虑和偏执性的幻想[2]。

在精神分析实践中前五位的分析性框架的核心议题是:一致性、可靠、中立、匿名和节制。偏离这个框架,你会发现自己不得不与分析性的超我做斗争,这一超我是职业训练中内化出来的。当然也有例外,这体现在斯特雷奇(Strachey)(1934)最初提出的"参数"概念中,它的发展是为了适应那些无法进行临床精神分析的病人而偏离所谓的标准技术。弗洛伊德设定的这些准则成为当今有关框架的主流思想,例外较少。值得注意的是,弗洛伊德自己的临床实践在框架上是松散的,比如说,他在与"鼠人"的工作中,会提供茶、三明治和腌鱼,这样的做法常有发生,这样的考证不是只是出于研究历史的兴趣。

规则的存在是有理由的。本章的目的之一就是概述为什么在实际安排上要努力实现较**理想的**治疗框架,为什么鼓励治疗师采用特定的态度。然而,规则也需要被挑战,不是出于要反抗的愿望,而是因为如果不被挑战的话,临床情境会存在僵化无弹性的危险,即使是与病情较轻的病人一起工作时,在规则之外的情境中也需要有不同反应。更需提及的是,许多规则被当作标准化操作而遵守,只是因为听闻它是精神分析实践的传统,而不是因为它被实证研究检验过且显示为有效。在这样的研究被实施之前,我们最多只是假定,这样做的理由是一直以来就是这样做的,实践中是"有效"的,而不是因为它比起其他做法更有效。如果是这样的话,那么准则作为指导性的标杆,应该是有弹性的,是可以修订的。如果框架固定,不回应于每一对咨访关系的独特需求,那么框架这个专有名词可能就不是个有用的词。

## 精神分析的设置的功能

### 作为协议的设置

就其最根本的属性而言,框架的设立标志着治疗工作的开始。它向患者显示:治疗关系明显不同于其他人际关系,其规则是咨访双方都同意遵守的。当谈及基本框架参量时,我们基本上谈的是治疗协议,它为关系设定了清晰的界限,想要延长咨询或者迟到变成了可以讨论的内容。如果我们没有很清楚地告知患者每次咨询50分钟,那么就很难对他只用了10分钟就离开咨询室这一现象作出解释。如果治疗一开始就设定好框架,就可以对偏离框架作出有意义的解释。

框架中有很多方面可以非常具体,也很容易确定,比如说,费用和咨询时间。其他内容,比如说分析性态度,永远没法具体化,总是隐含在治疗师的态度中,显现在初始访谈及所有后续与患者的互动中。精神分析治疗的评估不像认知行为疗法的评估那么结构化、那样以治疗师为导向,这是因为精神分析评估的目的之一是给患者一种感觉,让患者了解分析性的工作是什么样的,并给我们一个机会去评估患者是否有能力去利用结构化较少的治疗性空间(见第四章)。[3]

### 框架的现实性意义

框架的一项核心功能之一是在现实层面上锚定治疗。现实是我们在特定的一天只能有特定量的时间可以提供给患者,这与患者可能发展出对我们的幻想以及对关怀和滋养的原始渴望——这些东西会在亲密的治疗情境中变得活跃起来——形成鲜明的、以现实为导向的对比。当患者对关心的渴望被治疗情境的现实性挫败时,我们有限的可用性会把患者的被忽略感和被拒绝感带到眼前,因此框架用于提醒患者,无论他对无尽的关心**在感觉层面上**有多么强烈,立竿见影的治疗是不可能的。我们希望同理心和关心会被理解为一种新的情感体验,对一些患者是这样的,但是治疗关系也不可避免地会让患者感到挫败和失望。患者如何管理这样的挫败和失望是治疗工作的焦点。在一开始工作时就与患者协商好框架,成为患者如何与我们建立关系的一部分,也就是说,对患者而言,我们成了一位总是很准时,总是坐在躺椅后面,总是在圣诞节和复活节休假的治疗师。这些特点被体验成一个完整的形象,于是我们成为患者头脑中一个客体,患者感觉到他认识他的客体/治疗师。因此这个框架的任何改变都会挑战患者认识客体的主观体验。比如说,如果我总是准时,有一次我迟到了,患者不得不将此并入他的体验中,认识到我是那种不总是准时的治疗师,这样的体验对那些很难与别人区分开,或者很难接受别人与他不同的患者来说是有困扰的。

安全框架创造出一个不受侵扰的空间,这样患者就能够"使用"治疗师(Winnicott,1971)。这一空间必须是安全的,因为在这个空间里,患者需要表达范围广泛的情感,会引发严重的焦虑,常带有被迫害的性质。温尼科特论述道,婴儿摧毁客体,而客体能够挺过这样的攻击却不报复,这样的体验在心理发展上是重要的。这会让客体变得"客体化"——也就是说,婴儿认识到客体存在于自体之外,根据温尼科特的说法,这标志着"客体使用"的开始。如果把这些观点用到治疗情境中,我们可能会说治疗框架的功能是创建一个设置,在这个设置里,患者既可以体验全能控制又可以体验剥夺和丧失,并且知道治疗师可以承受得住攻击。

框架将咨访关系锚定在现实层面上,患者受益,我们也受益。心理治疗工作使咨访双方都陷入到一种非常亲密、很有张力、有时会激起强烈情感的关系中。正如患者把我们当作全能者,我们也会将患者当作自己身上充满渴求的儿童部分,这样的投射会让我们希望通过患者去修复过去受到的伤害。这些活现出来的情感需要被理解,而不是行动化。框架所设定的界限提醒我们与患者的关系永远不能取代我们去解决自身冲突或挫败的渴望。它帮助我们进行自我监测,比如说,如果延长了一次咨询超过设定的时间,我们偏离框架的行为就是一个信号,提醒我们注意在关系中和/或在自己身上发生了什么。

### 抱持性环境

支撑分析关系的框架也被称为**"抱持性环境"**,这样的表达强调了它的容器功能。比昂(1967)做了一个类比:母亲有能力去接受孩子原始生硬的高强度投射,并予以共情,承受这些投射然后反馈给孩子,孩子会感觉更好管理。治疗师的功能是接受、涵容并转化患者所说的内容,最终帮助患者在自己身上内化情绪管理能力,并且还可以思考。

正如母亲给孩子提供了可靠的、安全的环境,在最大程度上为孩子的身心发展提供机会。治疗师的功能在一定程度上镜映了早期父母的功能,强调的是回应患者的需求,但不侵入。温尼科特也提出这样的观点,他认为分析性框架的功能是提供一个必要条件,以发展自我力量,这样治疗就发生了。根据温尼科特的观点,框架强有力地表征了母亲的抱持,他在著作中强调许多,他相信正是这种抱持性功能使婴儿可以去处理早期生活中的困难。当我们将这样的观点变换到治疗设置中时,很明显框架的抱持性功能主要依赖于治疗师所给予的**心理上**的抱持,且由框架的实际层面来支撑和保护。

框架就这样成为了一个容器,使患者在安全范围内展开他的故事并理解他的内在世界。所谓的容器是否安全,在实践层面上通过尊重治疗关系的界限来传达。保护安全的框架是分析技术的核心部分,这涉及对关系中物理界限的管理。也就是说,提供一个空间,咨访双方会面不受打扰,隐私得到保证,可以信赖咨询师,患者会按时出现,也会按时结束咨询,每周如此。对界限的精心管理向患者传达了关于他将痛苦交托给什么样的人的大量信息。

不断迟到或者取消咨询的治疗师所传达的信息截然不同于努力遵守界限的治疗师。然而不管患者投射什么,我们是人,是易犯错误的人。这就意味着我们努力去提供的理想框架只是一个"理想"。实际上总有一天我们会迟到,或者超时,或者在咨询时有人走进咨询室。这很容易激起自责(比如说,"我不是个好的治疗师"),或者对打断咨询的同事发火。每一次偏离框架都是有理由的,但是不管我们对此有何感受,在治疗工作中重要的是对患者的意义。

托尼(Tony)是一位40岁的男人,3岁时父母丧生于车祸,他成了孤儿。一开始是外婆带他,8岁时外婆去世,后由不同的亲戚照料他,最后在看护中心待了一年。我们初次见面时他描述说,外婆去世后,他从来没有在任何地方待过超过两年。

作为一个成年人,托尼是非常严谨的,注重日常细节的安排——有强迫倾向。他很准时,会把控时间,常常在我之前宣布咨询结束的时间到了。我感觉这是他在我们的关系中保持控制的许多方法之一。

有一次,我坐的火车迟到了,晚了五分钟,当我从等候区带托尼进来时,我感觉到他的紧张:他不与我目光对视,说了一声"你好",声音很难听到。坐下后开始讲这次没啥好说的,还说今天本来不想来的,因为工作忙,一项工作开始而没完成的话会令他不安。他说了一些关于工作压力的事情,一些同事没有在截止日期前完成任务,他觉得很生气,他说话的时候几乎不看我。我感觉他是对我很生气,但是我知道,这是托尼的典型模式,他从来不直接表达感受。

在切入干预之前,我考虑到托尼开始咨询时,用非言语表达愤怒的迹象(比如,他不看我),告诉我他没有什么好说的,本来不想来的。这样的开头让我思考是什么激发了托尼的阻抗,我注意到他不想来的念头出现,是因为他到咨询室后发现我没有像往常那样等他,考虑到托尼早年丧失养育者以及照料者不固定的情况,我的假设是:迟到是触发他对我暗生怨念的最可能的原因。

他抱怨未在截止日期前完成的工作以及同事,我的假设是托尼在间接地表达对我的愤怒,因为我错过了我们的"截止时间"。他选择使用"截止时间"这个词,让我想到他父母的死,联想到他创伤性的历史,我的迟到唤起了他可怕的焦虑,他担心我是否会来,他是否会再次被留下来,成为孤儿。

这样的假设有些支持,托尼在前一次咨询中问我,如果治疗师不得不移居到另外一个国家,他的患者怎么办?我试图探索这个问题的意义,但遇到阻抗。他坚称问这个问题只是好奇而已,拒绝我的解释,我的解释是"他担心如果因为某些原因我不能再见他,他该怎么办?"现在看起来重新探讨他的焦虑很重要,我认为这是早先问题的导火索。他对我的依赖逐渐增加,对此他很焦虑,害怕我也会离开他,就像他父母离开他一样。尽管托尼拒绝了我早先的诠释,但这个被抛弃的主题反复出现,因此需要被追述。我假设托尼拒绝我的第一次诠释可能是一种阻抗,他不愿意思考我会离开他的可能性,以及由此产生的痛苦感受。

我决定在诠释中回溯他不仅对我的迟到很生气,而且他的生气在抵御更多东西。然而,不能一下子给出全部诠释,我从最意识化的情感,即愤怒开始。这样的方式,比起我提供一个解释,太快地面质他不愿意想到的情感,可能更能够让他接受。想到这里,我这样开始诠释:"你一开始就告诉我,你今天没有什么好讲的,而且实际上本来就不想来。你对不能在截止日期前完成任务的同事表示不满,我想你是在说,我迟到了,你对我很生气,就像是我没做好我的工作,没有遵守我们的时间节点。我们都知道直接表达愤怒的情绪很难。"

托尼能够想到这个,承认说他很努力地按时抵达,而我却没到,他很生气。然后他就沉默了。之后再次说话,报告几天前他做的一个梦让他很不安。在梦里,他的猫跑到街上去了,他等了很长时间,猫没回来,他不记得梦的其他部分。这个梦很契合他丧失与被离弃的感受,强化了我的直觉,他隐含的焦虑是怕被抛弃。然后我决定与托尼分享诠释的第二部分:"我想今天我没有按时来见你,你对我的生气之下隐藏的是焦虑,在你心里面,你害怕我再也不会来了。"

严格遵守框架所定的界限不能说是一个缺乏弹性和迂腐的问题——对界限很严格的治疗师常遭到这样的控诉。尊重界限的态度是在承认:稳定性和可靠性是重要的,是患者心理成长所需的。像托尼这样的患者,经历了早年丧失和不稳定的童年,或是成长于一个不可预知的家庭环境中,分析关系中的界限提供了安全保护,患者是第一次体验到一个人是可以信任、可以依靠的。它创设了一个安全的心理空间,在此患者可以探索他最深的愿望和恐惧。框架的这一重要性怎么强调都不过分。这是我们提供给患者的容纳功能的具体表现——表示患者对我们可以有期望和依赖。

治疗关系的界限保证了唤起焦虑的关于自身及他人的幻想和情感可以被探索,可以在非报复性关系的背景下表达,咨访关系与患者可能需要表达的情感无关。然而这并不意味着"任何事都可以",当理解(understanding)还不足够时,也就是说当言语不足以涵容患者时,要做到真正的容纳需要确实了解(knowing)。很显然有些行为是破坏治疗过程的,需要被处理,比如说患者来咨询时还处在酒精的影响下,或者是在咨询时段试图自伤。这样的行为需要立即指出来,并将其理解为潜意识的沟通,在许多时候这会消除采取行为的必要性。

我们的作用中的一个重要部分是允许自己成为接受者,接住患者的投射,理解患者需要用行动表达无法言说的情绪。然而,保持界限,提醒患者他的行为可能会破坏治疗也是我们的责任。把自己借给患者让他投射的同时,要知道投射行动化太过具体的话,没什么用处。不报复并不意味着被动地接受患者因其受过虐待而虐待我们,治疗关系可能会类似于患者熟悉的内在人际模式,但是又必须有些不同。也就是说,在治疗关系中这种模式和联接的结果都是明确的,而且都是可以被探讨的。温尼科特所说的客体能够存活这样的结果来自我们有能力在放弃思考并付诸行动的人际压力之下运用自己的头脑,当理性不足以消除行动化的需要时,治疗可能需要中止,这种情况比较少见。

### 具身化设置

我个人与重症病人的工作中遇到的挑战,使我产生了好奇,有些病人把治疗师的身体当成治疗框架中的固定设置,不能有变化,因而治疗师在他们的身体层面上感到被强加、被控制。治疗师身体的变化(比如说,怀孕、体重起伏、明显的外伤或是发型改变)明显到患者能感觉到的程度时,会推动患者的原始幻想,激发患者的焦虑。这让我更明确地解读**"具身化设置"**这一概念。

奇维塔雷塞(Civitarese)(2008)受益于布雷格(Bleger)(1967)和奥格顿(Ogden)(1989a,1989b)的关于"感观主导体验"的观点,强调了设置的**感观**性质:"确切地说,设置的特定功能提供了'皮肤',存在于粘附性的接触中,有整合的作用。"(2008:28)"皮肤"这个词敏锐地抓住了治疗师身体的重要性,治疗师的身体是患者预期设置的一部分。

治疗师的身体外观和她如何安住在身体之内,以及在咨询室这个物理空间里她坐在椅子上的方式,她的呼吸,在咨询室里的走动,她如何说话、如何装扮自己等等,都可以组成核心的感官特征,是治疗师提供的容器的一部分。我们可能会说设置的不同方面确实是具身化的。迎接患者时点头或注视,或者治疗结束时站起来的方式,都是仪式的一部分或者是框架参量,表现为"常数",所有这些都被认为是设置的特点。

然而这种"常数"本质上有"具身化"的特点,很难保持稳定的常态,患者可能对这些方面的反应比其他反应更强烈、频率更高。所谓"反应"不只是患者对治疗师身体可见的改变在意识层面上的反应,我认为治疗师的身体对于患者的内在世界是一个强有力的刺激物,会表现在患者的联想和行动化中,会影响治疗师的反移情,所有这些使我们推断出患者的潜意识幻想和内在客体。

治疗师的身体在治疗设置中不是典型的恒定部分,原因是因为身体本身的可变性。讲述治疗师的身体被患者使用的相关文献很丰富,还有很多关于咨访双方"相互观察"的文献(Burka, 1996;de Toffoli, 2011;Tintner, 2007;Zanardi, 1995)。这些文献大部分集中于两个领域:第一,与精神病患者和变态的成人患者工作的治疗师阐述了他们的身体在分离个体化的治疗工作中的重要性(Bleger, 1967;Chasseguet-Smirgel, 1989;Lombardi, 2009;Rey, 1994),包括精神病患者投射进入治疗师身体的方式(Goldberg, 1979;Lombardi & Pola, 2010);第二,儿童治疗师很早以前就阐述了,一些儿童体验的设置等同于治疗师的身体(Davies, 1989;Isaacs-Elmhirst, 1988),特别是与自闭症儿童一起的工作,很好地说明了孩子需要控制治疗师的身体(如 Rhode, 2005)。

具身化设置的概念(Lemma, 2014)集合了许多治疗师有关前表征期的感官体验的观点(如 Civitarese, 2008;Ferro, 2003;Fonagy & Target, 2007;Lombardi, 2005;Ogden, 1989a, 1989b;Rosenfeld, 1987),也集合了拉考夫(Lakoff)和约翰逊(Johnson)(1999)关于具身化心智的有创建性的论述,还有加勒斯(Gallese)等人(2007)和亚科波尼(Iacoboni)(2008)关于镜像神经元的论著,他们强调了镜像神经系统如何产生出前反思期的共情反应。对内在本性的聚焦提醒我们,最初就有的概念和幻想就其本质和内容而言是感官性的(Isaacs, 1943)。分析性设置通过与患者共享物理空间的体验,以及治疗师自身的存在,可以唤起许多幻想,包括前符号化的幻想(Bronstein,2013)。

*103*

## 框架与退行

精神分析文献中频繁地将治疗师的作用与母亲的作用作类比,这一点强调了分析性关系的退行性质,这就引发了一种关注:患者有可能被利用。分析性设置(set-up)在某种程度上确实会引起一定程度的退行,分析性设置构建了某种层面的现实,这个现实与正常生活情境是相分离的,这是一个幻想的领域。框架的准则和仪式标定出这个现实,最具体的例证是运用躺椅,让患者躺在躺椅上。还有就是自由联想,它本身就是一个退行现象,让患者搁置通常的监管系统,在交流中放弃严格的逻辑和连贯性。分析性设置有退行的特点,其结果是患者变得脆弱,即便如此我们也尽最大可能不去利用患者。退行用在治疗层面上,可以促使患者探索婴儿式的渴望和焦虑,这些渴望和焦虑塑造了现在的关系和对生活的态度。

就像任何一种关系一样,治疗性关系是可能被滥用的,绝不仅限于精神分析的心理治疗中。然而,有人争论说,分析性过程通过运用诠释和培育移情关系,将治疗师置于一个比其他疗法的治疗师更有权力的位置之上。确实存在权力上的不对等,但是这是任何治疗性关系所固有的特征,患者的定义就是脆弱。关系的强度几乎肯定会唤起强烈的情感和渴望,患者会让我们感受到要去满足他们的压力。这就将我们置于一个有权力的位置上,而患者在对面的位置上。对这种权力的实际滥用反映了人类行为的一个方面,当这种行为发生在一段本身就是一种治疗措施的关系中时,更令人气愤。

### 作为干预手段的框架

就像诠释一样,如何建立框架并管理它或者怎样偏离它,这些都是干预手段。干预总是带着意识层面和潜意识层面上沟通的意图,因此,当我们努力去维持安全框架时,我们在向患者传达一些重要的东西。如果偏离了,比如说,迟到或者是咨询室里新挂了一幅画,我们也是在沟通,因此也是在干预。这就是为什么当偏离设置的事情发生时——这是不可避免会发生的——我们需要帮助患者理解这样的偏离对他的意义,并且对我们自身进行分析,理解我们为什么会偏离,这一点很重要。当然,如果是因为交通问题迟到,正如上述托尼的例子一样,也许不能理解为行动化,而只是一个无法避免的事件,然而对患者来说还是有意义的。

### 一种框架适应所有情境吗?

心理治疗不能发生在真空里,总是在特定的文化和社会体系中展开,这些文化和社会体系会赋予心理治疗相应的形式和意义,因此引发了在西方背景下构思的框架的跨文化可行性的问题。几年前我在孟加拉国工作,特别注意到精神分析的框架结构中有一种种族中心主义的假设（Lemma，1999）。在西方我们努力保护患者隐私，与之相比，孟加拉国的咨询发生在许多不同的设置中，在其文化背景下，在开放的、公开的、过于拥挤的诊所里，家族所有人员都希望来陪伴这个被定义出来的"病人"。时间观念也十分不同，我们西方人倾向于给每项活动定时，因此会注意到是否超出之前设定好的界限，并赋予意义。在孟加拉国，患者中大多数都是社会地位和经济地位低下的人，走很远的路，没有办法使用更可靠的交通工具，把他们的迟到解释成阻抗就没有意义。

心理治疗通过更广泛的文化活动起作用，至少心理治疗是需要文化土壤的。孟加拉国的设置与英国的严格的设置存在巨大差异。然而，两边的设置均发展出自己特有的仪式，以它们特有的方式存在，富有它们所根植的当地文化意义和情感色彩，经过岁月洗礼，衍化成"实践"。如果确实如此的话，那么有趣的事情是：问题不是哪种设置最好，而是在特定的文化之中，哪种设置最有意义。只有在某种文化传统中有意义的界限被建立起来时，才有可能去解释偏离的意义。

## 具体框架

### 时间

为什么对时间那么较真呢？比设定的 50 分钟多做了 5 分钟很重要吗？患者最后终于接触到情感，但是必须要戛然而止，这样做岂不是比延时 5 分钟更糟糕吗？这些都是合乎情理的疑问。

当我们思考心理分析实践的时间界限时，很明显对每小节时长的约定是很主观的。45 分钟的咨询与 60 分钟或 80 分钟相比，除了在更长的时段里，有更多的内容讲出来之外，差别有限。将时长与更大或更快的进步相关联，这是另外一个议题，对此我们缺乏证据。50 分钟是通常的做法，最有可能被发展和遵守，因为这帮助治疗师有效地管理时间，这样可以一小时一小时地见患者，每节咨询之间有 10 分钟的休息时间。

虽然说每小节咨询的实际时长的设定是主观的，然而约定好的时长需要得到尊重，不能因为有来自患者的压力和咨访之间的内在压力而改变，这一点是基本的。比如说，如果一位患者在我们正要叫停时，变得特别不安，不得不结束咨询会显得很不敏感或残酷。当觉得自己很无情时，这样的感受与我们更喜欢的有爱心的自我形象相左，这种内在压力很容易让我们延时。这样的情境表明我们这边行动化了。反过来患者的体验，举例来说，可能他会认定我们不相信他能管理好自己。

时间界限可能是挫败、焦虑、放松或冷漠的源头。对一位患者说，"时间到了"这样的话表征着母亲在孩子需要时拒绝喂奶；而另一位可能因为卸下亲密的负担而松了一口气。莫诺斯(Molnos)提醒我们："真正的时间是心理和文化的建构。"(1995：6)时间界限就是这样依据患者的内在现实而有了不同的意义，也因为普遍的、有关时间的文化意义而有了相应的色彩。

不管对患者而言时间界限有多么独特的意义，它将现实引进了治疗关系中，挑战了治疗关系中亲密感唤回的永恒的、融合的、海洋般的感觉(Molnos，1995)。时间界限向患者呈现了一次小的分离，很容易引发特定的情感。患者如果处在痛苦中，正讨论一些很重要的事情，时间界限可能会让他感到被误解、不被关心、被剥夺、被忽视、被拒绝、被抛弃或被惩罚。对一位难以亲密甚至无法忍受亲密的患者来说，"时间到了"这样的说法可能带来巨大的放松，而延时可能会引发这位患者的幽闭恐惧的幻想，像是被一个傲慢的侵入性的人困住或诱惑。

双方同意的时间界限以及我们或遵守或偏离的做法，会在患者心里激发出关于治疗师对他有什么样的心态的潜意识幻想。举例来说，患者的解释可能有很多种，比如说，"治疗师受不了我离开，她太孤独了"，"我太有趣了，她想延时"，或者"她认为我病得太严重，她不相信没有她我能管好自己"。

如果偏离行为发生，重要的是：一旦我们理解了这对患者意味着什么，那就要介入了。这涉及命名由此产生的潜意识幻想，与此幻想相关的内在客体关系被激活了。发生迟到的状况，可能是一个"扳机点"，举例来说，假设等治疗师来的是一位体验到许多与竞争相关的冲突的患者，他是三个孩子中的老大，弟妹们相继出生，岁数相近，患者在治疗时说当他不再得到关注时很挫败，他意识到妈妈总是很忙，这件事情是他家里的一个问题。治疗议题之一是他总是好奇我们见了其他患者，还有他在意识层面上有一个幻想——别的患者比他更有趣。有一天治疗师迟到了，患者说他想暂停治疗六个月，出去旅行。之前他从未说过，要形成干预，我们在头脑中可以按以下步骤来：

- 指出偏离框架的事件是什么(比如说，**我今天迟到了**)。

- 指出由此引发的潜意识幻想是什么(比如说，**我想当我没有按时到的时候，你感觉我心里想的是别人而不是你**)。

- 命名伴随这一潜意识幻想产生的情绪(比如说，**当你相信我没把你放在心上的时候，你觉得我抛弃了你，我更喜欢一个比你有趣的病人，而不是你**)。

- 命名这一幻想产生的后果(比如说，**你觉得被抛弃，你对我生气，决定要离开我**

去旅行)。

## 物理空间

治疗的物理环境需要仔细规划,最重要的一点是在多大程度上确保隐私,最小程度上被他人打扰。我们见患者的房间隔音要好,有清晰的标志指示咨询在进行中。如果在公共服务机构工作的话,这样的设置可能很难提供,那些地方的墙常常像纸一样薄,同事们不管门外的标识,他们会在咨询进行中走进来。

物理空间如果较为中性的话,会比较理想,这么说的意思并不是说房间要像修道院一样简朴,全无转移视觉注意的装饰。很显然,工作环境或多或少反映了我们是什么样的人,我们需要创造一个自己觉得舒适的环境,因为会花很多小时待在那里。然而,因为选择了这份职业,得有所节制,不能弄得过于个人化,要尽量避免侵入患者的空间,这样他能更自由地将他可能有的意识层面和潜意识层面的幻想投射到我们身上。比如说如果把孩子们的照片放在咨询室里,可能会剥夺患者探索我们有没有孩子的幻想,以及对他的意义。通过陈列家庭照片而呈现有孩子的事实代表了一种侵入,让患者不能探索他的幻想。有时候这样的侵入是不可避免的,比如说,如果在家工作,患者可能会听到咨询室楼上孩子们玩耍的声音,这需要与患者讨论。即使有些侵入不可避免,最好还是尽可能地减少这样的侵入。

咨询室对艺术品的选择也需要思量,比如说,如果我们喜好裸体画,这就不合适了。在个人执业的情况下,还需注意提供卫生设施,并设等候区,即使只是在咨询室外面加一把椅子。我的做法是在第一次咨询结束时向患者指示这些实用设施。我也从一些患者和同行那里听说,一些治疗师不会给出这样的指示,要么认为这些设施很明显——在某些场合是这样的;要么不太明显时,治疗师有时会认为这存在潜在的意义,比如说患者询问他应该在哪里等待。在这种情境下,有意思的不是患者有这样再合理不过的疑问,而是治疗师假设患者所说的每一句话,所做的每一件事都有潜意识的含义,都可以用作治疗用途,这一点让我很诧异。重要的是,患者提了一个十分正常的问题,询问在哪里等候,而治疗师的回应是沉默,患者可能会感觉羞愧,因为会觉得自己不该问这种问题,他可能做错了什么。

## 保密

保密是最重要的事,也是特别容易破坏的事,甚至可能没被意识到。做完一次困难的咨询，与另外一个同事甚至是与伴侣讨论一下这名患者，可能会是一件很有诱惑的事情。我们的意图是获取帮助，而不是八卦，这会破坏患者隐私需要保护的权利。

当我们以一个团队的形式工作时，保密原则可能会被严重损坏，在团队里，患者的信息经常是被分享的。如果在这样的设置里工作，要清楚保密的有限性，并将此情况告知患者。通常保密原则有例外的情况，即患者的生命或者另一个人的生命处于危险中——我认为这样的例外事项是很普遍的，无论是私人执业或者在健康或社会机构工作——在多学科合作的团队里工作，可能会有其他增加的限制条款需要向患者解释。

总体来说，患者很难理解我们在公共服务部门工作时的保密问题。大多数患者对于我们在团队会议中与其他同事或者与督导讨论他们没有什么概念，如果我们是团队合作，这样解释可能会有帮助：**"我们在一起讨论的事情是保密的，但是我也在一个团队里工作，这个团队负责你的全面健康状况，有时会出现这样的状况，我会被要求提供报告或我们工作进展的最新情况。我不会披露细节，只会给一个总体描述，对此你有什么想法吗？"**

我的做法是除非临床上有明确理由需要详细信息，我给其他专业人员的材料是有限的。比如说，如果一名患者一直有杀掉他精神科大夫的幻想，我会考虑他付诸行动的可能性，即使可能性很小，我也会披露这个细节，理由很明显。然而在大多数个案中，我没有看到有什么理由要让其他人知道，诸如该名患者是否被虐待或者如何被虐待，或者性困扰的具体情况。总体来说，其他专业人士需要知道的所有内容是：

- 谁转介了患者；
- 第一次评估的日期；
- 简短概述呈现的问题，以及用通常的说法进行个案概念化；
- 自己或他人有无危险；
- 会见患者的时间会持续多久。

原则上一张 A4 纸的篇幅就够了，大家都很忙，没时间去读长篇大论。唯一的例外是针对那些于己于人有危险的个案，在这种情形下，最好多披露一些信息，材料多些总比少些强。

在公共服务机构工作，如果患者同意的话，理所当然要联系他的全科医生（GP），即使这位医生不是转介人。如果是私人执业，要不要与患者的全科医生联系，这需要考虑。虽然询问全科医生一些情况是很重要的，但是并不总是必须的，只有一种情况下，在一开始就联络 GP 是有必要的：

- 患者处于伤害自己或他人的危险中；

- 患者看上去需要心理治疗以外的帮助；

- 患者因为心理问题在接受药物治疗。

有时患者在治疗过程中病情恶化或者需求变得更清晰，在后一阶段另一位专业人士需要介入进来。正是因为存在这个可能性，在一开始就记录下 GP 的信息是有帮助的，紧急情况时方便去联络他。然而，在联络 GP 之前，让患者知道我们的意图，这很重要。唯一的例外是，患者非常不安，以至于听不进去我们所说的话，或者当我们建议给另外一位专业人员打电话时，患者对我们有暴力倾向。

**费用**

"免费"治疗是不存在的。即使是在有公共基金支持的服务机构里，患者并不直接负责付费问题，治疗关系展开的前提仍然是，患者知道如果自己不付费或者机构不付费，就不会有治疗关系。[4] 当然大多数患者接受有公共基金支持的治疗时不会有意识地去思考这样的安排，但是它明显的和隐含的意义从来不会被束之高阁，只要我们去听。在公共健康服务的设置中，因为咨访之间没有实质的钱款交换，治疗关系中钱的潜意识意义比较容易被绕过。

然而，私人执业的治疗师常常要面对患者因为不得不付咨询费而产生的感受，还有金钱的各种意义。精神分析治疗的结束是开放性的，正如菲利普斯（Phillips）所说，"没有一个理智的人会做这样的投资"（1997：x）。确实，正如他指出的那样，患者被要求付费换取我们 50 分钟的时间，持续时间不定，结果不定。在心理治疗中唯一确定的是过程很痛苦，对某些患者而言，为此付费只是雪上加霜而已。

临床上，我们常常注意到这样一个事实，费用可以被患者用不同方式利用。比如说，以钱换服务会产生这样一个幻象，治疗关系中的主观不平等性（如有需要的患者面对全知的治疗师）能被钱抹平。费用使咨访双方相信"责任义务互为对等"（Forrester，1997），因此稀释了移情的强度。对一些患者而言，费用可能用来强化他根深蒂固的信念——他们被剥削了；对另一些人而言，费用的作用是痛苦地提醒他，治疗师永远不能替代父母。也就是说，不管治疗师多么关心他，他知道，如果不付费治疗师不会那样对待他。所有这些可能的意义和需求应放在心里，在成为阻抗时（比如说患者不断忘记付费时），则需要拿出来解释。

也许费用最复杂的一面是钱创造了一个幻象，它能免除债务（Forrester，1997）。

在治疗中我们常常处理象征意义上的债务,费用的存在掩盖了一个事实,那就是象征层面上的债务永远无法用钱摆平。我们如何在情感上评估自己欠了别人,以及别人可能期待我们给他什么或从他那里得到什么,这些都是很重要的问题,盘旋在费用这个事实的背景之中。有关依赖的冲突也粘附在患者与费用的关系上。特定的患者只要有显著的关系议题,我们就需要很努力地探索在金钱交换后面的幻想是什么。

罗宾(Robin),30岁,是一位非常成功且聪明的男人,在金融领域迅速地赚了一大笔钱。他来寻求治疗是想要安顿下来,他从20岁出头起有一系列短暂的关系,对此很不满意。他的伴侣谴责他在情感上从来不投入。罗宾认为他善于处理人际关系,比如说,他会买礼物或带他的伴侣去看戏剧,但是很不容易表达情感。他一方面承认对此感觉不舒服,另一方面又防御性地强调他很大方、很关心人。他告诉我,如果他与朋友或伴侣出现不和,他会在第二天送花,或是预订剧场最好的位置,作为"补偿"。

罗宾说他与母亲的关系十分亲密,他是第二个孩子。姐姐在四个月大的时候死于一种罕见的心脏病。他告诉我,姐姐死后,妈妈很快怀上了他。罗宾感觉妈妈对他保护过度,他用姐姐悲剧性地死去来解释这些。爸爸在情感上基本是缺席的,但是在钱上很大方。罗宾说,他从小长到大,从来无需去要什么。我问他,当他感到不安时父母是如何回应的,他解释说父母会答应给他新玩具或带他出去玩。在他的家里,似乎钱代表修补裂痕的方法,但是情感从来不会被公开讨论。

经过三周的评估之后,我们最后同意开始一周一次的治疗。此时,我与他讨论我的费用。罗宾说我的费用"太合理了",并补充说实际上在我之前他去见过另一位治疗师,我的费用低很多。我请罗宾谈谈"低费"让他有什么感觉,首先他回复道,这让他感觉他在见一位自我评估不够的人,他更愿意与"争夺金牌"(这是他用的词)的人为伍。说完这话他发出刺耳的笑声,我回应说,他察觉到我们有不同之处,这让他很焦虑,虽然他在极力掩饰。罗宾不笑了,停下来补充说:"实际上我感觉很不安,钱对于你不重要,所以你可能不能理解钱对我意味着什么。"这话击中了我,我认为这话很重要,尽管我猜测罗宾没有理会这话的重要性。当我发现罗宾对他脑中出现的念头感兴趣,并且愿意接受帮助时,我冒险做了这样一个较深入的诠释,我对其他心理学头脑不足的患者在这样的治疗早期,是不会做如此深入的诠释的。我解释说:"你说你担心我可能不能理解金钱对你意味着什么时,我想你是对的，当谈及钱的意义时，好像你觉得我们在说不同的语言。我也听出来你担忧的是，当我们之间的关系遇到困难，需要你用更情感化的方式与我联接时，你不知道怎么处理，因为你用钱币比用情感币更自在。你不能付我更多钱去确保自己可以处理这段关系中出的错，不能确保让事情变顺利。"

不仅患者挣扎于钱的意义，做这样一类工作被支付金钱也会引发治疗师的冲突。我们对钱产生的不安值得好好考量。并不少见的是，特别是在职业发展的早期，我们会纠结于收费多少，要不要对缺席的小时数收费。做这些决定感觉很复杂的原因之一是我们可能把那个渴求的、受伤的自己投射给了患者，认同了他，我们那时可能会觉得为了一次缺席的咨询收费是不公平的，甚至可能理想化患者的需求，也会理想化自己成为拯救者。"拯救者"当然不会为缺席的咨询收费，他们牺牲自己以满足他人的需求。如果这样的内部脚本对我们来说很熟悉的话，要好好提醒自己，有时在这种看起来很大方的行为下面蛰伏的是全能感。对劣势一方的认同值得分析，因为它常常是全能感的面具。

对一些治疗师来说，不愿意对缺席的咨询收费，是由于对自己的职业能力和价值心存疑虑。职业形象和它的起源对此负部分责任。这个职业起源于牧师，由神职人员担任，收费去疗愈一个人的灵魂，看起来是不公平的。然而精神分析治疗是一种专业化的干预手段，需要多年的培训，以及极大的情感、资金上的投入。给予经济上的酬劳是合理的，如果不诚实地检视我们对于金钱的游移不定，对收费事项的管理可能会导致我们这一方的行动化。在公共健康服务设置中，没有实际的金钱交换，我们甚至要更努力地去理解费用的意义，以及患者在潜意识中是如何运用它的。

### 休假和取消咨询

**取消咨询**　在心理治疗的一开始，告知取消原则是很重要的。在分析性情境中，治疗师在特定时日里的特定时间见患者。从一开始，中途休息就是这段关系的必要组成部分——这是另一种提醒，即我们有自己的不同于患者的生活——这很容易引发患者的幻想，我们不见他的时候去干什么了。患者也可能选择与我们不同的时间休假，在个人执业中，这一般会引发是否要为取消的咨询时段付费的问题。虽然有些患者已准备好接受协议的这一方面，但有些人反对，感觉这很不公平。[5]

一些治疗师也会因患者在不同于我们的时日里休假而向他们收费感觉不舒服，想清楚为什么不收费是有帮助的。围绕这些议题出现的冲突本身,咨询双方应该好好检视。有些咨询师希望自己是永远顺应的父母,能满足患者/孩子的需要,这会掩盖一种焦虑,此焦虑来自被患者认为没有弹性或不关心人,由此产生敌视态度。但是我要在本章再次强调治疗的目的不是创造每一种愿望都得到满足的关系,而是在这段关系中,挫败和失望可以被理解,并且以更富有建设性的方式来管理。

如果我们自己都不清楚为什么对于缺席的咨询时段要收费或者不收费,那么就很难处理患者对我们所采取的立场的感受。然而,在事情发生时说明这一点是没有帮助的,重要的是一开始就要让患者很清楚这样的安排。第一次会谈特别容易忽略这一点,不去说明咨询取消原则,通常是因为治疗师害怕患者的反应。在一开始就去面对患者矛盾的感受会比较容易些,如果患者已经定好了休假的行程,治疗师很难面对患者并告知他在离开的两周里,费用照收,这是很差劲的操作方式。如果患者进入这段关系时,设想的是只会为他来做的咨询付费,我们没有权利要求付费,他也很有理由在被要求付费时感到愤怒,这是为什么说一开始说清楚原则很重要的原因。

在这件事情上,经过这么年,我自己的立场变得越来越清楚了。如果患者选择休假的时间与我的时间不合,我会收费,不会认为这有什么不道德或是不公平。这是因为当我同意与患者一起工作时,我就把自己投入进来了,给他们提供了一段时日里的特定时间,这是他们的时间,不是别人的。这就意味着除非有特例,我不会改变这个时间挪作他用,换句话说,这个时间段,我被"预订"了。

患者当然有时会不得不在计划之外请假,去处理意外事件,比如说居丧、生病或是小孩子需要照顾这样的意外事件。与之相关的问题是要想清楚我们是否愿意在这些情况下重新安排会面的时间。我认为这是合理的请求,只要有可能我会努力提供替代的时间段,我会在一开始就向患者解释,因为我的时间都是定好的,提供备选时间的可能性不是一直都会有,如果我无法做到的话,他仍有责任支付错的那次咨询。

如果患者习惯于要求重新安排时间,我会警觉。我总会考虑这样的要求可能是一种行动化,需要去理解(当然,有时可能理由很正当,但最后会被用来满足潜意识需要)。在这种情况下,我会与患者讨论这种模式,帮助双方去理解阻抗和工作中的困境,比如说,这可能反映了患者的一种愿望,他想测试我关心他的程度,或者可能是在表达他作承诺有困难。

在大多数情况下,提供可选的咨询时间是合理的反应,但是如果在健康服务设置中工作或是在短期合同内工作可能会有特别的困难,不断重新确定会谈时间可能是一种延长短期合同的方式，在这种情况下，更换时间的请求就变成探讨的焦点议题。

也有一些患者想要做治疗，但是他们的工作让他们无法投入到确定的时间里，比如说演员和记者。选择特定的职业，让他们在意识层面上很有理由逃避"承诺"（commitments），如遇此类情况，需要去探索，而不是与之合谋在不规律的时间见他们或者是不断地更改时间。然而，在现实层面上作考量也是重要的：有些职业确实让按时会面的承诺变得很困难。这是不是意味着治疗对这些人是不可能的事？或者说在这种情境下我们应该有些弹性？毕竟人们必须去工作以支付治疗费。我个人的看法是这取决于每一个具体个案。有些人就是身处不可能的职业里——从分析性治疗的实际需要来看——对这些人我的建议是，等到工作允许他们有更多稳定性时再说；然而对另外一些人，我觉得还是可能工作的，要体谅他们会时不时地离开一段时间，这确实会干扰到治疗工作，这是我们要学习应对的事。我想这样的个案，患者在不太理想的环境中是可以从治疗中得到很大益处的。开放的态度可能是最佳策略，每一个个案可以联系患者的个人需要和人格组织结构来考虑。

**治疗师计划好的休假**　患者需要知道我们通常的放假日期，对大多数治疗师来说，一般的假期是确定的，如圣诞节、复活节和暑假。然而也有例外，那就需要说清楚。只要有可能，提醒的次数要足够多。我们如何处理自己计划中的或计划外的缺席，这会向患者传达丰富的信息，患者会知道我们有多严肃地对待自己的承诺，也会在治疗内设立一种文化，让患者知道自己的缺席应该如何处理，也就是说，这是一个有潜在意义的事情。

我们会在特定的时间有规律地休假，哪怕这是协议的一部分，这件事的现实性仍然会让患者猝不及防，在休假期间，患者的表现就像我们从来没有告诉他我们会离开一样，他会感到失望、愤怒。这是因为框架里意识层面的内容——如休假安排——常有潜意识的意义，这是一开始与患者讨论协议的时候，没有被意识到的。

**治疗师计划外的休息**　计划之外的休息，比如说因为生病或其他生活事件导致的请假，事先无法预料，如果有意外事件预案的话会很有帮助。手头上有患者的联系号码，可以在不同时间点联络上，这一点很有用。现在有手机，可以在患者出门来咨询之前预告他，免得空跑一趟。如果病得很严重，不可能直接联系患者，处理这种情况要很小心。事先想好这事如何处理会让我们在感觉很不舒服的情况下免除焦虑。

一般来说我们宁愿不去想那些最糟糕的事情。然而，我们选择的这一行，缺席会在患者心理产生回响，他们可能正处在特别脆弱的状态中。因此对于我们可能无法联系患者的情况要有预案,这事责无旁贷。最佳方案是委托一位同事,将你现在会谈的所有患者及其联系号码清单交给他,如遇紧急事件,这位同事可以代表我们致电患者,确保他们会灵敏而得体地处理这件事。比起请伴侣或朋友做此事,这样的安排是上上之选,伴侣或朋友可能对患者的焦虑、担心或情境性的愤怒毫无准备。患者名录要定期更新。

有时候这样的缺席可能是持续的,意外事件预案需要有所准备。这些方案很难事先就很周到,因为每位患者可能有非常个人化的需要,此时需要很好的转介网络,熟悉信任的转介网络会大大降低去找别的同事来补缺的焦虑。

### 躺椅、均匀悬浮注意和自由联想

躺在躺椅上被类比为"感官剥夺"的一种形式(Ross,1999)。不与治疗师面对面地接触,患者会更多依赖幻想而不是实际的视觉信息来理解治疗师对他可能有的感觉。由于切断了交流,躺椅剥夺了患者的人际信息,让患者有更大的空间"用他的主体性完成格式塔"(Louw & Pitman,2001:760),这有助于从束缚沟通的社会线索中解放出来,使潜意识的幻觉更自由地浮现。更重要的是,因为回避了视线上的接触,表达羞愧的感觉或想法更容易些。

就像设置的许多方面一样,使用躺椅很可能对治疗师和病人都有好处。事实上弗洛伊德相当明确地说过,离开病人的视线,坐在病人身后,这给病人营造了一个安全的避风港,使他从整天被人盯着的负担中解脱出来(Ross,1999)。当我们不用与病人面对面的接触时,更容易向内看,不会因感到压力而做出反应。治疗师在沉默中感到不舒服是很常见的,当患者瞪着眼睛看我们的时候,那种要说点什么的诱惑是非常强大的,病人对沉默的焦虑会给我们施加相当大的压力——此时我们说话不是因为有用,而是缓解双方的焦虑,而那时理解焦虑可能更有建设性,而不是用说话暂时缓解。

不在病人的注视下,我们可能更容易采用弗洛伊德所提倡的立场:

> 精神分析师能采取的最有利的态度是:随从自己潜意识的心理活动,以均匀悬浮注意的方式,尽量避免反思和建构意识层面上的期望,也不要试图特意在记忆中固定他所听到的任何东西,通过这样的方法咨询师用自己的潜意识去捕捉病人潜意识的漂移。

> (1923a:239)

弗洛伊德鼓励治疗师以"均匀悬浮注意"的态度给病人所有的自由联想以同等的重视。这种态度的独特性后来被比昂有点自相矛盾地阐述出来：

> 精神分析领域有它自己的现实……这些现实是直觉性的。为了锻炼他的直觉，心理治疗师必须放弃记忆、欲望和理解。

（1970：315）

在这里比昂提倡放弃自己的先入之见，这些先入之见可能会妨碍我们不受欲望阻碍地倾听。

躺椅的使用与另一个"规则"相联系，即邀请病人**自由联想**。这是弗洛伊德的基本原则，也是他的技术核心，他要病人分享他们想到的任何想法，不考虑逻辑或秩序。一旦躺到沙发上，离开治疗师的视线，病人就会转向内在，开始较少关注对房间里实物的感知，而更多地关注脑海中闪过的图像，以及从意识流中涌现出来的难以捕捉的稍纵即逝的想法。当我们邀请患者陈述自由联想时，这给病人带来进一步的矛盾情境，因为他实际上是"朝向前语言期，然而又很享受说话"(Ross, 1999：93)。

自由联想已经被定义为"暴露一切惊人的帝国主义式的要求"(Forrester, 1997：4)，它要求来访者悬置审查他所说的话，这是一个真正的悖论，因为正如菲利普斯很恰当地指出，"在分析中说出真相意味着放弃说出真相的愿望"(1997：ix)。的确，弗洛伊德很清楚他对病人的要求："在忏悔中，罪人告诉我们他所知道的；在分析中，神经症患者说得更多。"(1926：289)

弗洛伊德坚持自由联想的原则，因为他意识到，不管病人意识中出现某些想法或图像看似合理的原因是什么，这些似乎都被更深层的想要表达的力量所驱使。弗洛伊德鼓励病人分享他们想到的每一件事，希望通过他们的联想来接近内心冲突。在自由联想的过程中，患者当然会透露很多关于他们自己的信息——通常比在治疗时段中提问或在结构化的访谈中得到的信息多许多。

自由联想是病人为之奋斗的理想，但在实践中确实很难分享我们脑子里的一切内容。当弗洛伊德鼓励他的病人自由联想时，他很快就遇到了病人不愿意这样做的情况：犹豫、沉默、自我欺骗和其他形式的欺骗，还有人回应说，"什么都没想"，以应对咨询师鼓励他说出自己想法的要求。随着时间的推移，弗洛伊德意识到病人内部有一股反对治疗的力量，他将这股力量理解成一种针对治疗的**阻抗**，这一股力量也阻止潜意

116

识意识化。根据弗洛伊德的理论,这种抵抗的目的是为了防御。病人声称自己不知道一些东西,弗洛伊德将其理解为"不想知道"。因此,该疗法的主要任务是克服阻抗,从而使患者的记忆间隙填满(见第六章)。

## 分析性的态度

分析性的态度描述了精神分析治疗师在分析工作中的"位置"或心理状态。这种态度的特点是接收病人潜意识的交流和移情的展开。分析性关系在"允许讲话"(permissiveness of discourse)方面是很独特的:治疗师倾听,不加约束、评判或惩罚。治疗师的心理状态的功能是"分析性过程的看护者"(Calef & Weinshel, 1980),以此来保护这一特别的空间。

现今,不存在共同技术的共识(Gabbard & Westen, 2003),即使是分析性立场的定义也会因不同流派而有所不同。精神分析立场的三个特征:节制、匿名和中立,常被争论。

### 节制

弗洛伊德(1919)强调必须避免对病人的性愿望作出反应,放弃任何过度满足患者的做法。节制原则确保病人在治疗中不会得到替代性满足,否则的话会阻碍进步。满足病人被认为是无益的,因为没有一定程度的疼痛或冲突,通常就没有痊愈的渴望。

弗洛伊德提出,一旦治疗师成为病人的重要客体,也就是说,一旦治疗师成为移情愿望的目标,她不应该去满足这些愿望,而应分析由此产生的防御机制。临床经验反复证明,这种挫败性体验会迅速激起患者的情感反应,伴随而来的是幻想,以及为处理这一事件而用的防御,这使治疗师能够帮助病人检查他的内在冲突。因此,节制会产生被剥夺的体验,这对治疗极其重要的。弗洛伊德(1919)的确也承认有时应该有一些"让步"。但他警告说:

让步太多是没有好处的。心理治疗师出于满腔善意,怀着助人的意愿,给予患者所有人类希望从另一个人身上得到的帮助,他这样做是犯了一个经济学上的错误,这与非分析性机构在神经紧张的病人身上犯的错误是一样的,这些机构的目的是使病人尽可能地感到愉快,让患者在那里感觉良好,并乐于把那里当做躲

*117*

*避生活考验的避难所。*

（1919：164）

考虑到我们诸多精神病院相当不友好的态度,弗洛伊德的话可能一开始让人觉得是反讽。然而,即使许多病人不得不去面对机构设置里的物理环境有诸多差强人意之处,但与病房工作人员建立的关系仍然满足了一些陪伴或即时关注的需要。相比之下,治疗过程中固定的界限可能会让那些希望随时得到独占式关注的病人觉得沮丧,觉得被剥夺。正如我们前面看到的,50分钟一节的咨询激发了这样一种挫折感。

如今,大多数治疗师都同意,治疗情境不应该让人感到满足,或者变得过于"舒适"。从分析的角度来看,满足感可能会以无数种方式出现,需要从一个连续的角度来考虑。例如,我们用微笑和通常的礼貌来满足病人,我们还提供患者可以得到帮助、理解和同情的希望。这种满足感通常被认为是适当的,而且我认为为了创造合作尊重的治疗氛围,这些是必须的。我们试图避免的是不适当地满足患者的退行性愿望,这会破坏分析性工作,破坏病人的自主性。例如,同意在下班时间去看病人(除非是非常严重的紧急情况),或者接受他的婚礼邀请,这些都是在不恰当地满足患者。

意识到过度满足的危险是很重要的。然而,对节制原则的滥用代表着对移情的操纵。科胡特(1984)警告过于严厉的做法会导致不必要的痛苦,并可能复制与冷漠的父母在一起的早期经历,从而产生医源性伤害。他的观点非常有影响力,尤其是在北美精神分析领域。比如说,以沉默和无微笑的方式问候病人几乎肯定会加剧焦虑,尤其是病人有偏执性焦虑倾向时,这样的做法是否有用仍然是一个悬而未决的问题,正如英德比津(Inderbitzin)和利维(Levy)(2000)所建议的那样,我们最好提醒自己,任何治疗方式,只要有治愈的能力,就有伤害的能力。

科胡特的自体心理学方法也有批评者,他们警告自体心理学存在满足退行性愿望的风险。另外还强调,分析性立场的关键之处在于,分析师有能力保持不同于患者的看法,同时还能对病人的困境抱以同情,虽然有些病人可能不会感觉这是同情。

### 匿名和自我暴露

弗洛伊德主张治疗师的匿名性:咨询之前认识患者或患者的亲属,他认为这极其不利。弗洛伊德(1912)描述了治疗师应该如何发挥"镜子"的作用,以接收病人的投射,这样一来患者对治疗师的反应就可以拿来分析,从而了解患者更普遍的关系模式。

*118*

然而治疗师作为一个白屏,接受病人的投射,这一观点逐渐被挑战(Balint & Balint,1939)。吉特尔森(Gitelson)(1952)和海曼(Heimann)(1950,1960)让我们注意到咨访之间"匹配性"[6]这样一个概念,某些咨访关系组合在匹配度上可能会更好些。

当我们开始临床实践时,很快就会明白完全匿名是不可能维持的:转介个案的人会透露一些我们的情况,从我们与病人在一起的方式,从我们的口音或衣服或他能找到的出版物上面,病人几乎肯定会获得许多关于我们的线索。即使我们竭力保持尽可能匿的立场,例如很中立地装饰咨询室,或不在家里见病人,病人还是会对我们好奇,并对我们是怎么样的人得出结论——甚至有时是从最不可能的渠道探知。

有些病人对治疗师有明显的好奇,在这种好奇心的背后,常常会发现一些潜意识的动机或愿望值得探索。同样有趣的是病人可能没有表现出任何好奇。缺乏好奇心可能是一种防御,抵御移情中的色情成分,或病人幻想治疗师有其他病人或有孩子,他要抵制竞争的感觉。

弗洛伊德(1913)建议治疗师不应该向病人透露自己的情绪反应或讨论自己的经历。特别是在刚开始训练的时候,我们中许多人都会纠结于是否要回答关于我们的想法、感受或个人状况等私人问题。总的来说,精神分析工作的经验法则是,没有什么提问是"清白"的,因此,我们的任务是解释潜意识的意义。


　　莎拉(Sarah)是一位30岁的女性,与我一起工作四年,一周三次。2001年9·11悲剧事件发生后几个月,她来咨询,很明显地带着一股烦躁易怒的气息,无论我说什么都遭到她的断然拒绝,她说我们像是在绕圈子,看不出来我对她说的话有什么意义。她抱怨她来做咨询是为了能够建立一段关系,在这方面她还是没有进展。前天晚上,她开始约会的男人说得很清楚,他没有进一步推进关系的意愿了。这种拒绝让莎拉受伤,她对未来的关系感到沮丧。

　　在这次咨询中,莎位开始谈论工作上遇到的困难,因为自从9·11事件之后,她这个行业人员冗余,她担心自己的名字迟早会被叫到,她将会失去工作。她以讽刺的口吻对我说:"没工作没男人! 你干得不错,你一定对自己很满意吧。我真不知道我干嘛要费这个劲来咨询。"在她充满敌意的攻击下,我五味杂陈,对自己不满意。之后莎拉陷入了沉默,过了几分钟,用一种更温和更孩子气的口吻说,她为犹太人感到难过,攻击双子塔从本质上来看是针对犹太人的。她认为犹太人一定会报复。之后她停下来补充说:"这些日子以来,我想好好问你,你是犹太人吗?"我什么也没说,莎拉说:"我猜你肯定不会回答,我不理解,你为什么从来不回答我的问题?"莎拉继续指责我不回答,之后停下来补充说:"但是,我想如果你是犹太人的话,你一定感觉相当糟糕!"

莎拉的这个问题不能理解成简单的好奇,她在这之前从来没有关心过见了四年的治疗师的宗教归属问题,直接回答她的问题很可能对她毫无意义:为了从治疗中获益最多,她不需要知道我是不是犹太人。然而,我得去理解为什么跟我咨询四年之久,在这个节骨眼上,她觉得问我的宗教归属问题能帮到她,我决定干预,而不是直接回答问题。

我干预的信息来自莎拉之前提供的资料,莎拉这次来咨询时充满受伤感和愤怒感。她一开始就抱怨咨询无用,然后告诉我,她的伴侣拒绝她了,后来又说在工作中可能变成多余的人。在意识层面上,这代表了现实困扰,与她的主题相关,她的第一个故事就是被她的伴侣拒绝,成为多余的人。之后开始攻击我:我没能帮到她,她不知道为什么要费这个劲来咨询。

追溯这个过程以及各项议题让我形成了初步假设,也就是说,莎拉将被拒之后的痛苦感受投射在我身上,以此方式来管理自己的痛苦:我变成了无用的分析师,不值得花功夫来见我,我是该被弃绝的。

之后我的想法转到一个事实上,莎拉对我的敌意是显然易见的,我想她会预期得到什么样的结果。再一次追踪她联想的顺序,特别是她问我是不是犹太人,这很有帮助。她在攻击了咨询这件事后转了方向,说犹太人可能想要报复,她在考虑人们会如何处理攻击,这一点是很个人化的(也就是说,这不是一个盲目的攻击,在她看来,这与作为犹太人的个人属性有关)。莎拉让我知道在她自己的头脑中,这样的攻击只会招致反攻击。然后她直接问我,"你是犹太人吗?"理顺了她自由联想的顺序,我听出来,莎拉在表达攻击我后产生的焦虑,这是一个非常个人化的攻击,就像她在对我说,"我攻击了你,你现在要报复我了。"

这是我最后的诠释:"我想 X 拒绝了你,你感觉很受伤,你对我很生气,因为我没帮你保住这段关系。然而你对我的愤怒也让你焦虑,因为作为犹太人的我被攻击后会打回去,你会被惩罚,然后会被孤单地撂在一旁,变成多余的人,没工作没男人。"

这样的干预让莎拉讲到她对妈妈的愤怒,她觉得妈妈给她树立了一个很坏的榜样,因为她"放弃"了关系。莎拉害怕她最后会像她妈妈那样了然一身,郁郁寡欢。然而她用这样的方式指责妈妈,又觉得内疚,因为她意识到妈妈为她牺牲了许多,在父亲离开后,妈妈放弃了自己的事业。我没有直接回答莎拉的问题,所以她可以开始探索与妈妈之间痛苦的动力学关系,特别是她认同了"放弃"事业的妈妈,由此产生了愤怒,并在某种程度上把妈妈的抑郁归因在自己身上。她对妈妈的攻击,反过来产生了极大的内疚。

如果直接回答问题,不考虑潜意识的内容,我们就剥夺了患者去理解自己的机会。埃切瓜扬(Etchegoyen)(1991)认为:"直接满足拿走了患者象征化的能力。"举例说,让患者挣扎于为什么他需要知道我们有没有孩子,这会鼓励患者用言语表达一些东西,而不是行动化。如果我们回答这样的问题,比如说,告诉他我们没有孩子,患者就不用去想,也不用去表达他那种被排除在外的感受了,这种感受与他可能会有的幻想有关:他不是我们唯一的、特别的孩子。同样的,如果我直接回答莎拉的问题,就不会让她有机会去理解与妈妈的关系中的多个层面,以及她是如何处理愤怒情绪的,还有由此产生的偏执性焦虑。不去满足患者的好奇心[7]会让他感受到一种处在第三者的位置上,被幻想中的夫妻排除在外的挫败。在这样的情境下直接回答问题会错失理解患者如何体验三角关系的机会。

虽然我们的个人生活和问题不应该影响治疗空间,但是如果匿名的意思是不透露所有个人信息——无论是言语上的还是行动上的——或者抑制治疗师"真正的"个性、信仰和价值观,这样的匿名很显然是不可能保持得住的。阐述这样观点并不意味着我倡导治疗师的自我暴露——在绝大多数的个案中,从利于患者的角度来看,我看不出有多好的理由一定要这么做,我不认为患者会在最大限度上获益。我在这里指的是,治疗师这个真实的人的存在**不可避免地**会暴露出来,途径有:穿着打扮的方式,说话的方式,布置房间的方式,我们干预的多少,选择聚焦在哪一点上,在什么时候跟患者一起笑等。更需说明的是,**经过考虑的**自我暴露,比如说,通过自我解嘲式的幽默暴露我们的不确定性,可以营造一种氛围。在这种氛围下,自身局限性是可以面对的,无需害怕受到指责,也可以让治疗过程本身去神秘化(Bloch 等,1983)。

自我暴露对治疗有益或无益,在精神分析界是个一直存在的议题。争议的焦点除了是否应该回答个人问题,比如说性取向或宗教信仰,还有要不要承认错误。有些人认为,向患者承认错误而不是探索患者对发生的事是怎么考虑的,这是错误的。这些学者坚称,这种自我暴露的动机经常是治疗师觉得内疚,需要"忏悔",希望得到原谅或者弥补错误,这样的话,治疗师让患者有了负担,并且关上了探索的大门。还有另外一派说法,治疗师在面对一个错误的时候,会逃到探索模式中去:

> 这本身就是个错误,并且在治疗中制造了严重——有时是难以克服——的问题,实际上给患者加诸了一个很重的负担。

（Jacobs,2001:666）

这是一个非常重要的观察,如果我们犯了错,有三个选择:

- 承认错误,然后探索这对患者的意义;
- 保持沉默,让患者充分展开叙述这个错误对他们意味着什么,然后我们再承认错误;
- 利用沉默鼓励患者进一步展开对这个错误的幻想,不承认我们这边的责任。

如果用第三个方案,患者会感到愤怒,变得疏离,不会出现更有帮助的资料。承认自己的错误——可能会被理解为因患者投射而产生的行动化反应,也可能不会——并不意味着一定会让患者承担我们的内疚。可以承认错误和责任,同时邀请患者探索这事让他有什么感觉,对我们的观感有什么样的变化。如果我犯了错,并且断定错误产生于自己的"盲点",我的典型做法是:让患者先谈谈此事对他的影响,然后承认我做了什么或者我没做到什么,表示理解这会影响他对我的印象,比如说他觉得我很粗心、不敏感。有些患者对现实没有确定的把握,与他们一起工作时,如果不承认关系中发生了什么,不承认我们这边也有责任,这会让患者更困扰。

*122*

### 中立原则

治疗师试图让自己的工作更可信,保持中立一直是一个重要议题,这主要是因为精神分析需要否认治疗不过是一些暗示这样的说法。弗洛伊德从一开始就揪住了暗示这个魔鬼。暗示和中立原则在两极的端点上,前者与催眠为伍,后者与更值得尊敬的科学追求相关。

利维和英德比津(2000)认为弗洛伊德提出的技术方面的建议就是试图去处理暗示的影响。[8]弗洛伊德(1912)在关于技术的论文中,提议治疗师不要给患者指示生活选择的方向,也不要承担老师或导师的角色。他强调,对于患者说的话,患者的感受或幻想,治疗师都要不偏不倚地反馈。劳达(Laudable)认为说归说,实际上,我们所有人都会用到建议,只要我们提示使用躺椅,告知自由联想的原则,更重要的是,通过诠释或沉默选择性地引导注意力放在哪些方面。因此我们的干预总是在不同程度上影响患者所提供的材料。比昂(1967)说每次咨询应该"无忆无欲",这样的建议提醒我们,治疗师总是会被潜意识力量驱动,无需置疑,治疗师进入治疗情境总是带着隐晦的治疗意图。我们用不同的方式劝说、引导和奖赏,甚至经常没意识到在这样做。如果用精神分析心理疗法,那么我们是在间接清楚地表达我们的信念,关于在表明治疗中什么是重要的,能帮患者变好的是什么,以及这会不可避免地影响我们如何倾听患者,选择聚焦在什么话题上。菲利普斯对于中立的地位问题有一个很有创见的看法,说中了这一概念固有的问题:

> 治疗师,像民主党人一样,警惕在个体和文化中压制冲突的可能性和持续性的企图。无论患者通过移情把治疗师放到什么位置上,治疗师都要视自己为民主党人,我所理解的中立原则是:中立永远不是一个正确的词,因为在民主党里说自己很中立,这是没有意义的。治疗师要想办法维持冲突,这样才有意义,因为冲突是一种合作的方式。治疗师和分析设置就像是所有冲突,包括压抑的冲突的集合地。

(2001:131)

菲利普斯是在说分析性的角色永远不会是中立的,我们应积极努力地让压制的冲突活现出来。确实,本来就没有中立性干预这回事,任何干预,就其定义而言,都是有方向的:在患者叙述的过程中问一个问题,或者开启一个话题,因为我们想开发出一个探索的领域,并相信那是精神分析治疗的目标。克劳伯(Klauber)(1986)是挑战中立概念的若干心理治疗师之一,他认为治疗师试图保持中立的努力是徒劳的,只会失败,这种失败是不"相信人类的聪明和人类潜意识"(1986:130)。他补充说:

> 由于患者的移情,治疗师的形象是扭曲的,这一形象会在治疗中纠正,除此之外,患者还有大量的对现实的感知,其结果是患者认同了治疗师真实的个性和价值系统。

(1986:136)

格林伯格在提倡治疗师应该监控自己对分析性关系的影响时,这样写道:

> 我们应该是白屏或者是反射性的镜子,这样的建议是很自负的,以为我们可以判断并决定在多大程度上节制,这样的想法是傲慢的,甚至均匀悬浮注意在认识论上、在心理学上都是天真的。

> (1996:212)

经典的分析性观点假定治疗师有能力保持客观,因此可以中立,这样赋予了治疗师可以了知或发现隐含"真理"的特权。治疗师被看作一个客观存在,向主体感扭曲的、不现实的、自欺的患者作解释。治疗师的客观性被认为是正当的,其基础是她经历了必要的个人分析,因为个人分析被认为能为患者提供未知的洞见。然而,即使有 20 年的个人分析,潜意识的过程大多仍是晦暗不明的,主导咨访互动的反思过程仍然不明朗。个人分析不能保证能抵御偏见,甚至可能会是个不利因素,因为它使我们产生了安全和傲慢的错觉,以为经过个人分析获得了自我认知。主体间性的学者们很自然地认为整个中立原则都是有问题的,他们觉得,中立原则连同节制和匿名,"违背了双方互动固有的本质"(Gill, 1994:683)。

*124*

自我暴露的治疗益处持续困扰精神分析界。除了回答私人问题是有否有益之外,争议还存在于分析是否应该公开承认错误,或什么时候承认。主体间学派对相关争论提供了重要刺激源(如 Gill, 1994;Greeberg, 1996;Jacobs, 2001;Renik, 1993)。

## 匿名、节制和中立:助益还是防碍

弗洛依德认为这些原则建构起分析性关系,因此很多治疗师在培训阶段内化了这些准则。然而,因弗洛伊德从来没有让别人观察过他的工作,所以关于弗洛伊德是如何做个案的,我们实际有的资料只是他发表的个案研究,以及他以前患者的记录。这些资料读起来很有趣,并表明他给出的技术建议并没有植根于实践。正如盖伊(Gay)(1988)写道,弗洛伊德有几个个案,实际做法明显不同于他的建议:他与一些患者,如马克斯·埃辛顿(Max Etington)和桑德尔·费伦兹(Sandor Ferenzi)有私交;在治疗鼠人和狼人的过程中,肯定是很温暖,而且十分主动。立普顿(Lipton)(1979)总结说,与患者建立私人关系是弗洛伊德的实际做法,因为他视其为当然,所以从来没有包括在他的技术建议里。

大卫(David)和维兰特(Vaillant)(1998)重新回顾了弗洛伊德在1907年到1939年期间的个案,得到43个个案。在所有43个个案中,他们发现弗洛伊德均偏离了匿名原则,透露了自己的情感、态度以及体验。这些体验包括他对被分析者的情感,自己对某些个人生活议题的担心,以及他的态度、品味和偏见。在其中31个个案中,弗洛伊德与他的被分析者有分析之外的关系(不是性意味的关系),未遵循他所建议的匿名和不透明的原则。有趣的是,正如盖伊所观察的:

> 弗洛伊德为他的技艺所制定的规则,远比他为自己解释这些规则的特权重要得多,这对精神分析产生影响。

(1988:292)

立普顿阐述了过于严格地遵守精神分析规则的危险,这些规则被传授给当代受训治疗师:

> 自相矛盾的是,现代技术向患者提供全方位技术手段,而不是让治疗师作为患者可以与之建立个人关系的人的存在,来产生修正性情感体验。这些全方位技术手段是很理想的正确、很理想的非侵入和很理想的沉默,而这样的设计恰恰防碍了修正性情感体验的发生。

(1977:272)

*125*

贯穿立普顿立场的中心主题很直接:治疗师作为一个人,是一个变量,这一点不能也不应该被忽略。进一步说,哪怕有可能消除这一变量,也无需努力,因为它有助于营造协同工作的分析氛围,为分析工作提供了必要的背景。没有这个,我们可以去对着电脑诉说痛苦。立普顿指的不仅是治疗师对患者的温暖和尊重这样的特质,当然这些很重要,他更是在说患者生活在真实的世界里,也生活在幻想世界中,与治疗师人性的部分交流会遭遇到治疗师的局限性,也会遭遇那有力量的部分。换句话说,治疗关系中重要的部分是他得面对一个现实:治疗师也是一个真实的人,能够即时反馈,因此不可避免地也会犯错误。

与治疗师这个真实的人讨论失望和挫败的感受,就前面概述的意义上来说,提供了一个潜在的能产生改变的人际体验,只要能修通的话。治疗师如果过于真实,对于扭曲的投射不够敏感的话，她潜在的工作有效性会打折扣。同样的，如果她完全只是"一个符号化的客体"，有效性也一样会受损（Szasz, 1963）。治疗情境需要治疗师有上述两种功能，也需要患者意识到他的治疗师有这两种特征。相对的中立和匿名——"相对"就是永远不要绝对——是重要的治疗态度，我们要努力达成，没有这样的态度，分析工作会打折扣，然而这并不排除共情、温暖，有时甚至是幽默的态度（Lemma, 2000）。

这些准则鼓励精神分析治疗师用客观的、一定程度的中立和冷静来工作，如果将精神分析实践锚定在这些准则之上，这会让精神分析治疗有一种更"科学"、更令人尊敬的感觉，但是我们需要警防与所谓的科学肤浅地联合，而忽略了对患者有帮助的是什么，忽略实际上是否做得到。某位患者觉得是中立，另一位觉得是迫害。对于困扰更重、损害更重的患者，要考虑我们是否创造出了一种情境，使他们允许我们进入他们的世界。

人们很容易认为弗洛伊德的建议优于他的实际操作。他所定的准则与他的实践不一致，这一点引出了一个问题：什么才是有效的，也就是说，精神分析框架和态度的哪些方面对产生好的成果是必要的？推测谁会从遵守经典精神分析框架和态度中得益，这一点很有趣。框架和中立、节制和匿名说起来是为了患者的利益，其实也是为了治疗师的利益——这个事实常被忽视。这个被普遍接受的角色定位为我们提供了一个安全屏障，免得自己为更自发的交流担忧，因为它使一种更沉默、更严肃的态度合法化。精神分析工作使双方都产生了焦虑，因为这样的探索是引导患者和我们自己进入潜意识的未知领域。通过严密管控自发反应，我们在精神分析工作中保护自己，与固有的焦虑拉开距离，更容易将自己视为患者投射的接收者，而不是这一过程的积极参与者。通过这些环绕在治疗关系周围的高度规范化的仪式，我们可以保持住一种幻想：我们是旁观者，是观察别人潜意识的人，而我们自己的潜意识被很好地检查。

*126*

有关治疗联盟质量的研究使关系互动性质受到关注，治疗师本人是一个非常重要的变量，应该被研究。确实很少有关于咨访系统及其界限和框架的详尽的现象学研究。关注于患者和治疗师作为互动的、彼此相互决定的系统，这样的研究最终可能会确定能带来有效的（治愈性）情感互动的类型。

定义精神分析立场的核心问题是，分析性冲突的确切属性是什么，在不可避免地参与进程的前提下分析要有多中立？经典精神分析观点假设分析师有能力保持客观，可以足够中立，以至于分师者被赋予了了解或发现患者潜藏"真相"的特权。分析师被看作一个客观的存在,向主观扭曲、不切实际、自我欺骗的患者作诠释。与此相对立的观点是：主体间性的学者们指出,大多数时候,潜意识过程贯穿咨访之间的互动,由此他们发现整个中立概念是有问题的,连同节制和匿名都有违于咨访双方工作中不可避免的互动性。

分析师能够多客观,这个问题在当代的精神分析争论中是核心议题。尽管在理论上和技术上存在很大差异,仍然存在一定程度的一致性,那就是治疗师作为分析过程的参与者,她的活现是不可避免的事实,咨访双方一起努力成为观察者,觉察分析过程出现的心理状态,好去反思。然而,分析师经常因为患者和她自己身上的某些因素偏离分析立场,分析工作有赖于分析师有能力重新回到这个位置上。

### 框架和分析性超我

所有精神分析流派在技术上的规定都是给治疗师设限,在这个行业里,去发现另一个人的潜意识,它的精细和不确定性让我们有必要严密监控自己的干预。虽然声称纯粹客观和中立与我们所知的咨访互动背道而驰,而且一些治疗师的冷漠是反治疗的,然而那些支持治疗师有"不可削减的主观能动性"的立场也有问题(Renik, 1993)。这样的立场可能会让患者有风险,患者可能受损于治疗师基于反移情所作的未经证实的侵入性解释,并伴随着体验到被否认、被歪曲的危险。将我们自己的主体性带入治疗中,意味着承认治疗师本身的心理状态对治疗有影响,但是这不是在分析病人的基础上进行自我分析的许可证。

要么认为主观性不可避免,要么坚持中立和客观这种自欺欺人的信念,越是执着这两边,离治疗情境的现实就越远。我们有责任好好根植于自身主观性,同时认识到主观性会遮蔽我们对患者的理解,要对自己的心理状态负起责任,这样才能去理解患者的心理。

物理框架连同所有技术建议,提供了一个理想的基准线,我们要朝这个方向努力,有时会不符合标准,这是我们要关注的事项,但不是强迫性地去控制治疗情境。治疗目的是帮助患者处理好现实,而不是去管理心理治疗,使其在严格受控的环境下进行。在尽可能减少侵扰的同时,必须不断现实地看待这样的事实：在咨询室之外我们有自己的生活,而患者对此会有他的幻想。我们的任务是参与他的幻想,当我们通过自己的影响,与他合谋或有诱惑性行为时,要予以承认。我们需要始终保持警惕,检视偏离理想框架的情况对特定患者产生的特定含义,并接受患者由此产生的失望和敌意。

虽然匿名和中立被提倡是因为它们能促进移情的发生,但是我不相信因为治疗师是温暖的、幽默的,或是咨询室陈列了一些画,移情就会受影响。认为移情可以通过环境而控制,那是自欺。如果我们相信移情是一个无所不在的现象,那么无论我们在哪里见患者,无论我们对他们是温暖的还是疏远的,移情都会展开。某些行动会最大可能性地唤起或夸大特定的反应。

分析框架的独特之处在于,它提供了在保密环境中自由表达自己的可能性。在咨询室里,任何议题都在精神分析的兴趣和理解的范围内。最羞耻的想法和最深的恐惧都可以表达,会被治疗师认可,治疗师不会予以限制,不会评判或惩罚。如果我们注意到自己的主观性,敏感地管理框架中更实用的方面,会帮助我们保护这个空间。

## 延伸阅读

Gray,A.(1994) *An Introduction to the Therapeutic Frame*. London:Routledge.

### 注释

1. 我交替使用"设置"和"框架"这两个可以互换的词。

2. 治疗师保持有距离的态度,让一些病人少一些心慌,这样的病人倾向于为回避型人格,这种人格会被亲密所威胁。因此,他们会发现有距离是令人安心的。

3. 在初始访谈和后续的治疗时段中保持方法和态度的一致性很重要,访谈和治疗方法的明显改变可能会让患者困惑不安。

4. 既使是在许多"无偿"或"慈善"的设置下,也常会要求患者有一些经济上的付出,虽然很少。

5. 在公共健康服务设置中,患者可能以为不公平的是治疗师拒绝提供另一可选时间代替错过的那个时段,特别是在一个较短的合同期间内。

6. "匹配性"(fit)只能被认为是被治疗师的个性所影响的技术或技巧。

7. 满足患者对我们个人生活的好奇心是没有帮助的。为了满足我们自己的好奇心,去追问患者提及的、引发我们的兴趣的但与治疗工作无关的特别事项,也是没有帮助的。

8. 他们进一步指出,弗洛伊德试图捕捉暗示的影响,并将它当作"不可抗拒移情"的一部分加以吸收——换句话来说,作为我们现在称之为"治疗联盟"的一部分。

# 第五章　评估和个案概念化

大多数精神分析治疗师对正式的精神病诊断持怀疑态度。他们认为这种诊断不足以确定心理治疗的适用性，因为临床经验反复表明，仅靠表面状况作诊断是没有意义的。以精神病学和行为心理学为基础的疾病和行为模型假设，潜在的失衡导致症状或行为问题。这是主要的，而在生活中产生的次要的困扰，可以通过治疗症状或行为本身来解决。相反，精神分析从业者认为症状或障碍是继发反应，不是原因，症状被认为是当时冲突心理过程的结果，即使病人在意识层面并不了解。在许多情况下，导致转诊的表面问题掩盖了其他更复杂的困难。

精神分析个案概念化的强项之一是它会考虑人格结构。如果要对患者的困扰做有意义的评估，而不只针对症状作诊断，则需要考虑这些症状是发生在"**谁**"身上。换句话说，我们需要考虑到个人特征，例如，自恋型人格结构病人的惊恐发作与具有焦虑症病人的惊恐发作非常不同。精神分析性评估的目的不是作出精神病学意义上的诊断，而是在动力学上描述问题。正式的精神病学诊断可能是评估的一部分，但通常不是评估的主要目的。

以操作手册为基础的精神病学分类，第一次进入临床实践的是《精神疾病诊断与统计手册》第三版（DSM-III；American Psychiatry Association，1980），它有许多优势，尤其是有助于告诉决策者精神疾病是可以测量和预测的。没有人会说这样的体系不过是精神病学转向经验论和客观化的不完美反映，其基础是新科学理论的广泛建构。现在我们所处的外部世界喜欢用 DSM-V 和 ICD-10 来规范实证研究怎么做，临床服务怎么配置，以及如何优先安排经费。

精神分析治疗师使用疾病分类系统是对实用主义（记录、报告、研究等）的让步，但他们认为使用诊断分类这些东西可能会带走心理治疗的心脏和灵魂。

虽然反对疾病分类很常见，但也不乏精神动力学的临床医生将患者分类为自恋、受虐甚至精神病性。看起来对立之处并不在于"诊断"本身是否有帮助，而更多的在于使用什么体系。在精神病学诊断和精神动力学诊断方法之间确实存在着深刻的不一致，其中的相异之处大多植根于两个学科各自的历史。精神分析师反对诊断系统，认为它们退回到了描述性精神病学，让人想起了19世纪末，弗洛伊德反对这种描述性精神病学，并提出了一套心理障碍模型，基础是他设想的心理机制（即诊断神经症的基础是动力、焦虑和防御理论）。

两套分类方法的不同之处在于各自得出结论的逻辑。正如德鲁·韦斯腾（Drew Westen）和乔纳森·谢德勒（Jonathan Shedler）（2004）所指出的，识别特定的症状和病征列表不符合心理动力学的临床思维（Shedler 等，2010）。后者分类的基础是呈现出来的原型表征。心理治疗师不会为了做出明确的决定而考虑症状特征的必要性和充分性，而是考虑相对于某种典型类型而言患者个体的典型性——也许从未见过，但基于已治疗和研究的临床病例的积累而做判断。

本章我们将回顾病人功能的核心领域，这些领域提供了关于个人**动力学**功能的必要信息，我们可以在评估中充分探索这些信息。[1]进行评估的方式很可能反映了治疗师之间在心理和治疗过程上的显性和隐性理论水平上的个体差异，还有个性上的差异。评估方法没有对错之分，这一事实要么会让你放松，要么会让你在处理复杂的评估任务时更加恐慌。

130

## 在循证实践的时代做评估

在一个富足的年代，心理治疗评估已经成为一个热门话题，有这么多治疗方法可供选择，什么方法对特定问题最有效，这个问题再也不能被忽视了。不幸的是，心理疗法作为一门职业的发展速度远远超过了研究的步伐。尽管我们现在对精神治疗过程中起作用的各个方面有了一些了解——尤其是有研究强调了良好的治疗联盟与治疗结果之间的联系——但我们所知仍然不多。当查阅关于评估的文献时，我们的无知是非常明显的。**"评估"**这个词很可能会让人联想到科学。但事实上，这是个不严密的过程，更多地依赖于直觉而非科学，它受限于治疗师所忠诚的理论，尤其是在公共健康服务环境中，受到资源有限的现实制约。[2]

在人们对心理治疗结果的研究兴趣激增，并尝试以经验研究呈现问题/诊断和治疗模式之间的契合度之前（见 Roth & Fonagy，1996），治疗师/心理治疗部门提供什么患者就接受什么，提供的并不是最理想的、最能帮到患者的东西。以证据为基础进行实践的动力鼓励了许多从业者将实证研究作为指导，以及判断哪种治疗工作对特定的诊断群体效果最好。这种类型的指导是有益的，在对病人的问题进行概念化并决定治疗措施时，应该予以考虑。但是人们，尤其是精神分析从业者也认识到这种方法的局限性。这是因为，当我们看到病人有所谓的抑郁症或焦虑症时，对他需要什么帮助、可以使用什么帮助，以及对病人问题的个案概念化可能远比正式诊断更可靠。

当前对循证实践的强调，挑战了许多治疗师的工作，特别是在健康服务机构。现在经费密切依赖于所积累的证据基础，许多重要的决定治疗的信息来源是实验研究，而这些研究有时并不能反映日常临床实践的实际。精心挑选的病人组成随机对照有效性试验组（RCTs）——这是成果研究的"黄金标准"——与大多数临床医生在日常实践中遇到复杂案例相比，那些试验组病人往往没有多少相似性，临床上的病人常常存在轴 1（DSM-IV）与轴 2 共病，也就是说，有人格障碍，这些个案经常会让最有技术的治疗无功而返。

研究的局限性不应该被忽视，就像不应该忽视研究一样。如果我们知道认知行为疗法已被证明对惊恐障碍的治疗有效，那么，我们确实需要问问自己为什么要推荐惊恐发作的患者做分析性治疗。换句话说，循证方法的好处是提醒我们有必要为自己的决定辩护。它迫使我们把含蓄的东西明确化，这是很重要的，因为含蓄的东西容易受到我们自己变幻莫测的潜意识的影响——这不是决策过程中最可靠的指导。然而，当我们要处理的是像理解另一个人的心理这样复杂的过程时，研究证据不应该作为最重要的或唯一的标准。相反，除了考虑与患者在咨询室里的体验之外，还要考虑患者对干预措施的反应，以及累积的临床证据，还有那些已被发现的与良好的治疗结果最相关的心理和社会因素。

## 评估的目的

如果心理治疗有一门技术的话，那么这门技术无疑与适用性评估最相关。因为我们在这个领域缺乏科学知识。尽管在理解治疗过程及其结果的许多方面取得了相当大的进展，我们可靠地评估"什么对谁有用"的能力仍然有限。当涉及适应性评估时，确实是要用到这样的知识：治疗前患者的特征并**不能**显著预测心理动力学治疗的结果，无论是什么"牌子"的心理动力学治疗（Lemma 等，2008）。

如果没有从实践中得到大量证据，就不能做任何决定，那些证据为评估病人是否适合动力学方法提供了一些指标。患者内心体验的某些维度(内心、人际关系和与现实的联系)与评估患者何时需要或不需要分析性干预,以及如何调整心理分析干预方法以适应患者需求相关。

循证实践突显了一个重要议题,即分类评估与单一模型评估的问题。如果我们正在对病人进行评估,那么严格地说,应该考虑到自己的治疗方法可能并不最适合病人的需要。一方面是治疗师不可能接受所有治疗模式的训练,另一方面对心理治疗进行评估是一项很需要技术的任务,需要对不同的治疗模式、它们的工作原理、它们对病人的要求以及对治疗特定问题是否有效有相当的了解。即使自己的评估风格受到心理分析思维的影响,除非病人特别推荐来做这种治疗方法的评估,否则治疗师应该持开放的态度,考虑非分析性治疗的可能性。这就出现了挑战,因为传统的精神分析评估不太倾向于收集信息用以深思熟虑地决定其他不同治疗模式的优先性。例如,一个家庭治疗师可能对家庭组成更感兴趣,一个认知治疗师想要了解病人在恐慌发作时的认知情况,一位精神分析治疗师可能会把她的评估重点放在她的反移情上,而较少地收集患者外在生活的信息。依据治疗师的主要理论取向,他们在评估情境中的侧重点上会各不相同,报告评估的内容也会用不同的方式。因为本章的目的是要进行专门的**心理动力学**评估,所以我只会强调一下这个议题的重要性,不会在这里回顾一般分类评估的组成部分。

心理动力学评估的挑战在于任务的双重性:

- 让我们对病人是否能够受益于精神分析治疗做出明智的决定;
- 让病人对这一方法有感觉,以决定这是否是他们想采用的治疗方法。

大多数个人执业的治疗师会知道患者被转介给他们时,是否得到过关于这种疗法的提示。那些在英国国家健康服务部(NHS)工作的人可能要评估将来由其他同事治疗的患者,在这些情境下评估任务会更加微妙,因为移情必须被管理和控制,要记住这个事实——病人需要把最初的移情强度转移到治疗他的医生身上。

从病人那里获得的信息需要以一种结构化的方式加以消化,以便得出是否适合精神分析治疗的结论。我们选择病人叙述中的重要信息,并把这些信息收拢起来成为一个假设。当我们努力对收集到的信息进行结构化并进行分类时,不可避免地会根据自己的理论背景来工作。因此,我们所赞同的理论会使我们对某些事实产生偏见,并促使我们遵循特定的探寻路线,而不考虑其他。我们会用隐含的分类体系来处理评估情况,患者通过自己说到的、不愿说到的或仅仅用暗示的方式,向我们提供信息,我们采用的分类体系构成了过滤患者信息的方式。这就是为什么即使两名治疗师都受过精神分析训练，也很有可能根据他们所属的流派引导出患者不同方面的功能，并报告评估结果。

评估通常与治疗本身是有区别的。然而，评估往往对病人有着深远的意义。通常情况下，评估之后会建议做某种形式的治疗，但有时评估之后就结束了。评估给了病人一个独特的空间来考量他的困境，并在不需要持续治疗的情况下走出僵局。

对于那些很少或没有治疗经验的患者，评估很关键。评估不仅仅是一次机会，评估者准确地识别问题的方式让患者松一口气，或者带给患者未来会有不同的希望；同时，评估也是病人第一次有像是在做心理治疗的经历。因此，评估为接下来的治疗奠定了基础，它代表了一个至关重要的十字路口，会影响患者是否接受治疗。从这个意义上说，作为评估者，我们责任重大，可能影响病人当前和未来的心理幸福。虽然我们所谓的科学可能是不精确的，或者甚至可能不是科学，然而我们的角色可以让患者的生活发生很大的不同。我并不是鼓励把自己放在一个无所不能的位置上，也不是说心理治疗能治愈所有疾病。我只是想强调，对于来咨询的患者，我们的责任与可能发现或未诊断出身体疾病的开药的医生没什么不同。

## 导言：为评估设定界限

我们处在评估这个角色中，目标是为病人尽可能创造最好的条件，让他表达自己，这样我们就可以评估他的问题，并引导他寻求适当的帮助。因此，我们的评估方式是值得借鉴的。精神分析治疗师并不以统一的方式进行评估。一些临床医生提倡在非结构化会谈中采用一种更为冷漠的立场，这种做法让病人得到较少有关对他的期望的线索。这种评估方式最有可能最低限度地引导患者考虑评估目的，如果它真的存在的话。密尔顿（Milton）这样描述：

> 首先从技术上讲，这是一个普通的分析时段。病人受到礼貌而严肃的接待，并在开始时接受严格的检查，用最低限度的指导，或者可称之为"使人放松"的方法……没有自动化的社交性反应，例如微笑。

（1997：48）

用这种方法的理由通常是,它会很快让病人产生更原始的焦虑,这种情况确实经常发生。病人第一次来见治疗师,不太了解在评估中会发生什么,如果治疗师很严肃,而且避免对他做出他所认为的理应从专业人士那里得到的通常的社交反应,他很快就会感到焦虑,甚至可能会有点偏执。这是一种有风险的做法,因为它很可能会使一些病人感到太受这种经历的迫害,因而决定不继续进行心理治疗。

尽管非结构化的评估方法是一种高风险的选择,但它确实具有一些明显的优势。*134*结构化越少,越容易产生潜意识的愿望和焦虑,患者在治疗师不提示的情况下通过讲述自己的故事来让别人了解自己。进入这种评估状态的病人也会对分析空间有好的感觉,患者对此的反应可能会提示精神分析的治疗方法是否适用。对结构化的提问反应良好的患者可能会在非结构化的治疗中感到高度焦虑或无力支撑。如果在评估阶段没有接触过这种方法,那么咨访双方很难现实地考虑这种方法是否合适。

尽管非结构化访谈有它的优点,但我在工作中更倾向于使用略带方向性的评估方式,让一开始的访谈不至于过于的模棱两可。这是因为我发现,对病人来说,焦虑需要得到控制,否则他可能会离开,或者因为太过抑制,不能畅所欲言地说出困扰他的问题。焦虑,通常带着偏执的属性,在无法获得线索的情况下,直接反应成比例地增加;如果有线索,病人对手头的任务会有方向感。事实上,病人在冷淡的治疗师面前感觉更偏执,不会告诉我们更多关于他的事,在没有线索告知如何行动时,大多数人都会迷失方向,因此更焦虑。如果让患者感觉更舒适的话,可能无法对病人的功能有更全面的感觉。然而,根据我的经验,只要评估的非结构化足以看到病人在没有太多的提示下的运作,这就可能推荐有意义的治疗方法,还有额外的好处,就是避免病人流失的风险。实际上,沙利文(Sullivan)(1953)认为,对于患者"人际关系的安全性"的需要,治疗师应该保持敏感,过于冷淡而沉默寡言的医生不太可能培养这种安全感。

在我的工作中,会用一个简短的陈述来开始评估,比如说,"我想向你解释一下这次会谈的目的。这是一个初始访谈,大约一个半小时。希望这次访谈能给我们双方一个机会,了解是什么原因把你带到这里来,并就什么对你可能有帮助作出决定。在这个阶段,不知道我是否能帮助你,如果不能,我会为你找到一个可以帮到你的人"。说完这些之后,如果病人能在没有进一步提示的情况下开始讲话,我会暂停。许多处于这个阶段的病人可能会说,"我不知道从哪里开始""我不喜欢安静"或"我更喜欢你问我问题"。在这种早期阶段,我试图避免提问题,提问题是一种诱惑,因为这会缓解沉默可能带来的紧张情绪。我宁愿静静地等上一分钟左右,看看病人如何克服缺乏进一步指示时的焦虑情绪。

根据经验,我发现与那些缺乏耐心的病人进行更多的互动和推动是很有帮助的。高度焦虑或偏执的病人,无法思考自己的焦虑。我会用一些问题帮助他们进入进一步的评估。在此之前,我会简单地说:"要知道从哪里开始可能会有一些困难,何不先说说看你现在有什么感受或脑子里有什么样的念头?"如果他们说不出来自己内部的加工过程,那么我可能补充说:"你能说说看是什么事把你带到这里来的吗?"如果这也不能让病人放松,我会开始在脑海中质疑是否可以用分析性的方法,以及会更多地提问,让评估更结构化。

对大多数患者来说,一个半小时足够对患者的困境有**初步的**理解,并对患者如何在治疗框架的参数范围内工作有足够的了解。重要的是,不要过于专注于形成清晰而明确的个案概念化。一般不太可能在一次会谈后就有非常清晰的理解。个案概念化是需要思辨的,而且需要定期复查。

评估时间较长(例如超过两次或更多次)的好处是可以对病人有更深入的了解;这对于那些症状非常复杂的患者,或者那些难以透露自己信息的患者来说,可能是必要的。多次评估可以让咨访双方真实地评估患者是否有能力管理两次咨询的间隙,并了解患者会如何利用治疗时段。病人在两次评估之间自毁,这会提示评估者,此人可能不适合在私人机构内用精神分析治疗,但这个病人可能可以在精神科这个设置中使用该疗法,因为有医疗机构做后援。这对所有评估提出了一项重要的考量事项。在评估精神分析疗法的适用性时,需要考虑治疗在什么样的设置下进行,其优点和局限性有哪些。设置会造成很大的不同,现在病得很严重的患者也可以获得分析性心理治疗,因为是在 NHS 的设置内提供的,病人可以在紧急情况下入院,或者有其他资源(比如社区精神科护士或精神科医生的门诊)提供必要的基础性设施,让心理治疗可以进行。

## 采集历史与创造历史

精神病学评估是围绕个人成长史发展出来的,精神病学家通常会系统地询问病人的童年历史、性生活和恋爱史、职业发展以及以前的治疗情况,这样就收集了大量的信息。询问病人的职业发展史或了解他的性生活史可能会提供有价值的信息,有助于了解他的问题。尽管如此,通读标准的精神病学报告,然后会见这位病人,很快会发现这种详细的事实层面的信息,无法让我们了解他利用治疗的能力,也很难了解他的问题症结以及问题的动力学意义。

为了更深入地了解病人,我们需要注意评估的**过程**。换句话说,正如赫什伯格(Hirshberg)(1993)所言,我们不是在记录历史,而是在"创造历史",也就是说,患者如何构建自己的叙述以及他叙述时用我们做什么,此时我们要与患者合拍。倾听是为了寻找遗漏,寻找重点,寻找与之有关但未涉及的话题,寻找理想化或诋毁,寻找语音语调,寻找病人找不到的单词,或者寻找他在一种语言中懂得,但在另一种语言中不懂得的词汇。每当一个故事看起来统一、清晰、完整时,总有一些东西必须被压制,以维持统一的幻觉(Chessick,2000)。通常总是在裂缝中,在言语无法捕捉病人体验到的东西的时候,我们开始接近病人心灵的痛苦。

用这种方式倾听与"记录历史"是非常不同的。技巧在于设法结合非常专业的倾听(具有分析性倾听的特点,见第五章),以及在患者叙述时我们或进或出的能力,还有全面整合患者生活和功能的能力。我们需要知道患者的生活和功能,为的是有效地评估患者利用分析性治疗的能力。例如,如果患者对其内心世界的解释反应良好,我们会得出结论,他能够用好精神分析心理治疗。然而,如果我们对于谁真实存在于他目前的生活中一无所知或知之甚少,也不知道谁能在治疗的进程中支持他,就可能得出不同的结论。如果没有或只有很少的支持系统,有些病人会无法管理两次咨询之间的空档。因此,在评估结束时,我们不仅要了解构成患者内部世界的原初人物,还要了解患者的外部世界中有哪些人,以及他们之间关系的质量(见下文),这是非常必要的。

## 精神分析心理治疗的适应标准及其禁忌

在弗洛伊德的时代,精神分析的选择标准非常简单:精神分析只适用于那些神经症患者,他们的精神病理根源于俄狄浦斯阶段,可以通过所谓的**移情神经症**在移情过程中揭示自己的婴儿神经症。尽管自20世纪70年代以来,仍有少数的治疗师与弗洛伊德在这一问题上的最初观点保持一致,但被诊断为精神病性或人格障碍的患者已经接受了各种流派精神分析治疗师的治疗。

在NHS中,精神分析心理治疗是一种非常稀缺的资源,被长长的等待名单所塞满,通常主要提供给那些中度到严重的慢性病人。一般来说,当病人有人格上的问题或者存在人际关系困难时,这种疗法被推荐的最多。现如今认为病人的正式诊断,比如说他是精神病患者还是边缘性人格障碍,不如病人是否有参与治疗的能力重要。

我们对心理治疗的理解越来越复杂,但离能够自信地断言哪种治疗前的标准可以可靠地预测精神分析治疗有最佳结果还有很长的路要走。对适宜性标准的研究表明与治疗结果的相关性很小,因此必须结合多种因素才能有效地预测结果。[3]本节将简要回顾一些最常见的推荐的标准,虽然几乎没有研究证据证明其有效性和可靠性。

- **精神病学诊断**常被认为是一项重要的诊断标准。斯万堡(Svanborg)等人(1999)发现,推荐接受精神分析治疗的患者应该是没有人格障碍,并且 GAF 分数很高[4],不存在精神障碍。大多数研究表明,在任何类型的心理治疗中,以神经症人格组织为主导、以压抑为主要防御手段的患者表现最佳。然而,实际上在公共健康服务环境中,大多数精神分析治疗的转诊病人是人格障碍患者,这些人表现出相当泛化的问题,不适合进行更结构化的、更简短的干预。

- 在短程治疗中,**聚焦**是必不可少的(Malan, 1980)。短程治疗最适合冲突处于神经症和俄狄浦斯水平的情况,不适用于边缘或前俄期问题。霍格兰德(Hoglend)等人(1993)认为,相比依赖、信任和分离等更口欲期的问题,专注于解决俄期的问题,比如对同性的认同以及三角关系中的矛盾心理,预测在短程焦点精神分析治疗中有更好的结果。复杂而泛化的动力学议题,通常将病人排除在短程分析性治疗之外,可能仍然适合长程治疗。

- **精神分析框架**本身对患者提出了特殊的要求,在选择精神分析治疗时需要加以考虑。摩尔(Moore)和法恩(Fine)(1990)在他们的经典著作中提出,适宜性的要求源于分析过程的性质,因此包括自由联想的能力,要牺牲时间和金钱,还要能忍受挫败、焦虑和其他强烈的情感,不逃走、不诉诸于行动。

- 病人在没得到即时满足时维持治疗关系的能力,这一点很必要。对某些病人来说,在面对相对较弱的自我时,较冷淡的治疗立场可能太折磨人。事实上,患者的**自我强度**(本章有更详细的讨论)是另一个重要因素。自我较弱的患者要么区分自体和客体的能力受损,要么冲动控制能力较差,要么接受现实局限性的能力有限。他们对精神分析治疗提出了特殊的挑战,尤其当治疗协议较简短时更是如此。

- 通常认为有**好的人际关系历史**,或者至少有一个积极的客体关系的证据,这是一项预后良好的迹象。从直觉上讲,这是有道理的:如果患者具有可证明的能力——无论这种能力多么初级——与另一个人打交道并信任他,那么患者会更容易地参与分析过程,并容忍这种亲密关系。因此,患者是否**有能力积极投入到治疗历程中**,这是一个相关指标。弗雷恩(Frayn)(1992)发现,那些与父母、老板、教师和其他治疗师有过正向关系的患者,不太可能在不成熟的情况下终止精神分析治疗。那些对人际互动不感兴趣、关系混乱、自恋或者有剥削性关系的人最可能半途而废。霍格兰德等人(1993)和霍格兰德(1993)发现,如果患者的人际关系的特点是相互的、满足的、稳定的、自发的,而不是需求满足型的,那么这与四年后的结果是相关的,而一年期的短程焦点疗法则无此相关性。同样地,皮佩(Piper)等人(1991)发现,有高水平客体关系的患者(即有良好关系史的患者)在短程分析性治疗中效果是最好的。

病人生活中没有任何所谓的好客体这一点本身并不是绝对禁忌。一些在精神分析治疗中表现出色的患者,可能一开始有一个非常匮乏的内心世界,但是给治疗师的印象是,他们可以抓住一个好客体。因此,我们在咨询室里对他的体验是一个重要的、额外的信息来源。

患者的**心理学头脑**(psychological mindedness)经常被认为是一个重要的标准。把心理学头脑当作与最终治疗结果相关的治疗前变量,这样的研究很少。这个词是我们经常用到的概念之一,就好像大家都知道它的含义似的,其实它可能是最经常被过度使用,且定义最不明确的词。它指的是病人从心理学的角度来反思自己的能力。举例来说,一个病人遭受了丧亲之痛,坚称头痛才是问题所在,无法考虑丧亲与躯体症状之间存在联系的可能性,这样的人不会被认为有心理学头脑。

心理学头脑,就像精神病学概念中的"领悟"一样,通常是有潜在问题的,因为有时候它等同于患者同意某些心理学概念以及特定治疗师的个案概念化,并与之工作。这样的标准有些自相矛盾:病人的所谓的心理学头脑被用来决定适宜性,但这又是治疗的合理目标。毕竟精神分析治疗的目的之一就是建立或加强自我反思能力,当这样的能力很弱的时候,心理治疗应该去帮助病人,让他有心理学头脑。

单独使用上述任何一种适宜性标准,都是不可靠的指南,精神分析性治疗的禁忌症也是如此。以上所有标准反过来表达时都是禁忌症(比如说,病人没有心理学头脑)。精神病和物质滥用也常被列为禁忌症。虽然精神分析疗法很少被推荐,然而在精神病的治疗中,比如说对短暂的精神病发作或躁郁症的患者,这一疗法还有非常有帮助。然而,对精神病患者进行分析性治疗是一项高度专业化的精神分析应用,在没有充分咨询和督导的情况下不能进行(见 Jackson & Williams, 1994)。

最好把适宜性标准(见表 5.1)看作评估过程中可参考的指针,为了让它们更有帮助,需要结合自己与患者在咨询室里的体验,然后进行细致考量。

表 5.1　精神分析心理治疗的适宜性标准

评估患者能否做分析性治疗,应考虑以下几点:

- 患者是否对自我反思感兴趣,有无能力进行自我反思,哪怕很初级的;
- 患者是否有足够的自我力量来承受治疗关系中固有的挫折,并进行自我探索;
- 患者是否能承受精神上的痛苦,而不行动化(如威胁到自身或他人);
- 是否有见诸行动的风险,如果有,是否可以在实施治疗的设置中加以控制;
- 患者能否得到恰当的个人和/或专业的支持,以支撑他在治疗中的困难时期。

如果考虑短程精神分析疗法,还要考虑以下问题:

- 患者的问题是否有助于他们专注在一个主题或核心冲突上;
- 在评估过程中,治疗师对确定的焦点作解释,病人是否有反应;
- 患者是否有动力就所选择的焦点问题进行治疗。

*140*

# 评估应包括哪些内容?

## 从病人的角度看症状/问题

任何评估的出发点都必须是病人自己对问题的认识。有些病人不用敦促就可以讲述他们的故事,而其他病人则需要更多的鼓励。根据我的经验,邀请病人推测他们是如何陷入困境的,这很能说明他们是如何理解自己的症状的,因而为我们提供一些线索,告诉我们哪种治疗方法与他契合。比如说,一些抑郁症患者认为他们的问题完全是由于化学失衡造成的,无论我们如何努力让他们探索其他可能触发的因素,他们就是坚持生化解释。其他抑郁症患者可能会讨论他们的负面想法,以及多么希望能改变思维方式。还有人很明确地将抑郁症的发作与童年问题或最近的人际关系事件联系起来,并表示希望了解"为什么"他们最终成了现在这个样子。

每位患者都用自己的语言和参考框架来评估情绪困扰,每位患者都有与自身文化习语相契合的理论来表达情绪困扰。通常情况下,评估提供了一个机会来讨论关于这个问题的不同叙述,病人可能会发现我们的个案概念化是有意义的、有帮助的,因此可能会从他的生化解释转向更心理学的解释。然而并不总是如此。因此,听出病人自己的叙述是否与精神分析有关,这一点很重要,我们寻找治疗理论与病人自己的理论之间的兼容性。如果一个病人确信他的问题与遗传倾向有关,或者认为这完全是因为他的错误思维,那么向他提供心理分析治疗是毫无意义的。评估的目的不是要让病人接受我们的观点,而是在我们的知识和治疗方法之间找到足够好的匹配,治疗方法应该在最大程度上契合患者自身的思维方式以及最能解决困难的人生哲学。

### 动机

任何心理治疗都依赖于患者的动机。精神分析疗法对病人的要求可能比大多数疗法都高。弗雷恩(1992)发现,如果患者动机不足,缺乏自我理解的承诺,以及他的症状是自给的(即不会产生冲突),这些人更有可能提前终止治疗。因此,确保病人坚持治疗,即使"遇到困难"也要坚持,这一点也很重要。如何评估动机是个复杂的问题。动机是一个复杂的、多维的概念。事实上在这个问题上几乎没有达成过共识。有时它的定义过于宽泛,以至于成为治疗适宜性的同义词(Truant,1999)。它可以包括以下 一些或全部内容:

- 改变的动机;
- 领悟的能力;
- 自我理解;
- 积极参与治疗工作;
- 减轻精神痛苦的愿望;
- 对自己负责;
- 对治疗有正面的期望

临床工作清楚表明:动机不会是一种静止的精神状态。患者在治疗中会经历动机很强的阶段,而到其他时候,疾病带来的继发性获益占了上风,动力减弱。从症状中得到潜意识的满足,这是一种阻抗,评估的重要因素是改变的动机要在一定程度上占更大的优势,尤其是考虑短程治疗的话。

评估动机是需要进行推理的。如果合适的话,可以全面探索病人以前的治疗经验和他对新治疗的期望。为了评估动机,对患者进行以下方面的探索可能会有帮助:

- **病人与帮助的关系如何?** 病人以前的治疗是困难的还是有帮助的? 他对治疗的期待现实吗? 对于你建议的治疗方法,他想到的困难是什么? 他的态度是主动的还是被动的? 他是希望被"治愈",还是表达出他理解治疗对他也会有要求,而不只是治疗师的责任?

- **病人和你的关系是不是过于理想化了?** 对治疗师本人和她减轻痛苦的能力有一些正向的期待,这是建立工作联盟的必要条件,但这与往后一靠,期待全能治疗师带来神奇转变的态度截然不同。与这种全能投射合谋可能有治疗师自身自恋的原因,虽然很诱人,但必须提醒自己,诋毁必然伴随着理想化。这是因为理想化的作用是保护客体免受我们在头脑中对客体进行伤害,也就是说,它保护客体不被我们憎恨。理想化或诋毁前任治疗师应视为警钟,可能是一个不好的预后征兆。

- **患者的动机源于内在还是外在?** 这个问题通常与"为什么是现在?"有关。探索这一点很重要,因为那些在伴侣或心理健康专业人士的要求下进入咨询的人,可能会

142 建立起破坏治疗过程的比较弱的联盟或错误的联盟。一般来说,如果患者感觉他的问题/症状是自我排斥的(因为自我不能接受,所以产生令人不适的冲突),那么他会有动机来做心理治疗。很重要的一点是,这不同于自我理解的动机(例如:我想知道为什么我总会有虐待性关系)和寻求从具体症状或者特定的生活情境中摆脱出来的动机(例如:我想离开我住的地方,这让我很沮丧)。尽管在这两种情况下,患者都有动力寻求某种形式的帮助,但后者不太可能认为精神分析治疗合他心意。

### 评估病人的内部世界和客体关系的质量

> 与外部事件有关的记忆,与异于自己的所爱之人的物质现实有关的记忆,是我们与他们关系的一个方面,另一个方面是他们在我们内心与我们密不可分。
>
> ——里维埃(Riviere)(1936:320)

为了从动力学角度了解我们的病人,不仅要探索他们的真实生活以及外部世界里发生了什么,而且要关注他们的**内部世界**和**内部现实**。[5] 我们把这种独特的观点归功于弗洛伊德。弗洛伊德认为,物质事件是否对大脑产生直接影响与神经无关;在潜意识中,重要的不是外部事件的记忆,而是病人如何体验它们,也就是说,事件的主观意义。弗洛伊德的理论经过了戏剧性的、备受争议的、颠覆性的转变[6]。一开始弗洛伊德假设他的那些癔症病人是因真正的创伤而受苦,他认为他们受到了虐待,这种性创伤的压抑导致了癔症症状。然而,1897 年,弗洛伊德撤销了他所谓的"**诱惑理论**"(seduction theory),代之以"**愿望理论**"(wish theory)。后一种理论认为,这些病人的癔症症状不是因为实际发生的创伤,而是幼儿愿望的伪装记忆的结果,不是对幼儿经历的真实记忆。诱惑理论的撤回坚定了内部心理事件对患者的影响具有与外部现实事件相同的潜在作用的观点。克莱茵后来强调投射对感知过程的影响,强化了这一观

点（见第一章）。

从本质上讲，弗洛伊德和克莱茵都认为，内部和外部的力量塑造了心灵。从发展的角度来看，重要的是我们要获得一种能力，使内部和外部的东西保持分离，然而内外又以某种方式关联。要认识到他人感知到的与我们感知到的世界不同，有一个至关重要 *143*的前提条件：能够从外在的真实事件中分离出心理现实。只有意识到我们对事物的认知或感觉与事物本身并不相同时，才有基础去想象另一个人可能不认同我们的观点。[7]

病人陈述病史的方式为我们提供了重要线索，帮助我们了解他是否有能力反思与他人关系中的自己，以及关系中的他人，也就是说，病人陈述病史的方式会告诉我们他自我反思的能力如何。了解患者的关系史，包括过去和当前与重要他人的关系，并密切关注病人如何谈论这些关系，这对评估病人的内部世界、评估他的反思能力以及形成观点的能力，是很重要的。我们可以从玛丽·梅因（Mary Main）和她的同事们的工作中找到一个有用的方法来思考病人叙述的质量，以及依恋关系的质量。玛丽·梅因和她的同事们开发了"成人依恋访谈"（Main，1995）[8]。这是一种研究工具，用于评估依恋体验的主观意义，揭示成人的依恋状态。根据被试如何回答有关早期依恋的问题，将其归为安全型依恋或不安全型依恋。

倾听病人叙述的方式时，我们注意的是他如何呈现与生命中的重要人物的关系。例如，如果在一段关系中有困难，我们会注意到是否有迹象表明他意识到他如何感知这个困难可能与其他人不同。一致性的叙述往往包括承认冲突和痛苦；在说到自己的 *144*困境时，表现出对自己和他人复杂动机的理解。相比之下，那些与不安全型依恋状态相关的叙述则呈现出更多的矛盾、否认、困惑、愤怒或恐惧等负面情绪。例如，患者可能会讲受虐待的经历，但是用一种隔绝的方式谈论，忽视这些经历的重要性。或者患者讲述一个令人困惑的故事时，让我们觉得他仍处于情感体验的最深处，无法对此形成任何看法。

当病人讲述他的故事时，我们是在听他关系中的模式，这会帮助我们建立他内在世界的图式。探讨人际关系时，注意重复出现的冲突是很有帮助的，例如，病人是否反复陷入他是顺从者的关系中或他暗自得意地凌驾于他人之上。同样，还要注意哪些动力不存在，比如，关系中总是毫无冲突。反复出现的人际模式提示深植于患者内心世界中的内化的客体关系，这样的客体关系很可能塑造了患者的个性。病人的关系模式会变得根深蒂固，以至于他在与他人的关系中只能扮演特定的角色，或者用高度可预测的方式过滤他所感知的事物，比如说，总是听出别人在批评他，甚至是受表扬时。

内部世界是由原型图式组成的,包括早期情感丰富的人际关系的各层面,与挫折和满足的体验相关。在早期成长中,高强度的情感交流(见第二章)在心理层面上有组织性的作用:会让婴儿将体验进行分类,并期待类似的体验。比如,负面的体验被内化为一种"自我失调——他人无法调节"的工作模型,这种模型与痛苦的情感有关(比如恐怖)。一旦学到了一种模型,就会用这种模板,以类似的方式解释后来发生的事情,也就是说普遍化了。在生命周期的任何阶段,外部关系都可能触发与特定关系及关系幻想(例如,被剥夺或入侵)相关的情感。因此,这些"自我有情感地与他人互动"的心理表征,既在意识层面上,也在潜意识层面上,是从重要的人际经验中衍生出来的认知和情感。正如在第二章中看到的,虽然促成这些图式的经历在很大程度上是回忆不起来的,但它们构建了我们对自己和他人的思考和感受。这就是为什么即使回忆不起来早年的事情,仍然会继续按照发展模型来组织现在的生活。

145 我们倾听时,要寻找病人有能力吐露心声、信任他人,并将他人视为潜在的帮助者,而不是对他人对自己的意图感到偏执和不信任的证据。在评估结束时,我们需要试着回答的关键问题是"这位患者通常建立的是什么样的关系?"因此,我们有兴趣去构建一个关系模型,这些模型用于整理患者的经历,调整情感,并指导行为。这意味着要识别一些关键的内部客体关系,这些关系支配着患者的内部世界,从而影响他的外部关系。要系统地阐述这些主要的内部关系,一个有效的方法就是按照正向关系和负向关系的原型来思考,根据肯伯格的观点(1976),这些原型包括:

- 自体表征(例如一个要求苛刻、令人沮丧的婴儿);
- 客体表征(例如一个疏忽的母亲/父亲);
- 连结两者的情感(例如愤怒或恐惧)。

为了详细阐述这些自体表征和客体表征,我们可以采用如下三种信息来源:

- 患者对童年时与重要他人的经历的叙述;
- 患者目前的关系有哪些;
- 患者与我们所建立的关系。

塔尼娅(Tanya),26 岁,女性,因进食问题而寻求治疗。自 18 岁起,她有时限制食物摄入,有时又暴饮暴食。在她开始治疗时,她经常暴饮暴食,还伴有呕吐。正如她所说的,她把暴饮暴食作为一种"关闭自我感受"的方式。当我问她,如果她不暴饮暴食,她觉得可能会有什么感受的时候,塔尼娅回答的是"可怕的孤独"。

塔尼娅发现自己很难和别人建立关系,她觉得人们总是试图摆脱她,并说她"令人窒息"——她本人也大体上认可这个描述。她告诉我,如果她处于恋爱关系中,她会给她的伴侣一天打好几个电话,追查他们的行踪,以确保他们是爱她的。在和女性朋友的关系中,她就比较放松,但她注意到自己会敏感,例如,如果她们一段时间不邀请她出去的话,就会很容易出现被抛弃的感觉。

根据塔尼娅的描述,她对母亲有一种亲密而又焦虑的依恋,她对母亲的勇气和情绪恢复能力大加赞赏。她六岁时父母分居了,在她的描述中,母亲对于这种生活变故应对自如。离婚后,她的母亲重返大学,并最终做出了一番事业。塔尼娅与父亲一直保持着联系,但他离婚移居外国后联系就不那么多了。在初始访谈之前,塔尼娅曾给我打过两次电话来确认。我对这种行为感到震惊,因为我们第一次通电话时已经确认了会面的事情。我既然已经给她登记了,就会为她开放这个时段,但我觉得好像塔尼娅不能把这看作是件理所当然的事情,因此她需要再次打电话确认。就好像她曾经讲过的那样,她要给她的伴侣们打电话,以确保他们心里有她。

在评估中,我请她考虑一下要不要接受治疗,以及她想从治疗中得到些什么。她在大学期间曾接受过每周两次的治疗,因此也熟悉精神分析疗法。塔尼娅说,她很想每周来三次。因为她意识到自己的问题大大限制了她的生活,甚至在想是否应该来得更频繁点。尽管这一切都是事实,但我还是感到震惊,因为她过于热切地渴望接受治疗,想一直处于治疗之中,好像当她有特别令人不安的想法时,不能独自忍受任何时间上的间隔。

我开始去思考她强烈的治疗愿望,就像是暴饮暴食一样。我没有不假思索地同意她的要求,而是建议再次会面,然后才能就治疗强度作出最后的决定。

在第一次评估访谈中,塔尼娅形容她母亲是一个非常自立的人,她非常钦佩。母亲在父亲离开后那么自立,相比之下,塔尼娅却不能"有条不紊,镇定自若",她为此苛责自己。在第二次评估访谈中,塔尼娅对我说了更多关于她母亲的事。她告诉我在成长过程中,她特别想念母亲。那个前一周还被描述为行为榜样的女人,现在呈现出的样子有了质的差异:在现在的描述中,她的母亲总是不在身边,自私地追求自己的事业,有时把塔尼娅留给保姆照顾。塔尼娅回忆道,当她的母亲出差回来时,塔尼娅总是非常黏她,求她留在家里陪着自己。当她的母亲又要出差时,塔尼娅会哭,她想起母亲说:"大姑娘都不哭。"塔尼娅回忆说,她会特别努力地控制自己不哭,因为不想让妈妈认为自己很脆弱。她告诉我,她变得如此擅长伪装,以至于不知道自己真实的感受,还补充说,一旦母亲又出差离开,她就不再想母亲,只是继续上学。只有当母亲再回来时,自己才会又一次体验到对她的渴望。在回忆里,她会在母亲再次离开之前问她还能陪自己几个小时。

根据塔尼娅和母亲关系的信息,采用肯伯格的理论框架,我提出一个重要的内部客体关系,具体如下:一个依赖的、匮乏的自我与一个轻蔑的、得不到的他者。与此相关的意识层面的感受,事实上,是情感的缺乏:她描述说她和自己的情感分离,退缩到一种“我没有感情的状态”;作为一个成年人,她沉溺在暴饮暴食中。但是,她也告诉过我她最害怕的是“可怕的孤独”。因此,我假设她要抵御的感觉是孤独,甚至恐慌。这个表述可以运用于新出现的移情,以及她对密集性治疗的渴望。这表明在开始治疗后,被激活的内在模式是这样的:自己像一个非常依赖他人的孩子/患者,感觉如此缺乏关爱,所以必须尽可能多地安排和我的访谈,这样才能控制我对她的心理状态,因为她预计,母亲/我总是不在身边,总是会“出差”,离开她,抛下她。

在询问患者一些关于关系的问题时(见表 5.2),我们的目的之一就是要对患者认同的人有所了解,无论是有意识地还是潜意识地认同,我们着重初步概述那些被同化

**表 5.2　评估客体关系质量的要点**

---

**关注患者早期关系的质量,询问患者如下问题:**

- 你最早的记忆是什么?
- 你的母亲/父亲/姐妹等是什么样的人?
- 你能想起童年时需要帮助的时候吗? 你当时是向谁求助的?

**当你评估客体关系时,请考虑……**

- 自体和他人表征的灵活性、适应性和成熟性;
- 自体与客体表征的分化/相关程度。[9]

　　比如说,是否有证据表明……

　　——自体—他人的边界妥协(例如,缺乏基本的身体完整感/基本的身体完整感被破坏,在精神疾病中就是如此);

　　——自体/他人边界混乱(例如,自体和他人被描述为在身体上是完整的/分离的,但感觉却是混乱的/未分化的);和/或

　　——黏着的/个体化的自体和他人的表征。

---

- 自体和他人表征的成熟度：
  - ——描述人物的时候，主要根据对方能提供的满足感或挫折感；
  - ——描述人物时，用具体的、字面的词语（通常基于身体特征）；
  - ——描述人物时，主要根据其显性活动/功能；
  - ——将外部表现和行为与内部维度整合起来描述（例如，矛盾可以被管理）。
- 描述他人的主题内容：比如说，发现其他人是……
  - ——深情的？
  - ——克制的？
  - ——成功的？
  - ——强大的/弱小的？
  - ——雄心勃勃的？
  - ——恶毒的/仁慈的？
  - ——冷漠的/热情的？
  - ——聪明的？
  - ——挑剔的？
  - ——滋养型的？
  - ——惩罚性的？

*148*

或被否定的品质。在这方面，一个有帮助的问题是询问患者他的父母分别是什么样的人。如果患者的回复比较笼统，比如，"他们是好父母"，我们可以让他说得具体些，甚至可以想出几个最准确的描述父母的形容词。这种探索行为不仅使得患者生命当中的重要人物变得丰满和有血有肉，而且患者的描述也会增进我们对此的了解，因为他的描述提供了一些线索，让我们理解面对的主要是边缘性/精神病性人格结构，还是神经症性人格结构（见下文）。边缘性和精神病性患者往往用笼统的二元术语来描述他人，这反映了他们整体分裂成好坏两部分。或者，患者按照重要他人在自己生活中的功能来描述他们，也就是说，患者更多地是把他们作为没有自主权的部分客体，受患者的绝对控制。另一方面，神经症患者对他人的描述往往更平衡，是多维度的，揭示出他们对与自己不同的独特品质的欣赏。

因此，在评估中，我们既要考虑到客体关系的质量，也要对这些关系的成熟度做出推断，即患者是否涉及完整客体或部分客体，以及患者与其他人分离的能力。在这方面，区分这两者很重要：一种是自恋的卷入，他人是附属物或自我的延伸；另一种是客体关系,他人被视为与自我是分离的(Mason,2000)。考虑一下这个问题也是有用的:如果得不到(available)别人,自我是整合的,还是脆弱得不堪一击的?[10]

### 移情关系

评估的一个要点是患者在一开始与我们建立的关系的类型,包括最初的电话或书面联系。主要的内在客体关系通过评估过去和现在的关系显现出来,会对可能建立的移情的质量提供最初的线索。许多患者通常来咨询是需要寻找一个权威人士来缓解困境。因此,潜在的初始移情是对一个强大的、无所不知的父母形象的移情。反过来,这可能会形成一种冲突:既渴望又害怕的一种依赖关系,因为这直接在患者心中确立了一种不平等的治疗关系。患者对我们抱有幻想,这种幻想的质量对任何心理治疗的未来都是至关重要的:

> 不是诊断决定了精神分析建立或终止,而是患者幻想的性质。
>
> (Waska,2000:31)

一开始,很多潜在的患者很可能是带着既害怕又渴望的复杂心情来向我们求助,这种心情激发了对权威人物和照顾者的潜在幻想,患者潜意识地将我们置于其中。具有被迫害幻想的患者是最难治疗的,这些幻想实际上塑造了他们思维的方方面面;因为他们与世界发生联系时,是带着控制、折磨或拒绝客体的幻想,以此来防御成为幻想中的报复性攻击的受害者的风险。

要让患者使用精神分析方法并从中受益,重要的是,他能够报告治疗关系,并在维持现实检验的同时去体验移情并就此进行工作,我们希望患者与我们建立的关系,在情感上是"鲜活生动的"。这会引起一系列情绪——积极的和消极的——其中一些感情可能让人觉得害怕。病人对现实的把握,以及对移情的"好像"(as if)的特点的理解是至关重要的。如果缺乏这种能力,患者就无法理解我们,比如说,好像我们是有虐儿倾向的父母;准确地说,在患者的体验中,我们就是有虐儿倾向的父母。象征被理解为代表一个事物。象征的能力使得象征物可以代表这个事物,同时又保留了自己的特征,与被代表的事物(thing)有所区别。[11] 正是这种区别性,使得思维可以创造性地使用象征来代表事物。当象征物和它所象征的事物无法区分时,这反映了象征功能的崩溃,这在心理上是毁灭性的。我们在儿童身上可以观察到这一点,其严重程度和破坏程度各异。例如,非常年幼的儿童和心理失常的儿童都无法区分他们是在谈论一种经历,还是正在体验这种经历或行动:因为对他们而言,语言仍然是一种活现,而不是一种参考形式。

### 社交网络

人们开始**个人的**心理治疗,但是在现实和幻想中与他人总是有关的。除了引出患者的关系史(如上),使我们了解患者内部世界的情况,此外,评估患者更广泛的社交网络,以及患者和朋友/熟人之间的互动质量和模式(例如与权威的关系争端,支配与屈服,依赖与自主,亲密和信任)也很重要。这使我们能够识别出反复出现的人际关系结构,以及若要考虑短程治疗的话,确认工作中可能的重点。

150

鼓励患者投入治疗外的关系并予以支持也是值得考虑的。得不到充分支持的患者往往表现不佳,并会提前终止治疗(Frayn, 1992)。在工作或家庭中缺乏支持可能会破坏脆弱的治疗联盟以及原本贫乏的改变动机。

对于心理脆弱的患者,需要谨慎考虑在治疗期间谁会给予他们支持的问题。对于那些倾向于付诸行动的严重的患者,可能需要制定特别的条款以确保他们在心理治疗期间能够获得额外的专业支持。

即使高功能的患者(例如,有能力继续工作、学习或者在人际关系上不存在慢性缺陷)做精神分析治疗也会觉得不容易,因为这不仅仅是一项重要的情感投资,而且也是一项时间和金钱的投资。这可能影响到和患者亲近的人,因此获悉外部环境对心理治疗是否支持是非常重要的。例如,嫉妒的伴侣可能会觉得二人治疗关系中的亲密是有威胁的,会试图去破坏它。在这种情境下,重要的是切实评估支持的程度以及支持的匮乏是如何造成患者开始治疗的矛盾心理的。在某些情况下,伴侣/家人也需要干预和支持。

### 自我力量

对患者自我力量的评估是非常必要的,包括识别患者的困难是否限制了他的自我觉察能力以及其他执行性的自我功能,以致于边界不清并付诸行动。患者的自我力量是根据评估推断出来的,反映了有助于他克服焦虑或者采用更具适应性防御的人格条件。最基本的自我力量指的是患者凭借感知觉、思考以及判断与现实连接的能力没有受到损害。例如精神病患者发病时,如果这种能力不复存在的话,我们就会认为他的自我力量是非常的受限。自我力量反应出患者在面对精神痛苦时,在不借助于过分歪曲或否认的情况下，保持自我一致性的能力。

自我的虚弱表明他自身的挫折耐受力以及冲动控制能力都处于不好的状态，缺乏对焦虑的容忍性以及无法进行升华性的活动。例如，一个处于愤怒中的患者，虚弱的自我力量甚至可能使他无法反思出愤怒的来源或是意义，取而代之的是付诸行动或是去攻击他人。自我力量强一些的患者不仅能够去思考他的愤怒，而且可以用升华的方式管理愤怒，将其转换成一些更具有建设性的活动，比如运动。

象征化的能力是自我力量的一个重要指标。从婴儿期向前发展的一个关键任务就是获得一种在冲动和行动之间思考的能力。如果这种能力出现问题或是未能发展出来，那么后果是很严重的；心理体验无法通过象征化的方式表达出来，会对思维和感受有一个直接的、有时甚至是灾难性的影响（例如把思考当作是一种覆水难收的语言）。霍布森（Hobson）形象地概况了象征化的优势：

> 象征化不仅能够让我们去思考现实中缺失的部分，而且还能魔法般地召唤出一个想象的世界。象征化使我们得以去修复客体以及所体验到的事件，象征化赐予了我们一个心理空间，在这个空间里对事物的态度能够得以转变。
>
> （2002：99）

为了评估自我力量，我们要寻找一些证据来证明患者在时间和地点上的定向力，思考的理性化以及判断力没有因为器质性问题或是心理问题而受到损害。在面对挑战时，患者维持关系以及职业或是职业晋升的能力给我们提供了另一个间接评估自我力量的机会。这也是为什么要去了解受教育史和职业史的重要原因：有过辍学、被炒鱿鱼或是频繁更换工作经历的患者，对于他们是否有足够的、发育良好的、在压力情境下坚持的能力，我们可能会心存疑虑。在这方面有困难对于精神分析治疗的进程来讲可能不是一个好兆头，尤其是对于短程治疗来说。

### 超我整合

超我是人格的代理（agency），它在患者的内部世界里既能够作为一种良性的、指导性的存在，也可以作为一种具有迫害性的、冷酷无情的存在来发挥作用。超我的整合涉及患者避免被他人利用和操纵、保持诚实以及在没有外在控制的情况下，去思考而不是将充满攻击性/或不正当的幻想付诸行动的能力。在与那些冲动的个体以及有过司法鉴定史的患者一起工作时，对超我的评估是特别重要的。

和自我力量一样，患者超我的整合是间接推断出来的。司法鉴定史或表达暴力幻想可能会被作为判断这方面存在潜在问题的一条线索。然而，在更普遍的意义上，评估超我的性质时，我们感兴趣的是与患者自己相关的目标和愿望，例如，这些目标看起来是不是一个现实的理想，或者患者是不是有着一个要求过高，甚至于冷酷无情的内在客体。

### 防御

防御是通往改变的大门，灵活有弹性的防御会对挑战秉持开放的态度，可以允许问题持续期间心理状态的不稳定。用于保护个体免受难以忍受的精神痛苦的僵化的防御，可能是更难改变的。因此，评估防御对于判断患者对精神分析治疗的反应能力是很关键的。虽然，防御结构的僵化通常是短程治疗的禁忌症，但是也许这也表明仅有一种精神分析方法是行不通的。因此，在评估治疗联盟的力度之外，评估防御和动机的平衡是非常重要的。在我们去触碰患者的防御时，需要问自己以下几个关键的问题：

- 患者的核心痛苦/焦虑是什么？
- 他何时会担心，或是处于痛苦中时他是如何处理的？

关于防御的更详细的部分我们将会在第六章看到。在这里我想说的是，谈到对防御的评估，去关注那些显示防御运作的非言语行为是非常重要的，比如回避话题，叙述不完整，含糊不清，赘述过多细节，回答不切题，或是问题外化。一旦识别出这些防御的运作，就可以在评估中温和地进行挑战。我们这样做，是为了通过衡量病人检查或进一步阐述我们的诠释的意愿来评估他们的灵活性。如果诠释引出了更具防御性的行为，这就提示患者有着一个无法通过简单的干预改变的根深蒂固的防御系统。如果对防御的诠释致使一部分患者表现出退行性行为，这就暗示这种防御的作用有可能是为了保护患者使他不至于崩溃。例如，我曾经见过一个患者，在第一次评估咨询中我做了一个尝试性的诠释，咨询之后他报告说，从我见他的那个医院回家的路上出现了尿失禁的情况。在这类情况下，建议慎重开展治疗，或者建议使用更具支持性的治疗，至少也要等到出现更多的自我力量的证据之后再进行诠释。

### 人格组织的发展水平

随着评估的展开，我们会逐渐在脑海中形成患者的性格印象。这使我们可以试验性地在人格和反应之间进行辨别。特定的情境引发人格的不同方面，而这些人格面向在其他情况下可能是潜在的,也就是说,没有成为性格组成部分的持久的存在方式。例如,当我们紧张的时候,可能通过躯体化来回应这种情境,但是这种回应的方式可能不会被认为是一种恒定的特性。能反映性格的是更加恒定的人际关系、防御和行为模式。

为了理解人格,我们需要去鉴别与患者防御类型相应的人格结构的发展水平。从精神分析的视角来看,评估的一个任务就是去判断患者是否**主要**处于神经症、边缘或是精神病性的水平。我用"主要处于什么水平",是因为即使是所谓的正常人格,也可能会在不同的功能水平上波动,它们会在各种不同的情况下被激活。例如,如果处于过度紧张之中,我们可能会完全退回至更加原始的、偏执的思维和认知中,在这种特定的时候,人格组织水平的运作更趋于边缘水平。而一个偏执的人可能会表现为神经症性或精神病性。

在评估中,我们寻找人格结构的主要水平,它影响着人们怎样感知世界以及与这个世界的互动。每一个人格水平都有以下特性:

- 特定防御的使用
- 内化客体关系的整体质量
- 自我认同的体验
- 患者现实中的关系

我们现在来看一下组织结构的三种水平。

**神经症水平**　所要的东西与阻碍之间存在冲突时,神经症性的患者倾向于去寻求帮助,而这种障碍通常是自我产生的或由内在动力维持的。这样的冲突具有典型的俄狄浦斯性质,在自我足够健全以立足现实的情境下表现出的对性欲和攻击性的担心,强大的情感或愿望控制着患者。

神经症性人格组织所反映出的不仅仅是更成熟的防御的使用,更广义地来说,还有对防御的灵活使用。这并不是说他们从来都不使用原始的防御机制——有时候会用。缺少成熟的防御机制可能是一种更边缘或精神病性组织结构的提示。

虽然这种水平的结构并不能让病人免于自恋的起伏波动,病人却更有可能呈现出一种完整的认同感,能够整合进更加复杂的自体表征(例如,觉得自己既努力又可靠,同时觉得自己是喜欢控制别人的)。当我们请他描述自己的时候,他有这样表达的能力。他在时间和情境的跨度下对自体的体验比边缘性患者更为稳定,边缘性患者可预见的不稳定性反映出他们自我表征中更大的不连续性。与自我表征一样,对他人的表征也比边缘性人格障碍患者的非黑即白更加丰富多彩、更加深刻。

对于治疗而言,这种的组织结构水平有一个典型的优势:这些患者的观察性自我更容易参与进来。他们能够和问题保持距离并思考发生了什么。

**边缘水平** "边缘"这个标签带有一定程度的混淆,因为它既指精神病学诊断分类——边缘性人格障碍,也用来描述特定类型的人格组织,而这是精神分析文献中的说法。边缘性人格最突出的特点——在分析的意义上——是个体自我体验中对痛苦感受的不一致以及不连续性。对自我意象的威胁成为针对自我及/或破坏性行为的迫害者,反映出对维持自我整合感的绝望的尝试。同一性混乱是很显著的。边缘性患者有要与他人区分的想法,但因为脆弱,同一性总是弥散的。与精神病性患者不同,边缘性患者体验的只是短暂的、可逆的精神病性的发作。

因缺乏管理情感的资源,边缘性患者试图通过分裂来获得简单的情绪体验。对他人的描述是典型的二元的,也就是说,他们是"非黑即白的",对人类混合的动机或冲突的感受也只能流露出一些零星的理解。在他和自己的关系中也会出现类似的困难。

以羞耻感为基础的体验主宰着边缘性患者的主观世界。尽管他可能会去关心驻扎在他内在的破坏性的邪恶力量,但是更多的时候,他被无力和脆弱的内心体验充斥着。"坏"向外投射到外部世界以及他人身上,空留患者去感受偏执,听凭迫害的力量摆布。

僵化的使用初级防御,诸如分裂和投射,是边缘性人格组织的特点。这一点有点类似于精神病性的组织。尤其是当边缘性患者退行的时候。然而,边缘性患者比精神病患者有更强一点的和现实接壤的能力,尽管他的行为在某个时期可能会非常的紊乱。

**精神病性水平** 处于精神病性水平的患者表现出的是极其碎裂的精神结构。他努力去确定一种作为人的感觉。他的核心焦虑通常集中在信任和依赖上面。他体验的通常是前语言期的恐怖,这是通过小心地使用治疗师的反移情间接推测出来的。他展现出的是在自己身份水平上的核心混乱,有时会怀疑自己以及/或其他人的存在。从根本上来讲,他没有立足于现实,因此常常感到混乱,在和人交往时会有一种疏离感。

### 情感调节模式

受发展性框架影响的精神分析师认为自体和他人表征的认知—情感结构调节着儿童与照料者在一起时的行为,以及在以后重要关系中的所有行为。

母婴观察证实了语言和非语言交流是有韵律的、连贯的结构。定格分析(stop-frame analyses)揭示了母婴间的互动遵循着一种"看与不看""参与与撤回"的循环模式。这种韵律对婴儿调节相对不成熟的精神心理系统是至关重要的,这样一来,他们

*154*

*155*

也学到了许多基本的自体调节技能(Brazelton & Cramer，1991)。在婴儿情绪调节的体验中父母扮演了非常重要的角色。尽管神经系统已经成熟，但婴儿的先天潜能需要互动以及主体间的环境才能最终实现。在由两方共同构建的这独一无二的环境中，婴儿和父母大部分时间都投入于积极调节自身或他人的状态中。[12] 母婴二元状态调节是通过感知觉系统和情感装置的信息流动共同进行的。在最初几个月被调节的状态是诸如饥饿、睡觉、活动或是唤起等等。从精神分析的角度来看，我们认为非常重要的是，婴儿的许多感觉只有在另一个人在场，并通过与另一个人的互动才能感受到，那个人充当了调停者，因此成人情绪状态将给婴儿的体验打上底色。布拉泽顿(Brazelton)和克拉默(Cramer)(1991)强调了以下这点：

> 当婴儿达到一种内在的平衡，接着在一种安全的、可预见的关系中体验期待和兴奋时，他们就开始发现与生俱来的情绪和认知能力了。
>
> (Brazelton & Cramer，1991：128)

因此他人的情绪状态对于婴儿自身的情绪状态而言是至关重要的，这并不是诸如镜映这样的被动的过程，而是婴儿主动利用母亲的情感表达来形成自己对某件事情的理解，并用来指导自己的行为。母亲所执行的功能就是将婴儿的体验转换成在情绪上易消化的东西。[13]

最早期的交流形式是在没有任何媒介的情况下通过语言符号发生的。婴儿通常以一种非常原始的方式向母亲传达他们的感受。这就使接受力强的妈妈感受到婴儿还不能清晰的讲出来的话或者还不能在自己的内心进行处理的情感。没有过度沉浸在自身困难中的妈妈能够回应婴儿的行为。随着妈妈的回应，她提供给孩子一种被理解的体验，这种体验使他能够逐渐建立起一种感觉：自己的行为是有意义且有交际功能的(Fonagy等，1991)。这些交流的质量是儿童内部世界以及情绪调节能力的基础。

正如我们在第一章中看到的，内部世界是一个原始的、幻想的图景，是在父母镜映156的基础上发展出来的。儿童的情绪体验，及由此产生的内部世界的情绪底色，经由父母组织成儿童心身状态的次级表征。

> 在个体的发展过程中，沟通始于没有沟通意图的行为，观察婴儿的其他人解

释婴儿的行为代表的婴儿的心理状态。

(Fonagy & Fonagy, 1995: 369)

福纳吉和塔吉特(2000)认为,通过这种特定性质的人际互动,创造了一种类似于"反思"的内在体验。随着儿童的成长,他能够使用这种能力给自己的行为、与自体以及他人相关的情感体验赋予意义。福纳吉和塔吉特将这种能力称为"**反思功能**"(reflection functioning)。[14]

对感受进行反思的能力反映了我们调节情绪的能力。每一个患者情感唤起的模式都是各不相同的,我们只有在和患者长期的工作中才能够理解。在评估阶段去倾听患者的叙述,要留意患者是怎样处理强烈的情感的,以及是否有不被允许的感受。患者能否投入到探索他的感受中来,能否把自己看作是有感受的存在,这些也是我们感兴趣的。

在评估阶段,我们对患者情感调节模式的理解是最粗浅的。它可能由以下假设组成:

- 需要通过防御来控制的情感。
- 起着防御作用的情感,也就是说,那些保护个体使他避免感受其他情绪的情感。
- 特别的情感是如何被管理和宣泄的(比如通过自伤或是物质滥用)。

评估情感调节,要确认一个重要的方面是:

- 患者是否有能力去区分情感和行动(例如,精神障碍以及边缘性人格障碍患者在这点上存在困难)。
- 患者能够用语言来表达情感体验。这和象征化的能力相关,这对于精神障碍以及边缘性人格障碍患者来说可能是一个巨大的挑战。

*157*

## 身体

患者带着自己的身体和心智走进治疗室。有一个重要的假设是我们的工作是在对心智进行塑形。同样地,即使患者没有明确地提及自己的身体出了问题需要求助,对治疗师而言留意"身体"这部分也是至关重要的。心身是不可分割的整体。目前一个普遍被认可的理念是"若没有某种具象化的载体,便无从谈及心智"(Damasio,2006;Edelman,1992;Lakoff,1987;Varela 等,1992)。

身体是生命的基础,支撑着所有其他心理功能。因此,当身体的存在被否认时,情绪、社交和认知功能可能会受到严重损害。逃避身体的现实性必然导致逃离某处心理空间；而在这处空间里，我们得以思考及感受，因而，理解他人是"他人"亦成为可能。这一点在某些个体身上是显而易见的：出于防御的目的，他们退缩到虚拟现实中，以此规避"存在于一个躯体内"的心理影响——在青春期，身体更有力地呈现它自己，需求可能会特别强烈(Lemma，2014)。

生理意义上的身体总是有历史的身体：特定的身体形态和外观，即使是与主观体验以及所期待的身体意象有冲突时，仍代表着心智层面上的身体表征，需要被整合到自体的经验中去。这通常需要艰苦卓绝的工作才能使这类患者将身体"个性化"(Winnicott，1945)。

重中之重的是，指导我工作的一个关键的概念，使我牢牢地扎根于弗洛伊德派的领域中：就如弗洛伊德(1923)的一个人尽皆知的观点，自我"首先而且重要的是身体自我；它不仅仅是表层的实体，而且还是自我本身在表层的投射"(1923：26)。也就是说，自我表征最原始的形式是身体的表征。因此，对弗洛伊德来说，自我就像是精神地图，投射在身体表面上。更具体一点来说，自我被看做个体所感知到的**力比多**与身体的关系的心理表征。

自弗洛伊德以来，这一理论的重要启示就是，自我从身体模型中获得了它的功能(Lichtenberg，1978)。这在克莱茵的著作中可能是最明显的，其中心灵被描述为一种吸收(内射)和排泄(投射)精神状态的"消化道"(Caper，1997)。

弗洛伊德对身体的重视是很到位的，它与目前的神经科学观点是一致的，并且有预见性。肢体动作以及动作在发展的本体感觉系统中的记忆(比如一个记录自身自主运动的系统)有助于神经结构组织有效的发展，这对于感知运动，对于我们觉知自己的方式，对于我们如何与他人沟通以及**如何生活**来说都是有帮助的。肢体动作(当然，还有他人对这种动作的回应)预设了一个意向性的基调，举止勾勒了一个社会认知的轮廓。正是在这个最普遍且基本的感觉上形成了心智。

作为治疗师，我们有时要注意去理解患者的体像，也就是在他们的头脑中对**身体所形成的表征**，以及随之而来的相关的情绪和幻想。我这里指的是身体的精神/力比多地图，它是由生物学规律以及我们所有人带到身体体验中的意义和幻想所构成的。

个体的体像并不是天生的，精神分析可以在理解发展性因素和幻想方面作出有价值的贡献，这些因素和幻想在塑造身体表征以及在情感上着色身体表征方面发挥重要作用。在我的工作中，病人对自己身体的觉知，反映出他对身体的态度(信念和幻想)，反映出身体对这个世界的态度（特定的姿态、平衡感及其他内脏性的、自主神经方面的感觉）。

我们体验身体的方式是通过他人的赋义和幻想形成的。因此，身体叙述了几代人的故事。我们的身体表征是源于对母亲体像的内化，通过手势、姿势、动作和节奏的潜意识传递来实现的——所有这些都包含与他人互动的自体表征，充满丰富的情感。

> 一个前言语期的婴儿所接收到的不是词语，而是沟通隐义。这种印记是通过身体接触、面部表情、手势和声调传达的。
>
> （Raphael-Leff，2008：14-15）

和主要客体有关的早期身体体验的核心是适当投注了力比多的身体自我，它被作为程序性记忆储存了起来。记忆研究已经描绘了两种记忆系统：显性记忆和隐性记忆（Schacter，1999；Schacter & Tulving，1994）。显性记忆可以被回忆和言语化，它们叙述了我们的生活。相比之下，隐性记忆是前语言期的（特别是与生命的前2—3年相关），因此对显性记忆来说，它们不能直接存取，也不能压抑，因为用作隐性记忆的大脑结构成熟得较慢——换言之，它们是描述性潜意识，而不是动力性潜意识（Clyman，1991）。

隐性记忆系统包括程序性的、情绪性的和情感性的记忆。这对我们如何表述身体是至关重要的，因为最早刺激情绪和携带情感的感知觉运动体验，最有可能被编码成和他人相关的自我身体程序性记忆。因此，它们很有可能存储在不被压抑的潜意识中。这些记忆——也被称为"情感模式"（Bucci，2008）——结合他人的表征来确认或否定孩子的身体自我。情感模式可以通过存在于知觉或记忆中的感知觉特征直接被激活。这与临床相关，因为它提出治疗师需要同调于前符号沟通（Bucci，2008），也就是说，躯体化和感知觉过程既不能被言语化，也不能被象征化，它们可能会在有意控制或有组织的思维之外运作，可以经由分析师的躯体化反移情被识别（见第七章）。

身体体验的程序性记忆根植于与"他人"的身体体验中，这将给婴儿刻上印记，决定婴儿如何体验它们的身体，如何看待自己。与母亲友好的身体融为一体的感受或没有被她抱住的感受，会伴随着极有可能影响记忆、愿望和幻想的强烈的情感（Pine，2000）。

因此,婴儿对自己身体的体验经由他所体验到的母亲与他身体的关系形成(Laufer,1981)。母亲如何感受她自己的身体,影响母亲如何感受孩子的身体,母亲(或父亲)在这方面遇到困难的时候,婴儿的身体可能会变成他们自己投射的容器。

鉴于以上考虑,我们能够看出,为什么神经科学对身体的简单描述永远无法充分捕捉到图式性运作,在图式性运作中身体会在和他人的关系中,即在特定的情绪和社会情境之下,有一个特定的结构或风格。然而,精神分析和神经科学视角的结合,有益地提醒了我们这两点的重要性:身体图式引发习惯性倾向以及它一直以来是如何在情绪环境下的动力性关系中发展起来的。因此,理解身体需要解释性的说明,不是主观意向和神经生理学所能解释的。

对身体的关注引出的议题,不但有关于前符号期体验以及它是如何被编码的问题,还有最后如何传递给他人的问题。从临床的视角来看,这反过来又提醒我们帮助那些心智化能力有缺陷的患者是一项多么艰巨的工作。在福纳吉和塔吉特(2007)关于"内隐式思维"的著作中可以找到对这个复杂领域的一些引人注目的贡献。他们生动地将依恋理论、认知科学和精神分析结合起来,提出心智是围绕一系列核心表征组织起来的,这些核心表征源于早期与主要客体在一起的感知觉运动、情绪和环境体验。他们认为,语言、象征化思维和防御建立在原型的前语言期,建立在与主要客体在一起的举手投足间的"内隐"经验之上。随着时间的推移,抽象能力的发展使我们能够通过在抽象事物(例如,妈妈的想法)与嵌入于主要客体的身体经验中的心理意象之间进行隐喻比较,从而为这些基本表征赋予意义。

对肢体语言以及通过身体进行隐性沟通的思考使我们与其他在理论上或是临床上与身体有关的学科结合起来。特别是神经科学研究澄清了婴儿是怎样发展出身体图式、本体感受、多通道传感以及镜像神经元的,这些都是人际互动中表达性主体间活动的基因编码。最重要的是,体像源于本体感觉和对他人面部的视觉感受之间的联动和主体间的交互作用。

他人的意图以及互动中婴儿具象化的可能性,可以直接在他人的脸上或是身体行为中读出来。这就为照料者(与被照料者)具象化体验的质量的重要性提供了另外的视角,并且,我们或许会补充,在患者和分析师之间也是如此。在这些非语言的交流中,父母和婴儿表达他们想法以及回应对方的想法时主要都是潜意识的,而且经常是通过身体来表达的,婴儿**以非语言表达内部世界**,父母的理解能力是为婴儿发展出心智化能力奠定基础的关键所在。甚至,有人提出目前可以测量的父母表达性心智化能

力(parental embodied mentalising，PEM)是婴儿心智化发展的一个重要指标(Shai &
Fonagy，2013)。PEM 涉及父母的以下能力：

> 根据婴儿整个身体的运动知觉的表达，即婴儿身体动作和姿势的变化，默默
> 地，不一定非要有意识地，理解、考虑、推断出婴儿的心理状态(如愿望、渴望或偏
> 好)，父母相应地调整自身的运动知觉模式。

(Shai & Fonagy，2013：60)

具象的心智化这个概念为我们提供了一个与张力相关的有益视角，这些张力体现
在一些与身体相关的一人和两人精神分析视角的文献中，这个概念综合了几个方面：
身体、身体的独特性、前置条件(例如先天的体质)以及在体内这种体验是如何要求另
一个人以身体和心理来心智化自己的身体体验，并据此来管控自己情绪的能力。

### 社会文化因素

从历史上看，精神分析更强调患者的内在世界而忽略了患者的外在现实。由于我
们现今的实践是处于真正的多元文化之下的，因此我们的工作需要拥有对情绪困扰的
多样化的经验以及多元的思考方法。

我们无法孤立地求发展。从出生的那一刻开始，我们就是家庭系统的一部分，同
时也处于更广泛的系统之中，比如身处孕育我们的文化之中。在评估中，我们需要承
认这个更广泛的系统。基于人们所出生的文化，同样的生活事件或是"安排"对不同的
人而言可能会有着截然不同的意义或含义。例如，作为家庭里唯一的女孩，如果出生
在一个重男轻女的文化背景之下，"唯一"和"女孩"可能会对她的发展产生不一样的
影响。

内在世界与外部世界总是处于一个动态的互动之中。尽管内在和外在从来都不
可能直接的一一对应起来，比如我们会歪曲从外界吸收进来的东西，这样的歪曲会反
应在防御过程的运作上，我们的评估需要反映出患者"生活的"现实以及他们特别制造
出的现实。种族主义和性别歧视，社会经济贫乏，疾病或残疾以及宗教的现实，所有这
些都对患者的生活产生影响。为了更好地理解患者及其需要，我们需要对他所生活的
外部世界充满好奇。如果我们不去询问这些，那么我们就永远不会知道，而且很可能
得出错误的结论。例如，在评估中经常被忽视的问题是患者如何理财，这是一个重要

161

的问题,这不仅仅涉及支付治疗费用。当我们通过公共基金服务的项目约见患者时,这可以告诉我们很多关于患者如何生活的信息,也提醒我们,患者可能身处的现实的压力,同时这可能会对治疗产生负面的影响(例如:无家可归)。

在西方的治疗模式下,自体、分离和个体化这样常见的概念在其他的文化里可能就没有,因此在这点上,文化也是很重要的。在西方,个体化的自我是治疗的目标。它是一种价值分化的自我。在东方,关系自我更具渗透性,我们会遇到流动性更强的自我—他人的边界;个体身份的单元不是其内在表征而是家庭或社区。

与评估者的关系也受到文化因素的影响。由于我们自己的文化认同或种族,可能会觉得和某些患者更容易建立起关系,对患者来说也是如此。对这些移情和反移情保持开放和包容对于一个好的评估来说是至关重要的。在尊重他们文化背景的治疗师那里,他们并不会一味地去寻求相似性。但是也有一些人会主动地寻求差异性,这可能和他们自己文化认同中一些非常重要的部分相关。例如,一个混血的年轻女性,我曾经看到她特别要求要一个白人治疗师。在我们的工作中,很快便清晰起来,"白"自体是好的,"黑"自体是坏的,因此她防御性地想要去向白皮肤的我/治疗师认同。

## 试探性诠释

传统意义上,精神分析治疗的评估包括所谓的**试探性诠释**,有时候用移情来评估患者使用这种干预措施的能力。它有助于我们探索:

- 患者是否能够去中心化和观察自己的思维过程;
- 患者是否能够接受和利用我们提供给他的帮助;
- 患者是否能够聚焦于某一点来工作,特别是在考虑短程治疗的情况下。

在评估中最好慎用移情性诠释,只有在为了打破僵局的情况下才有必要使用。例

162 如,如果患者开不了口,那么确认患者担心评估结果的诠释可能会大有裨益。向患者指出他的模式或议题的重构性诠释更容易被作为评估的一部分。我倾向于节制地使用移情性诠释,因为在这个阶段还不知道我们是否要对这个患者进行治疗,我们必须确保不去激发太过强烈的移情,然后告诉他们,我们不能继续和他工作。此外,评估的目的不是开始治疗,尽管好的评估对患者来说也是一种疗愈性的体验。评估关系应该促进患者去检视自己,但是尽量不要过于刺激,好让患者能够处理好评估和治疗本身之间可能的边界。

## 总结评估

在评估的最后,有的患者想要了解我们的想法也是无可厚非的。他们可能更关心的是他们是不是"疯了"或是"糟糕的",或者我们是否会觉得他们会变得更好还是更坏。重要的一点是要避免和患者想要明确答复的愿望产生共谋:在证据不足的情况下通过明确阐述来回答患者的问题。然而,评估一部分的任务是向患者传达我们对于他困境的理解。仅仅解释他询问我们对他的看法是无济于事的,这种询问反映的是他对治疗进程的焦虑或者他对有没有可能"疯掉"或很"糟糕"的担心,尽管对于某些患者来说这种假设可能是正确的。在我们的回应中,可以就他需要什么样的帮助以及那些藏在问题背后的焦虑提出一些看法。

我们的任务是需要精雕细琢的,需要找到合适的语言传达给患者:我们的理解是试验性的;我们的工作不是每次都会带来明确的结果;还要传达的是,如果建议他们和我们一起工作或是转介给同事,那是因为我们相信这将对他有所帮助。所幸的是现在有更多的证据表明,做心理治疗比不做要好。

在评估的最后,假设我们同意提供治疗,一些患者会询问我们的培训和资质或工作方式。就如同病人问的任何问题一样,重要的是要首先反思病人为什么会问这个问题。我们可以从对这个问题的感受中得到一些相关的线索:我们是否感到被侵入、被挑战、被挑衅或是迫不及待要去回答。这些问题将会影响我们的行为:通过关注其潜在的意义和功能来看待这些问题或者直截了当地回答,或是两者兼而有之。当患者提出关于资质的问题,我认为直接了当且实事求是地回答是很重要的,并不一定要对答如流地说出令人深刻的简历,说明我们的专业背景以及提及所注册的系统就足够了。当然,一个关于资质的问题也可能隐藏着投入咨询进程的焦虑,这种需求应被探索,但是我们有义务告知患者他们正在接受怎样的服务,就如同其他服务一样。通过单纯地阐明患者的焦虑来搪塞这些问题是无礼的。患者有权利知道这些,当然这也可能是由于个人原因而产生的焦虑。

有些患者可能会询问精神分析的治疗是如何工作的。这是一个合理的问题,但是,我不太愿意就这个问题作出过多的解释。也许我们给出的任何解释都很可能是草率的,也因此可能毫无意义。然而,我认为这有助于引导患者理解未来分析治疗的性质,特别是在评估访谈较散漫的情况下。我所有要说的可能是下面这几句:**"在未来的**

治疗中我会问你一些问题。对于你来这里的想法以及你的梦,我都很感兴趣。我们一起试着去弄明白你的关系模式或生活模式,以及一些困扰你的想法和感受。但是就如我们之前那样,我会跟随你的节奏的。"

## 制定协议

如果评估的结论是我们将为患者做心理治疗,那么需要讨论一些现实的部分。要明确地和患者讲清楚以下内容:

- **躺椅的使用**:会提示(注:一周一次的治疗通常不会示意用躺椅,因为不想激发太多的退行,但是那些以前使用过躺椅的,并且有足够的自我力量去承受在躺椅上发生退行的患者是例外)。
- **治疗的时间和频率**[15](注:病人的心理表征持续而稳定的话,一周一次是可以的,因为患者能够在两次治疗的间隙利用和维持治疗关系中的体验。对于更加脆弱的患者来说可能比较难把控治疗间歇的时间,那么高频次将会有更多涵容性)。
- **费用**:合适的(注:在评估的时候要特别讲清楚)。
- **取消原则**:包括度假安排(注:具体提出你是否愿意提供其他时段的咨询)。
- **哪些人可能需要参与**(注:询问家属的详细信息以及向患者解释何种情况下会与他们联系)。
- **保密性**(注:概述保密原则的局限性)。

上述的任何一个议题都会很有意义,并会引起患者非常情绪化的反应。有些患者可能会抱怨为错过的治疗时段付费的设置,而其他人可能会觉得一周几次比一周一次的咨询更具有威胁性。鉴于此,建议在评估结束时利用一点时间来讨论这些议题或是讨论另一种安排:双方达成一致,转介到其他同事或机构那里。

## 心理动力学的个案概念化

心理动力学概念化是评估的最后阶段。这是一个暂定的假设,最有可能随着工作的进展进一步修正。时刻监督自己是否过于执着于我们的假设,以至于不再对患者试图传达的不符合假设的信息保持警惕,这是我们义不容辞的责任。

这种概念化将提示治疗的方向和目标。这种概念化的目的是把对问题的理解结合起来,反映出发展缺陷和冲突对目前问题的影响(见第一章)。因为成熟可能会非常的不均衡,个案概念化可能在包含了患者良好适应能力的同时,指出其在某些方面存在缺陷和/或冲突。

概念化力求识别造成或是维持问题的内因和外因。对内在因素的强调与精神分析中内在现实的特定重要任务是相关的。正如我们所看到的,心理的发展在很大程度上是一个摄入外在客体的过程。精神分析学持续争论是否是真实关系,而不是儿童内在驱力发展和其他生物学因素,塑造了心智的发展。福纳吉(2001)认为,精神分析理论在其概念化里没有很好地整合外部世界的影响。然而,许多当代的临床从业者现在承认儿童和他们所处的环境之间是相互影响的。当天生的脆弱性或是易感体质再加上外部环境无法满足儿童的需求时,就可能会遇到困难。创伤被理解成一个过程而不是独立于创伤发生情境之外的单一事件,此外还要考虑创伤时个体能获得的支持。

即使我们预测患者生命中真实的创伤会给发展带来显著的后果,也很难具体了解儿童期事件带来的长期的影响。每个人之间都有着巨大的差异,人们暴露于相同的负面体验中的反应也各不相同,面对逆境时每个人表现出的复原力也各不相同。社会以及个人情境与发生了何种事件决定了对我们的意义及这种冲击带来的影响。例如,对儿童而言,创伤性生活事件的影响在某种程度上取决于父母的反应。在遭遇危机的时候,一个支持性的充满凝聚力的家庭环境会帮助孩子在不进一步增加压力的情况下去经历这个事件。此外,我们的复原力并不仅仅是可能拥有的积极体验的结果,积极体验可以被看做面对逆境时的保护性因素。并不是所有的保护因素都源于生活中发生的令我们满意的事——对某些人而言,实际生活中克服逆境的体验可能会被建设性地作为一种他们能够应对逆境的证据,并因此感到自己很强大。

气质也有可能起到一定的作用。由于个体形式各异的气质类型,压力性的生活事件给儿童带来的影响也是各不相同的(Goodyer, 1990)。反过来说,压力性的生活事件也影响人格的发展以及和成人及小伙伴一起互动的质量。例如,有着"不利"的气质特征(诸如冲动、攻击性)的儿童更容易成为父母批评指责的对象,是其他类型的两倍(Quinton & Rutter, 1985b)。因此气质看起来是通过亲子互动的影响来发挥其主要作用的,由此建立起一个可能会永远保持下去的特定的互动模式。

在现有证据的基础上,过去发生的事件看起来在我们将成为谁、现在如何生活和工作上发挥着一定的作用,并可能影响着我们现在所做出的选择。然而,过去和现在的关系绝不是线性因果那么简单。性格气质类型、早期经历、家庭环境、社会和文化因素所有这些都相互影响着。作为一个成人,我们可能会使用复原力来更好地管理早年创伤带来的痛苦的后果。我们可能会形成重要的关系来帮助我们找到面对过去的勇气并减少那些创伤对现在的影响。此外,严格的决定论立场已经不再站得住脚,现代物理学家使用这样的观点来强调问题:事件不再被认为是不可逆转和绝对确定的,它们的发生更像是一个高概率或者低概率的问题。这种观点对于平衡个案概念化是至关重要的,概念化不仅反映了患者的困境,而且也反映出他的复原力以及两者之间的互动。

**概念化的建构**

心理的概念化由几个组成部分:

● 描述患者看到的问题。

● 在发展的框架下将问题情景化,并将气质类型、身体状况、创伤经历/生活事件、过去和现在的关系以及社会文化因素考虑在内。

● 在上述基础上提出治疗建议。

动力学的个案概念化包括以上所有的内容,但是其独特之处在于能够识别出患者和自体、他人以及他的身体和工作之间的关系中反复出现的主题与冲突。欣谢尔伍德(Hinshelwood)(1991)提出了建构概念化的信息的三个来源:

● 患者的婴儿期体验。

● 促使他来寻求帮助的现在的情境。

166

● 与评估者的移情性关系。

使用工具箱(Box 5.1)中的心理动力学概念化的备忘录,让我们再次回到患者塔尼娅(本章中所讨论的)身上,并以心理动力学的术语来对她的问题进行概念化。

**步骤1:描述问题**

塔尼娅表现出暴饮暴食的症状。据她所说,她用这样的方式可以麻木自己。她也描述了人际关系中的问题:她害怕被人忘记,并不断地从他人那里寻求安慰。

**步骤2:描述问题的精神成本**

塔尼娅承认她在建立关系方面有些问题,别人可能会觉得窒息。因此她开始疏远他人并使自己感到孤独。

**步骤3：将问题情景化**

塔尼娅汇报了艰难的早年生活，她的父母在她六岁的时候离异，之后和母亲生活在一起。她母亲是一个非常忙碌的职业女性，经常出差并将塔尼娅丢给保姆照顾。由于父亲生活在另一个国家，她无法向他寻求帮助，同时她也没有任何兄弟姐妹。因此塔尼娅经常感到很孤单，渴望妈妈能回来。

她描述到当她充满悲伤地和妈妈道别的时候，妈妈告诉她不要哭。因此，塔尼娅早年就学到，管理情绪最好的办法就是切断自己和别人的关系（将自己和别人隔离起来），这样一来她就不用去感受母亲的离开和她自己的孤单了。

成年后，塔尼娅孤单的感受愈演愈烈，因为她似乎没有能力在不过度控制客体的情况下建立一段亲密关系，无法维持客体对她的关注使她感到极度的恐惧。

**步骤4：描述患者最主要的和重复的客体关系**

塔尼娅感觉自己很容易被拒绝。在关系里面她需要不停地去确认，就好像很难相信别人会将她铭记在心一样。她总是觉得自己无法得到任何人，因此她必须要穷追不舍，就像对她的伴侣，她每天都要打很多个电话去强化她在他们那里的存在感。在关系的评估中，这些模式也呈现在我们之间的关系中，她需要对我们约定的时间做两次确认。她希望一周见我七次，一旦少了就意味着我可能没有把她放在心上，其他的患者将会取代她在我心中的位置。

167

**步骤5：识别防御**

塔尼娅对孤单的焦虑和恐惧是通过控制他人的行为以及屏蔽自己的感觉来进行管理的，她通过暴饮暴食，从而暂时地制造出一种幻觉：不从那些无法控制、无法获得的他人那里获得资源，她能够喂饱自己。塔尼娅至少能够控制她所摄取的食物并拥有她想要的一切。如果她放弃这种防御的话，她可能又要经常去面对那种她从童年早期就努力逃离的可怕的孤单。

**步骤6：确定治疗目标**

塔尼娅很清楚在进食问题上她需要帮助。尽管进食是目前一个很明显的症状，塔尼娅也意识到进食和她亲密关系的问题相关，她害怕去面对内在的感受。因此，我们工作的一部分就是帮助她在不借助暴饮暴食的情况下获得管理情绪的能力，并帮助她处理因为认为他人遥不可及而发展出来的控制性的令人窒息的关系模式。

## 工具箱 **5.1** 心理动力学个案概念化备忘录

步骤 1：描述问题

- 患者看到的问题：患者做出了什么反应以及对谁做出了反应？
- 患者的"核心痛苦"是什么：他最害怕/试图避免的是什么？

步骤 2：描述问题的心理成本

- 这些问题怎样限制其功能或是歪曲了对他人和自我的感知？

步骤 3：将问题情景化：识别相关易感因素

**问问自己：环境和生物学因素与现有的问题之间有着怎样的关系？（例如，它们是如何调节或加剧它的？）**

- 环境因素：
  - 创伤史
  - 影响创伤过程的发展因素
  - 家庭排列
  - 其他相关生活事件
  - 生物因素：
    - ∗ 身体
    - ∗ 气质
    - ∗ 残疾

步骤 4：描述患者最主要的和重复的客体关系

**问问自己：患者在与他人的关系中有怎样的体验？**

- 什么样的客体关系主宰着患者的内在世界？
- 识别谁对谁做了些什么以及相关影响。
- 这些内在的客体关系是如何在患者现在的生活中表现出来的？
- 自我/他人的表征和现有的关系之间是如何相互影响的？
- 这些内在的客体关系在与你的关系中是如何呈现的。

步骤 5：识别防御：患者如何保护自己免受精神心理的折磨？

**问问自己：改变可能会产生怎样的结果？**

- 描述患者习惯性的管理精神心理痛苦的方法。
- 当患者使用神经症性防御或是原始性防御的时候要详细说明。

步骤 6：确定治疗目标

**问问自己：患者想要什么，患者需要什么？**

- 详细说明患者想要什么样的帮助，以及你推荐或者不推荐使用精神分析方法的理由。

# 延伸阅读

Cooper, J. & Alfille, H. (Eds.) (1998) *Assessment in Psychotherapy*. London: Karnac Books.

Gabbard, G. (1994) *Psychodynamic Psychiatry in Clinical Practice. Washington, DC*: American Psychiatric Press.

Waddell, M. (2000) *Inside Lives: Psychoanalysis and the Growth of the Personality*. London: Duckworth.

### 注释

1. 这里提供的框架不应该被看作规范,只是反映了我个人的评估方法。

2. 在公共基金支持的服务机构里,可选的治疗模式有限,等候的名单太长,许多治疗师只能在有限的条件下选择对患者最有利的方案。

3. 从广义上讲,短程精神分析治疗的标准与长程心理治疗的标准是重叠的。

4. GAF 是一项综合测试,除了评估目前症状上的痛苦之外,还评估一些更稳定的特征,如自我强度、人际关系质量、性心理发展水平以及焦虑的耐受性。

5. 这些术语在这里交替使用。

6. 讨论这一有趣的理论转变超出了本章的范畴,但是有兴趣阅读更多的人,可以参见史密斯(Smith)(1991),那里有很好的章节。

7. 福纳吉和塔吉特(1996,2000)对心理现实的本质和发展进行了广泛的论述。他们提出在发展的最初阶段,心理现实以双重体验模式存在。在"**心理等价模式**"(the psychic equivalence mode)中,内在体验在权力、因果关系、含义等方面与外在现实是同构的。这个发育阶段的孩子认为每个人对一个事件的体验都是相同的。在"**假装模式**"(the pretend mode)中,感觉和想法被体验为是完全表征性(representational)的。这意味着这些感觉和想法与外在世界不相关,在假装模式下,孩子能够在游戏的背景中思考心理状态,但认为它们与外部现实无关。在这种模式下,还是存在与外部现实的分离。孩子还不理解内在现实与外在现实的辩证本质。福纳吉和塔吉特认为,正常的发育依赖于两种模式的整合,并假设这一过程发生于 2 岁左右,一直到 5 岁或 6 岁,成果是认识到心理现实是内在的,但也与外在相关。

8. AAI将回答分类为：

• 自发性（即患者以连贯的方式讲述过去，包括痛苦的经验，这表示他能认识到自己和他人的心理状态）；

• 忽略（即患者忽视或贬低人际关系的重要性，或尽可能地否定创伤经历的影响）；

• 受困扰（即患者对童年经历、情感关系以及它们对当前功能的影响感到困惑，表现出愤怒、恐惧和混乱）；

• 未解决（即患者经历过创伤，但仍在情感上与之纠缠，因为它尚未被处理）。

9. 改编自布拉特（Blatt）等人（1997）。

10. 同一性混乱（不论外部环境如何，随着时间的变化患者是不一样的）表明有不同的自体表征，彼此分裂，互争主导地位。

11. 西格尔（Segal）（1957）指出符号方程和符号的区别。在符号方程中，符号是作为原初客体被体验的（比如，符号象征"似乎"的特性没有被识别出来，以至于"能指"没有从"所指"中区分出来）。

12. "State"在这里指有机体作为一个整体在某一特定时刻的"半稳定"组织。

13. 在精神分析中，母亲的功能确实被比作涵容痛苦状态的容器，婴儿体验痛苦但是还没有发展出处理痛苦的能力（Bion，1962a，1962b）。

14. 反思功能是"在人际关系的情境下被激活的一种对自我和他人精神状态进行思考的一种根深蒂固的方式"（Bram & Gabbard，2001：692）。反思功能的发展包括从目的论立场（行为是根据观察到的现实因素来解释的）到意向性立场的一个转变（行为是在信念和欲求的视角下解释的）。

15. 频次的问题是一个复杂议题，远比我在这篇概述性的文字中的解释更值得深思熟虑。

# 第六章　潜意识沟通

正如我们在第三章中提到的,神经科学的发现对潜意识的概念提供了有益的支持。在本章中,我们将去探索分析性倾听的关键特征,这是在咨询室中如何达成潜意识沟通的基础。

从弗洛伊德关于梦及梦的隐义的著作开始,精神分析就一直关注患者所叙述的表面内容背后的东西。精神分析治疗师不会被患者叙述的详细或丰富多彩的内容分散思路,而是煞费苦心地倾听病人试图通过他选择讲述的故事,更重要的是,通过讲述的方式,间接想要传达什么。

## 倾听的水平：沟通中的主题以及潜在意义

沟通的"层次"的概念要归功于弗洛伊德。在弗洛伊德(1900)对梦的研究中,他提出理解梦的技巧非常简单,就是不要从表面上去解释它们。他主张越过其**"显性内容"**以到达有意义的潜在的部分,也就是**"隐性内容"**。他把梦的想法(即隐性内容)和显性内容比作是用不同语言来叙述的同一主题的两个版本。弗洛伊德对梦的探索是他卓越的贡献之一,他把潜在的隐性的内容翻译成显性的内容,以此推测心理活动。这被他称为**"梦的工作"**。这是心理动力翻译系统的一种,从一个层次翻译到另一个层次的基础是动机,特别是防御。隐性内容向显性内容的转换不仅仅包含翻译,事实上还有误译：潜在的内容被有效地篡改以减少或完全消除其对意识的威胁价值。

弗洛伊德描述了几个伪装的过程。他提出当我们看一个梦的时候,相比促成梦的那些思维想法,我们通常会被其短小精炼而惊到。他将这个现象解释为**凝缩**。显性的梦是思维、感觉和愿望高度凝缩的版本,这些组成了隐性的梦的内容。**移置**是弗洛伊德用来描述梦里真正聚焦的东西被转移或移置到其他地方的过程的术语,例如,显性的梦可能是关于房子里的管道问题的,但是它可能反映出患者对个人身体健康深深的焦虑。**象征化**表示的是一种更吸引人的处理方法,其中隐性内容不被直接地表达出来,而是以象征化的方式出现在显性内容中。例如,使用"管道"来代表身体的运作。

凝缩、移置和象征化的过程反映了初级思维过程的运作。它们作用于任何患者呈报的叙事结构中。这就意味着,当患者在讲述一个故事的时候,显性故事的人物可能代表许多有意义的他人和冲突,而不仅是显性内容中的那些。特别是凝缩提供给我们一个机会,即把形式各异的有意义的人物特征糅合在一个人物形象中,而这些和大量暗地里的想法或是感受或是所关注的事物,在潜意识层面联系在一起。

当我们在咨询室中交流时,最基本的是要去关注如何将患者在沟通层次中的显性部分翻译成隐性内容,在我们接触到一个梦的时候,要记住潜在的意义是如何伪装成表面上的沟通的。


### 倾听的模式

倾听不是一个被动的过程。它包括主动地和患者在一起,每时每刻,去追踪他的心理状态中认同和投射的细微变化。未经训练的耳朵是感觉不到这些变化的。

分析性倾听有形式各异的描述。弗洛伊德谈到治疗师需维持"均匀悬浮注意",对患者所有的沟通都给予相同的权重,同时也要对周围的感知保持敏感。弗洛伊德形象地提出,治疗师应该像一个接受器,将自己的潜意识转向传送信息的潜意识:

> 每一个人都拥有自己的潜意识工具,都可以使用这些工具来解释他人的潜意识的表达。

(Freud,1913:320)


在倾听中,无论多么努力地追求开放,总是会经由我们的心智理论过滤患者对我们所说的话,从而通过诠释改变和扩展我们回馈给患者的东西。弗洛伊德的"均匀悬浮注意"指的不是让脑袋一片空白——这也是不可能的——而是像派因(1998)所说的"不受拘束且接纳的人"。

通常情况下,对于分析性倾听的描述都是建议咨询师应该让自己成为患者可投射的对象,为患者所用。桑德勒(1976)因此提出过一个"自由悬浮反应",而赖克(Reik)

(1948)提倡发展"第三只眼",让治疗师同调地感受患者的主观体验。比昂(1970)写道,治疗师的"消极的能力"———一种"无忆无欲"的倾听,用来抵抗那种笃定和预设之间的摇摆不定。比昂所谓的"无忆无欲"的倾听是有帮助的,但同时也是带有误导性的。它的误导性在于"倾听并非是单纯的"(Meissner,2000:325)。它忽略了倾听时头脑中那些不可避免的想法、理论以及理论取向的背景;理论创建出对于可能的意义的基本假设和期待。尽管如此,比昂的观点依然有力地提醒我们,要义不容辞地摒弃那些干扰我们倾听的先见以及超价观念的桎梏,他也呼吁我们要尽可能地摒弃任何基于我们自己需要的"投入"。

所有这些倾听模式的描述都反映了治疗师接纳来访者的意识以及潜意识交流的核心重要性。这些均指向分析性倾听的一个关键点,即不带卷入地使用分析性的耳朵来倾听是不可能的。这也使我们面临着这样一个悖论:

> 对于分析师来说,对患者足够亲近以共情他情绪生活中最亲密的细节是很有必要的:他必须要保持足够的距离,做到不带偏见地去理解。这是精神分析工作中最难的要求之一———在暂时的和部分认同的共情与回到有距离的观察者的位置之间切换。

> (Greenson,1967:279)

博拉斯(Bollas)(1996)提到通过分别以"母亲的模式"和"父亲的模式"来区分这两种类型的倾听,以处理这种对治疗师的二元性需求。母亲的模式彰显的是更加接纳、"抱持"的治疗立场,而父亲的模式反映的是更主动以及偏解释性的治疗立场。博拉斯认为两种模式在治疗过程中相辅相成。分析工作在治疗的不同阶段需要不同的立场,通常在一个治疗小节中也是如此。这两种立场无所谓好坏,而是相辅相成,互相促进。

*172*

与普通的倾听不同,分析性倾听同时发生在不同层次并涉及多种情境。这种分层次的倾听承认了患者交流的复杂性及其幕后动机。在治疗室中患者的身体在场提示:至少他的一部分想要在那里,但是通常也会出现阻抗干扰治疗过程以及改变(见第六章)。正如迈斯纳(Meissner)适时指出的那样:

> 基于患者想要隐瞒的愿望以及治疗师有可能不去听或者不想听的动机,滋生

传达不清和误听的机会也很多。

(2000：327)

要警惕错误传达的可能性,以善于分析的耳朵去倾听意味着不把任何事情视为理所当然。这并不是说要变成怀疑论者去质疑来访者所说的任何事情,从来不去考虑患者所说的话的表面意义,而是要习惯于更人性化地倾听那些保护患者使其免于痛苦的自欺欺人以及阻抗。例如,一些来访者呈现的是反复演练过、看起来十分连贯的叙述。然而,倾听的时候,我们要去努力倾听来访者真正的感受。或者有时候来访者明确地告诉我们他的感受,而我们却发现自己无法将这些联系起来。有时候最重要的沟通在于传达的方式,而不是他事实上说了些什么。在另一些时候,沉默承载了万语千言,而大量的言语却空无一物。

我们所倾听的是那些不完全存在的,和那些还没有说出来的,也许永远都不会说出的东西。我们要注意不要被那些讲出的话语或是那些通常意义的假设所诱导。言语承载了个人化的,以及独一无二的独特意义。为了理解患者试图传达给我们的,需要去核实他们打算要告诉我们什么。我们能做的只是:温和地面质那些看起来有意义但是意义可能隐藏着没有呈现出来的部分。因此,鼓励患者去填补这个沟壑、去探索其意义、获取他们对于梦和想象以及那些不成型的想法的自由联想,这些就变得异常重要了。模棱两可以及不确定的隐含的内容,只能随着时间的流逝通过发现其相关的联系碰触到。就如迈斯纳所说的:

> 言语的意义只能被追寻,而无法被完全领会。

(2000：330)

因此,分析性倾听是一个高精尖的技巧,鼓励我们要同时同调于和监测叙述的多种层次(Adler & Bachant,1996)。显性内容涉及的只是隐藏的冰山一角。然而,如果不去理解患者所说的在表面意义上的第一层含义,沟通将会失败。有时候,精神分析执着地关注于过程,隐性内容被一些治疗师解释,而却没有对患者想说的实际内容给予回应。对于发展好的治疗联盟而言,过分地强调来访者没有明确说出的话而排斥他们所讲述的事情是毫无益处的。例如,在一个咨询间歇之后,来访者告诉治疗师他很亲近的一个人在这个期间去世了,可能他想要利用这个丧亲的故事来告诉治疗师,在这个间歇他体会到治疗师的丧失,但是在承认来访者亲近的这个人的真实的丧失之前去提及这部分的话,来访者会显得无动于衷,且这样做毫无裨益。理想意义上的干预是要传递一种承认来访者所提到的显性意义以及潜在意义的可能性。如果连接潜意识内容之前先承认他们所陈述的真实内容,那么对于我们就潜意识的意义所作的诠释,来访者就不太会感受到被误解、困惑以及愤怒。

詹姆士(James)是一个成功的商人。他每周做一次治疗,几周之后,在一次咨询的开始,他谈到他的商业伙伴,他担心对方可能对他不诚实。他也听到很多关于他的谣言,但是那时他也一直选择视而不见。他们一起做生意是因为那个人让他印象深刻。然而,他现在觉察到一些不合常规的行为,他想知道是否是真的,事实上他所听到的那些谣言也不是空穴来风。

总而言之,我们确定了他想要和"印象深刻的"人结盟的愿望,还有由于自己想要混在"令人瞩目的"人群中的愿望,詹姆士开始担心他区分好坏的能力。当我听詹姆士说这些的时候,我想到第一次在电话里约初始访谈的时候,因为我周六也工作,所以我给他安排到周六。那时他对我的安排的回应让我大吃一惊,"周六? 我不认为治疗师会这么做。"詹姆士用一种很困惑的声音说道。

那次交流又一次闪现在我的脑海里,我想知道詹姆士是否在潜意识里认为我们这样的工作也是"不合常规"的,而这也使他对我产生了些许怀疑。尽管我很确信是这样的,然而我也意识到詹姆斯确实很担心他的工作状况,他有充分的理由担忧。因此,在最后的诠释中,我在承认了他在工作问题上的焦虑之外,也补充说:"我也在想,我们最近才刚刚开始工作,可能你也想让我知道,在我们一起建立的这种治疗的合作中,你不确定是不是能够完全信任我。"

### 潜意识沟通的工具

对于潜意识沟通来说,有很多非语言的工具,例如,姿势、体态、举止、面部表情,说话的句法、声调、节奏,停顿和沉默。对于这些沟通的非语言模式,我们都是非常感兴趣的。在精神分析治疗中,我们所工作的内容常常超越了言语。意义以及潜意识的幻想不是通过患者说了些什么,而是通过说的方式表达出来:一种刺耳的声调,一种柔和的、细弱蚊蝇的声音,或是机关枪一般的语速,相比他所说的言语本身,这些信息传达了更多患者那时的心理状态。

*174*

姿态,包括身体姿势以及举止,通常贯穿于言语过程的始末。福纳吉和福纳吉(1995)提出"**肢体信息**"的力量在于它的隐匿性,从而为分裂和否认提供了机会,也因此变成潜意识交流的理想工具,有时成为潜意识的心智内容。福纳吉和福纳吉(1995)进而提出,停顿、沉默、欲言又止(不完整的句子)以及与往常不同的句法,都应该让我们注意到可能存在的充满敌意的移情、反移情反应。事实上,患者的前意识态度在副言语水平上的表达通常要先于患者的言语表达。

第一次咨询的时候,桑德拉(Sandra)站在咨询室的门口,伸出手来和我握手。她体态强健且充满自信。她戴着一条围巾,然后摘下来丢在她坐的椅背上。她环绕了房间一周说道:"我喜欢。"

桑德拉在说话时不需要我的任何提示。她单刀直入地谈及她激烈的离婚以及不公平的财务分配。她以同样有条不紊的声调谈及工作。我感到被淹没以及被她控制,就好像她通过自信的"我喜欢它"将我的房间据为己有。从桑德拉进来的那一瞬间,不仅是她的非语言上,还有语言上,都让我感觉她想让我知道,对她来说表现出脆弱以及依赖我是非常困难的。

甚至于随着治疗的进展,出现了一个清晰的模式:无论我怎么解释,桑德拉都会想方设法地让我知道她早就知道了。例如,她可能会说,"这个点很好,是的,我在书上读过的",或是"我同意,我一直就这么认为",或是"我就是这样告诉我朋友的"。看起来好像在我们非语言交流的最初几秒钟就已经传递给我大量的信息,依赖才是我们最终认定的冲突。

倾听**沉默**也是很重要的。有时候,沉默表达了一种有益的、深度反思的心境。而有的时候,它可能是一种阻抗或是攻击的标志。意味深长的暂停会让你感受到一种压力:想要把患者从自省或为自己思考的责任中解救出来。沉默可能会让我们难以忍受,因为它通常被作为一种武器来使用。无论沉默让我们感觉有多么的困难,我们都必须要警惕过早介入,对患者施加压力让他说话。我们也一样,可能会使用沉默来发泄我们对患者的敌意。因此,监测我们自己的沉默以及确保没有转为对患者的拒绝及忽视,不至于保持不恰当的治疗联盟,这是非常重要的。

传统的精神分析的倾听过程聚焦于内容、主题、象征、否认的意义以及隐喻。如今,来访者叙事的**结构**也被视为潜在意义的温床。梅因和其同事所做的依恋的研究促使我们去关注语言组织本身固有的意义。梅因(1995)对清晰明了的以及语无伦次的叙事进行了区分。她区别了合作的、清晰明了的语言以及语无伦次的、歪曲的、含糊不清的语言。对于倾听者来说,有必要就语无伦次的叙述推断出讲述者可能在潜意识中创建出的连接,并推断出讲述的故事中真正的或是潜在的意义。梅因的这种区分鼓励我们仔细去倾听语言的流畅性、声音的转变、语义的失误和连贯性以及碎片化叙事中每时每刻的变化,所有这些在我们的研究中都被认为是成人言语中不安全型依恋的标志(Main,1995)(参见第四章)。

斯莱德(Slade)(2000)认为,梅因将工作的焦点放在语言、句法及论述上——这些可能会被认为潜意识地代表着个体早期客体关系的动力。福纳吉(2001)在其著作中提出,语言和思维的安全性或反思模式显示了内化的他人能够接受或是容纳儿童需求和感受的广度和复杂性。在这种意义上,在不安全型依恋的成人身上观察到的中断、语无伦次以及矛盾,被认为暗示着照看者缺乏回应儿童被照顾和安抚的需要的能力。对患者叙事结构的倾听使我们对来访者依恋的早期体验的质量,以及这些是怎样转换到来访者现在的关系中这些议题变得敏感。在治疗中,一个重要的任务就是对患者故事的这些方面进行反思,并将其心智化,从而为患者提供如斯莱德所说的:

> 为患者的心理提供一个安全基地,从而促进其疗愈和内部的稳固。

(2000:1158)

# 理解潜意识交流

## 倾听潜在的内容

就如我们之前所看到的,弗洛伊德对于梦所做的工作使他将记起的那些梦作为通过诸如移置和凝缩这类过程伪装的复杂的精神工作的最终结果。任何患者带到治疗小节中的故事或是梦都被认为带着某种意义:在意识的不同水平上。不仅仅是环境本身或意象,可被隐喻般地使用,病人提到的人物也可能是指代性的,犹如替身一般。他们可能代表了患者自己或自己的一部分。在患者和治疗师展开的对话中,

表 6.1 倾听层次

> - **内容层次**：患者有意识地说了些什么(例如谁对谁做了些什么,谁是怎么感觉的?)
> - **叙事结构层次**：叙述在逻辑上是连贯的还是语无伦次的?
> - **功能层次**：患者的叙述对你有什么影响? 它又是怎样让患者觉得是和你有关的(例如,这是为了给你留下深刻的印象,用来乞求、忽视或是保持距离)?

患者给出了许多自我和他人的复杂的图式,这些图式揭示了心智的不同阶段(例如,作为儿童的自我向强势专制的父母发脾气,可能表达的是孩童时的那个自我对缺失的父母的渴望)。在治疗小节中,患者可能有时候会处于生气冲动的主体位置上,而有时候可能又会觉得自己像别人愤怒时所指向的客体,在其间摇摆不定。这些转换很少直接通过语言来传达,但是我们能够从患者所叙述的故事以及他叙述的方式中推断出来。

象征化转换指的是有威胁意味的精神事件——例如,一个谋杀的愿望——不会那么简单地从意识中销声匿迹,通常会保留在象征化的伪装中。探查潜意识沟通——我们大部分的分析工作——因此变成了破解象征化的内容,也就是说,使用诠释。和其他治疗方法不同的是,精神分析治疗方法强调的是去破解患者的潜意识沟通。要求我们去倾听潜意识的内容(见表 6.1)。这需要耐心,因为潜意识的意义很难立即一目了然地呈现出来。弗洛伊德的**多元决定论**的原则提醒我们要避免那些由简单联系构成的草率的构想。相反,弗洛伊德认为任何行为或是梦或是幻想都是多种因素相互作用的最终结果。因此,我们的诠释需要能体现出这种复杂性。有时候,在还没能搞明白患者拼命想要传递给我们的信息前,许多个治疗小节就过去了。在这个过程中我们可能会觉得自己很蠢或是毫无能力,特别是处于患者希望能从我们这里得到一个包治百病的诠释的压力之下时。在分析性的工作中,我们必须要放下想要去了解的需要,要放下我们想要解决问题的愿望。这并不意味着我们要去忽略问题,而是意味着在问题被识别之前不要竭力试图提供答案。

潜意识沟通的基本工具是叙事、梦和自由联想。在为孕育潜意识沟通创建一个空间方面我们扮演着非常重要的角色。首要的一个要求是忍受沉默的能力,从而使自由联想能呈现出来。我们越是通过问题或是其他干预来开展治疗,潜意识沟通自然呈现的部分就会被压抑得越厉害。在开始倾听的时候,要创建一个安全的有助于展开自由联想的空间,倾听时,通常要去问我们自己,这个故事在讲述中有没有什么**潜台词**(见表 6.2)。这是我们形成最终诠释的起点。在接下来的例子中,在倾听汤姆(Tom)叙事

*177*

**表 6.2　如何聆听弦外之音**

- 不要局限于患者叙事中的表面内容。聆听故事中的关系模式,例如,谁对谁做了什么。注意角色的转换。例如,在不同的情境下,患者的描述可能会从被动到主动。
- 观察语言的韵律元素(例如节奏和音调)——它可以是一种显性的形式,通过它可以看到很多被排除在意识之外的关键材料。
- 无论患者告诉你什么,都要抵制住诱惑,不要跳进去并做解释。请她进行自由联想(比如:"你的脑海里会出现什么?")是非常有帮助的,无论这些联想和梦中的元素或患者提到的事件是否相关(例如,"你对于和 X 发生的这个事情有什么看法?")。
- 与患者一起探索在叙事中的主要的情感体验。例如,当他谈论同事的成就的时候,患者是感到焦虑、羞耻、敌意还是嫉妒?
- 记下当你听患者说话时你的感觉(即你自己的反移情)。比如当患者告诉你他去相亲的时候,你有感觉到好奇、焦虑或是兴奋吗?
- 要考虑患者的描述中所隐含的可能的移情。有时候患者可能在做了一个梦,一周后和你讲这个,或者在事情发生好几个月后告诉你在工作中发生的争执。你脑海里应该闪过的第一个问题是:"为什么他现在带来这个问题?"

的潜台词的同时,我也写下了自己的思维过程。

汤姆是一个有着轻度学习障碍的 40 岁的男子。他是一个个人卫生有点问题的彪形大汉。他因在所住的旅店与工作人员发生不当性行为而被转介过来。这里所提到的治疗是每周一次为期一年的治疗中的倒数第二次。

在治疗中,汤姆开始谈及他和父母之间的问题,他觉得父母一点都不关心他。**(记住汤姆是在我们倒数第二次的治疗中出现这样的感觉的,我认为很可能是他想让我了解我们之间的关系中的困难,但是取而代之的却是他和他父母的关系。)** 他继续表达对父母的愤怒,他们不常去他住的旅店看他。他认为他们经常去看当领导的哥哥。**(这是一个被忽略的议题:汤姆认为父母更偏心另一个儿子,那个汤姆眼中更受宠的儿子。我推断汤姆想让我知道他有这样的一个幻想:我终止和他的治疗是想要把时间放在和他相比我更喜欢的人身上。)** 然后他停了下来,同时看着自己的脚,他的表情看起来很难过。当他继续开始的时候,汤姆说:"我身上闻起来臭臭的。没人想要和我做爱。这十五年我都没有过性关系。如果我要做爱的话,可能会压着她,我太重了。"**(汤姆开始出现大量的自由联想。他开始去确认两处个人体征——他的气味和体重——在他心里这两点与人们拒绝他有关。** *178*

但是其实比这更为复杂,因为汤姆后来又说,如果他和人做爱的话可能会压到一个女人。通过这个充满力量的想象,汤姆传递了自己愤怒和谋杀的感觉以及幻想:亲密关系是不可能的,因为如果他和某个女人亲近的话,他会压坏/杀掉她。)

为了理解汤姆传达给我们的意义,需要将他所讲述的内容情境化,也就是说,听他讲述故事内容时要记住这是治疗的倒数第二次。他的讲述中最主要的议题是被忽略/父母不来看望,以及他自己会被他人排斥的感觉,并因此拒绝任何亲密关系。我注意到他从对父母的愤怒转向去关注是什么使他人无法和他靠近。如果在思考这些议题的时候考虑到这是倒数第二次治疗的事实的话,我们可能就要去听一个全新的故事了。对于我将不再见他,汤姆表示很愤怒。在他的幻想中我有着另外一个身上没有气味、也不那么重的来访者,我更想要去见他,这便是我为什么和他终止的原因。在汤姆关于治疗结束的最初的愤怒背后隐藏的是他的焦虑,他搞砸了关系,而这就是为什么人们或我想要摆脱他的原因。

## 精神分析诠释的本质

诠释并不是精神分析的专属技术。认知行为疗法在向他们的来访者详细阐述的时候,也会就他们的想法和行为之间的关系进行"解释"。在更严格的精神分析的意义上,诠释指的是使一些潜意识[1]的东西意识化的言语化干预(例如,他们心理功能的一个方面)。

简(Jane)是一个没有受过什么教育的年轻单身妈妈。她来治疗是因为她在生了第一个孩子之后患上了产后抑郁症。她告诉我自己的家庭排斥她,女儿的爸爸对她也没什么兴趣。她描述养女儿对她来说非常困难,大多时候都在哭。对于女儿的需要以及每天挣扎着母乳喂养让她觉得精疲力竭。她说她女儿总是很饿,但是她的奶水很少,这使她很受伤,然后她打算用奶瓶给女儿喂奶粉。那时她真的是恼羞成怒,以至于考虑把宝宝送给别人养。她说社工一周来拜访一次,但是无济于事。

看到这样的材料,我问我自己简试图通过描述她和女儿的挣扎来传达一些什么样的内在体验。简在意识上知道她是抑郁的,而且正如材料中所提到的那样,她将她现在的状态和她认为是个难缠的孩子的需求联系了起来。在她的显性叙

*179*

事中漏掉的是为什么在她心里,她的孩子会变成这么一个让她想要放弃送给别人收养的贪婪又那么需要她的宝宝。从她的个人史中得知,简和她家人的关系很不好,他们拒绝她,她的伴侣也拒绝她。她有一个社工,但是她并不觉得一周一次的拜访是一种好的滋养。我假设她很可能感到内在匮乏,而且她还要去面对一个小婴儿真实的需要。这个叙述中主要的一个议题通过她被吸干的、疼痛的乳房的强烈的意象传达出来:她感到她已经没什么能给宝宝了,她的宝宝已经吸干了她的所有。在诠释中,我们可能将这个材料理解为一种潜意识的沟通,简的那个无法被抚慰的极度匮乏的部分,就好像她是那个一直哭且总是觉得饿的女儿。在她自身枯竭的状态下,她觉得女儿像是她的一个对手,和她一起抢夺有限的资源。当她觉得女儿从她那里拿走太多的时候,那个放弃女儿、把女儿送给别人收养的想法就会出现在她的脑海里。

诠释是一种假设,不管这个诠释是他想要的或是想视而不见的,它都邀请患者进行评论,这也是为什么诠释是一种试探性的陈述、疑问或是构想,它传递给患者的是"这可能是理解你的话的一种方式"。诠释不是一种真相的表述:不是告诉患者他**真的**是这么想的,只是他现在还没意识到;更多的是邀请患者换一种视角思考,这种视角或者合适或者不合适。

诠释囊括着一种不可避免的主观性。诠释无所谓对错,只是有的有用一些,有的不怎么有用而已。当然,当我们更了解来访者,和他一起工作了几个月或者一年之后,我们的诠释会少一些犹疑,当他们重复的模式再现的时候,我们能够"开门见山"。这可能会使诠释显得更"确定",但通常不是患者所体验到的那样。这就是为什么一些已出版的案例分析问题重重:脱离治疗关系的历史情境,一些诠释可能是具有误导性的,给人一种毫无根据、信口开河的印象。

## 诠释的内容、功能以及时机

诠释的三个重要的方面需要被考虑到,即内容、功能和时机。

### 内容
主导着临床诠释的内容层次是精神分析流派之间的一个区别之一。"内容"涉及 *180*

诠释是否和防御、内在因素或是移情相关。内容不仅仅取决于患者所说的，而且也取决于治疗师在哪个水平来诠释。例如，患者可能讨论了一个和老板有关的困难的工作情境，大多数人都从那个老板那里体验到敌意。他将这个老板描述为麻木不仁、欺凌弱小、经常我行我素的人。在与这个老板打交道的过程中，患者暴露了他典型的被动立场：他忍受这种情况，同时通过对老板的蔑视来悄悄地表达对他的敌意。因此，患者在面对这个欺凌的老板时秉持的是一种自以为是且被动攻击的姿态。这种叙事可以从多方面来考虑。在经典的弗洛伊德派的模式中，重点可能更多会放在诠释冲动（例如希望攻击和羞辱老板）和防御（例如被动攻击）上。再偏当代一点，客体关系模式可能在解释冲动和防御上略弱一些，而更强调关系和互动的视角。例如，他们可能会将老板和来访者的关系看作一个移情的例子，并来检验患者是否也把治疗师体验为一个被他暗地里蔑视的欺凌者。

对于如何确定诠释的关注点，并没有明确的"规则"。然而，如果来访者主要是在对抗碎裂的体验以及界限的弥散，这就揭示了患者由于缺少一个恒定且明确的自我表征，而没有足够健全的自我结构（例如，孱弱的自我力量）。在对内容的诠释上，体验通常要优于一些微妙的关于意义、情感和愿望（Greenspan，1977）的主题。例如，当一个患者主要关注的是内在的碎裂感时，如果聚焦于解释其冲突的愿望而忽略核心体验，这未必会有多大帮助。对于人格相对整合的神经症患者，提供诠释时可以聚焦在患者所说的意义上。对于那些客体关系杂乱无章以及无法调节情绪状态的更严重一些的患者，对患者情感体验进行诠释可能会更有帮助，也就是说，在对意义探索之前要把重点放在帮助他们识别感受上。

精神分析的诠释可以聚焦在广泛的思维、感受或行为上：

• 可以把注意力放在对包括治疗师在内的人们的矛盾意象上，以及隐藏在这些矛盾表征背后的焦虑上。

• 可以指出患者用来平衡自我意识（妥协）的特定防御策略，并在治疗中和治疗师联系起来，也就是移情性诠释（见第七章）。

• 可以直指患者的自体表征，帮助他们探索积极和消极的特性，以及这些将会怎样和特定的表征联系起来。这些解释可以针对不同的水平层次，也就是说，可以唤起潜意识的意义，或者也可以先去阐明患者隐匿的态度以及患者所拥有的感受。与那种想法更具体的患者一起工作时，可以使其逐渐进入一个更具探索性的模式。

• 可以把重心放在对患者行为、想法或感受的模式的识别上，特别是在与自体和他人(包括治疗师在内)的关系情境中,突出强调潜在的客体关系以及活现的或隐含的潜意识幻想。我们从患者的行为或信念中推断出潜意识幻想的存在[2]。例如,"我是十恶不赦的",在移情中可能会显露出患者对批评性评论的一种持续的警觉。"我是无所不能的"幻想可能会在谈论一个他无论如何都不会受伤的冒险性行为时显露出来。

### 功能

最简单地来说,诠释的功能之一就是向患者传达语无伦次或混乱是非常有意义的信息。诠释可以将患者的体验用语言表达出来,特别聚焦于体验中的潜意识方面。很多诠释起到的是确认患者体验的功能,在本质上它们是共情的复杂反映,在承认患者感受的基础上更进一步告诉患者我们理解他们的窘境。例如,如果患者描述了他与意见相左的朋友的争论,然后告诉我们这个争吵让他很沮丧,我们的解释应该不限于对患者陈述的痛苦的识别上。此外,我们可能会试着去考虑:为什么这种争论会让患者感觉那么困扰,例如,可能会假设患者所经历的任何一种分歧都可能威胁到他内在的稳定。

当我们向患者解释他的心理状态的时候,也隐含地向患者传递了我们自己对他的态度,也就是说,对我们来说,他是一个有思想、有感受的存在,有着可被理解的丰富的精神生活。反过来说,这也包含着一个反思的元素,会通过内化的过程最终转换成患者自己的反思功能(见 Fonagy 等,2002)。因此,促成使潜在的变化的因素不仅仅是内容,也是因为它提供给患者一种外在的不同的客体体验,以及除了确认这些之外还能够对他的体验进行思考的不一样的客体(Kernberg,1997)。[3]

*182*

诠释的许多功能在于将患者内在的体验和外在现实连接起来。这就帮助患者——特别是那些自我界限模糊不清的更严重的患者——在强烈的情感或是心理状态与理解力之间建立连接。这些解释很温和地引导出对行为产生影响的潜意识念头。

人们通常说诠释"涵容"了患者的痛苦。通过把患者体验到的绝望的部分整合在一起,"诠释"隐喻性地"抱持着"患者。哪怕只是诠释这种行为,在患者看来也是我们对他感兴趣的具体表达,患者可能会感到很被涵容。有时候,涵容可能是患者唯一能应对的回应:一些患者来我们这里是为了被理解,而不是去理解他们的问题(Steiner,1993)。理解意味着患者在过程中积极地投入,例如情绪上足够稳定以承担起对自己心理及其对他人影响的责任。尽管诠释的涵容功能是非常重要的,且对于比较严重的患者来说是非常必要的,但是涵容不是目标本身(Steiner,1993)。正如弗罗施恰到好处的描述：

> 如果涵容是治疗所能提供的一切，那么真实的东西、矛盾和丧失的存在就永
> 远不会被面对。

（1997b：108）

与患者沟通的时候，我们经常需要去留意患者一直以来的压力，从而减轻他的痛苦。当然，这也是任何治疗的目的之一。但是缓解精神上的痛苦有许多种方式。一种是积极主动地参与，比如给出一些建议，或是给予一些安慰。这样的干预在为患者带来短期缓解的同时，也传递给患者这样的信息：我们无法和他的痛苦待在一起以及对其进行思考。坚持诠释的模式会传递给患者这样的信息：即使很痛苦，心理上无法忍受的状态也能够反映在确认患者体验的另一个人那里。毕竟，就如弗罗施所提议的，也许所有的治疗都能够提供的是"……关于人际关系认知的隐喻，一种不再孤单的标志"(1997a：98)。它向患者发出这样的信号，"他不是一个人"，另一个心灵和他一起战斗。我们不应该低估这个简单却很有力量的功能。

在我们的工作中需要平衡一种带有搜寻和"直面"性质的、开放的、尊重的、支持的态度。诠释对患者可能会同时具有确认和涵容的作用，但是也需要将不同的元素整合在一起，而这在某种程度上是一个终极挑战。理想情况下诠释不只具有启示性：它也能动摇患者的不良信念。诠释的行为比反思性评论更能引发患者的体验，同时也在患者的体验上引入了一个新的视角。因此，创建一个安全的情境使得患者能够承受这种挑战，这在治疗工程中是一个非常必要的部分。

*183*

## 时机

如果诠释让人觉得威胁到现有的内在状态或是已确立的关于自我或他人的观点，那么诠释可能会遇到阻抗。因此时机是很重要的。就好像在不好的时机讲笑话一样，所作的诠释，即使是正确的，也会以失败告终。如果在患者心理上还没有准备好去听的时候讲，可能会让患者觉得羞耻或疏远我们。如果一个特定的行为在患者能够完全捕捉到其心理学意义之前被诠释，患者可能会感觉被推到了一个被动的位置上，而在这个位置上我们的观点是优越的。过早地诠释只会使治疗师凭添全能感，让治疗双方免于承受"不知道"带来的核心焦虑。分析关系中患者的内在感觉必须是稳定的或是

被稳定下来,以使患者利用这些诠释中的不稳定影响。当然,顾名思义,就是将一些新的东西带到患者的注意中去。

最好的诠释不过是合乎时宜的提示,使患者能够获得自己的解释。这些提示是我们对患者动力性的理解以及从主导这段关系的特定的移情模型中得到的启发。分析工作的目的是培养患者自我分析的能力,而不是让他依赖能提供给他聪明的解释的治疗师。尽管在治疗情境中,我们可能还是会忍不住作诠释,但要警惕,不要把治疗情境当作显示我们分析能力的论坛。如果我们总是抢先一步去理解他的话,就像看到孩子伸手去拿一样东西时,总是跳过去拿给他,剥夺了他用自己的能力体验的机会。这也就是为什么作诠释的时候,少即是多。塔拉周(Tarachow)观察到:

> 诠释别走得太深,甚至最好离预期目标远一些。这就给了患者拓展你的诠释的机会,在这个过程中给了他更大的份额,这将在某种程度上会减轻在你的帮助下作为受害者的创伤。

> (1963:49)

一个好的诠释是简洁的,一语中的且透明的。说到"透明",我的意思是诠释要呈现给患者我们是如何得到这个特定的诠释的。这在治疗的早期阶段是非常重要的。当患者可能还不习惯和潜意识工作时,可能会觉得诠释有种"断章取义"的感觉,除非基于他在治疗中已经和我们谈论过的内容或是占主导地位的情感表达。重要的是,这样可以削减那种觉得我们无所不知的感受,并给患者提供一个模式使其能够适应这种潜意识的意识化。

在为期两周的休息之前的倒数第二个治疗小节中,莎拉(Sara)在治疗中问我有没有看过一个关于人们对待死亡的态度的电视节目。她说话的时候,我意识到她的语速变快,声音很脆弱。莎拉告诉我,她觉得那个节目很有帮助,因为它印证了她自己对死亡的难以言说的体验。两年前她失去了妈妈,从那时候开始她就痛苦地挣扎于协调自己和死亡的关系。她不喜欢"死亡"这个字眼,在治疗中也会有意避开。

在处理这个材料的时候,我脑海里闪过两个想法:的确,莎拉来治疗是为了探索失去母亲的悲伤——一个她曾经非常依赖的人。在这里,这个小节发生在她妈妈两周年忌日前几个月。因此,对她母亲真实丧失的论述以及可能的潜在信息的回应都是非常重要的。在这方面,我留意到治疗中即将来临的中断以及莎拉对我的依赖。在前些时候,我们探索过她对我在治疗时没有出现的恐惧,以及她是怎样挣扎着允许自己相信"我为了她而在这里"。她特意迅速地消除了对我的依赖,与此同时她安慰我说,她珍惜我的大量投入。

鉴于我们关系中这样的历史,对于这个特定的小节中的材料我做了以下干预,考虑到在意识上她所关注的事情以及我理解到的其他可能的意义:"我意识到我们正在面临的是你母亲的忌日,我们都知道这个使你非常的焦虑。我也想知道暂停两周是不是也会使你觉得很焦虑,但是你会觉得过于危险以至于无法谈论这个问题,你所说的那个电视节目确证了你避免谈死亡的体验,我认为你今天也在告诉我,'谈暂停'对你也是困难的。"

我们的诠释会因患者的发展水平而起到不同的作用。诠释的时机是一个很关键的考虑。诠释是否被患者体验为如释负重或令人恐惧,与语言从身体以及原始冲动的束缚中解放出来的程度有关。只有当语言真正地成为一种信号系统的时候,诠释才能起到作用。对于一些非常严重的患者,特别是那些象征化能力严重受损的精神病性患者,诠释不一定会要带来确认、涵容或是理解的体验。

因此,了解什么时候怎么干预取决于我们对患者总的困扰程度的评估以及其在一个治疗小节中心理状态的变化。使患者意识到他之前未意识到的模式和"在某种意义上帮助他获得一个之前不存在的表征",这两者是有区别的(Edgecumbe,2000:19)。那些更严重的患者,可能很少有人帮助他们理清自己的情感体验,我们的工作通常不是揭示其意义,而是帮助患者找到意义或赋予意义。也就是说,要在能够开始探索他为什么会有这样的感受之前帮助患者发现他感受到的东西。

### 诠释的互动情境

在我们思考使用哪种诠释类型之前,需要考虑作诠释时的人际互动情境的质量。如果诠释的功能之一是挑战患者在目前某个议题上的视角的话,那么这就会是一个有风险的策略。内在精神状态的牵引力会很强大,诠释可能因此会被体验为一种威胁到脆弱的平衡的不速之客。这就是为什么在好的治疗联盟的情境下诠释会更好,在这种情况下我们能够经受得起患者将我们体验为没有什么帮助的、攻击性的或是具有迫害性的客体。然而,有些时候患者觉得我们不支持他们,是因为移情性的歪曲。在这种情况下,要做解释以重建支持性的工作氛围。在任何咨访互动中,治疗关系都会承受被误解及不协调的压力。重要的是,这样的体验能够被思考而且建设性地存活下来。通过那些可修复的破碎的体验,治疗关系也会被加固。

### 诠释的类型

分析性诠释有两种主要的类型:**重构或起源性诠释**[4] 和**移情性诠释**或**此时此地的诠释**。重构性诠释将重点放在患者的感受和想法上,与他们的发展性起源关联起来(例如"**我认为当你丈夫没有和你分享他的工作的时候你感到很生气,就好像你父母背着你讨论事情时你的感受一样**")。克莱茵的思想在主流的精神分析实践中占有一席之地之前,重构性诠释一直是分析工作中的主要部分(Brenneis,1999)。就如在第二章看到的那样,一些当代治疗方法强调将童年事件理解成已被编入的程序的重要性,但那些早期经验可能永远无法找回。这个立场挑战了重构性诠释的功能和优势。

在我们的工作中需要特别注意那些管理行为的心理结构。通过处理这些结构——而不是先去关注造成这些结构的经历——治疗的改变将会发生。[5] 如果重点放在移情关系中显现出来的模式或程序上,这些诠释通常被称为"此时此地"的诠释或移情性诠释。尽管可能包含着一些来自患者过去生活中的形象,他们还是将最初的注意力都放在咨询室里和治疗师现在的关系上(见第七章)。

我们从患者对过去的重新构造或再现的联想、情感和行为中推测移情。现今这主要被认为是受过去影响的新经验,而不是过去的精确的复制品。移情性诠释明确地指出患者—治疗师关系,旨在揭示、阐明和鼓励患者对其冲突进行探索,这在关系中已经是一目了然了。尽管诠释的重点不在患者的过去,正如罗伊斯(Roys)指出的那样,使用移情可以促进我们对过去的理解:

> 正是与治疗师现场互动的体验,而不是治疗师理智化的解释,促使患者重构婴儿化的焦虑和防御。

(1999:37)

在许多当代的治疗方法中,治疗目的不是弄清楚真的发生了什么以获取事情的真相,而是理解患者的情感体验(Flax,1981)。因此,许多当代的治疗师都致力于个案概念化以及诠释和他人关系中的患者**目前**的自我表征。这种聚焦反映出我们对一种错误信念的摒弃：要在重构过去中找到客观事实。

在临床实践中，很少有治疗师将自己局限于移情性诠释或是重构性诠释，这两种做法所强调的重点不尽相同。在咨询室中对这两种类型的诠释的使用会带来截然不同的体验。重构性诠释将患者行为的源头明确地定位在过去。就如患者目前所讲述的愤怒的感受，可能会通过治疗师重新指向过去某个重要的形象，从而保护治疗师和患者免于在治疗室中经历潜在的突如其来的情绪体验。相比之下，移情性诠释更加的大胆：它邀请患者在治疗关系中直接检验他的情绪反应，无论多么的不舒服或痛苦。从这个意义上来说，移情性诠释涉及更加直接的情感暴露，而这些情感可能恰恰是患者想要回避的。通过这种卷入，治疗师直接作为一个主角出现在患者正在展开的叙事中。这使得治疗师成为患者情绪发泄的目标，这也会让治疗师感到不舒服。瓦斯卡（Waska）观察到：

> 许多患者和分析师使用这种起源性重构、自由联想以及梦的回忆来防御移情性幻想的探索。患者和分析师有能力不断地回到患者幻想生活的中心，回到治疗关系中复杂的内部互动中来，这是界定治疗是不是精神分析的关键。

*187*

（2000：28）

表面的诠释和深度的诠释之间也有一个常见的区别。**表面的诠释**本身就限定在和患者意识层面非常接近的材料上，即在沟通的更显而易见的水平上。对于这样的诠释，患者通常不会感到茫然无措，相反患者更容易认可治疗师所指出的，即使他自己还没有在意识上建立这种联系。当我们不能确定患者的承受力的时候，最好避免在一开始就使用潜在的有过度威胁或是离患者潜意识认知太远的诠释，例如与患者毁灭性的感受或幻想相关的诠释。

**深度的诠释**通常会将那些更具历史性且更远离意识的元素显示出来。布施（Busch）（2000）提出当我们在做一个深度的诠释的时候，应该让患者觉得根本没那么深刻，这一点是很有用的。罗斯（Ross）进一步指出：

> 对仍处于潜意识状态，因此只能推断的冲突的诠释，违反了被分析者的精神自主权——当病人需要某种框架或路标来减轻对未知事物的恐惧时，分析师会求

助于这种不成熟的图式。

（1999：98）

布施和罗斯都主张跟随患者的节奏,提醒我们不要冒险做过度的诠释以及过早的赋义,这些是对不确定的一种防御。

最有帮助的诠释是帮助患者以一种富有情感意义的方式理解自己,而不是理智性的引导。那种依赖于所谓的深度的诠释的方法在赋予我们特权的同时,也使我们无法看到在特定时候患者可能具有的能力。

斯坦纳(Steiner)(1993)提出的"以患者为中心的"和"以治疗师为中心"的诠释也是一个在临床上很有帮助的区分。这种区分反映了斯坦纳的观点:一些患者尽管想要被理解,但是又不能负荷理解。想要被理解的患者积极参与到自我探索的过程中,这类患者可以使用**以患者为中心的诠释**,这种诠释聚焦于患者的所想与所做,并向患者指出他对治疗师的投射。这些诠释类型促使患者去承担影响治疗师的责任:

> 责任是抑郁性焦虑的关键触发因素,在患者幻想中的角色被诠释之前需要达到某种修通的程度。也就是说,患者对分析师的想法的责任带来了内疚和自责,这可能涉及一种应受惩罚的感觉。

（Hinshelwood，1999：804） 188

相比之下,根据斯坦纳的说法,那些简单的想要被理解的患者,利用治疗师来驱逐出那些不想要的想法和感受,但是又不能从诠释中收回这些投射。如果患者不能忍受这种自我理解的话,斯坦纳主张使用**以治疗师为中心的诠释**,这种诠释聚焦于患者猜测治疗师可能会有的心理状态的观点/幻想(例如,**"你觉得我⋯⋯"**,**"你担心我会有这样的感受⋯⋯"**)。这类诠释有着更加涵容的功能。

表6.3总结了一些如何作诠释的注意事项。我再重复一遍,作诠释的时候,重点要注意评估患者的心智状态以及对于我们要说的话患者可能有的接受能力。陷入偏执性焦虑的患者可能会对抗以患者为中心的诠释,但是同样的患者,如果是抑郁性焦虑的话,也许能够使用这种诠释。

表 6.3　"如何诠释"的指南

- 诠释的第一阶段是澄清患者的主观体验。
- 第二个阶段涉及患者可能没有意识到的以及/或者避免意识到的部分。当我们作出诠释的时候,患者的心理状态是一个重要的考虑因素:问问你自己他能够承受多少。
- 诠释需要传达给患者,这就必须考虑他的人格组织的水平。
- 诠释的重点应该放在投注了最多情感的材料上,无论是移情或反移情的诠释。
- 要考虑人际互动情境:在一个好的治疗联盟情境下进行诠释的风险会比较小。
- 在治疗的早期进行诠释需要小心谨慎,要在有一些证据的情境下进行诠释,而不是纯粹的揣测。
- 一般来说,要尽量克制在患者的意识之外以及在你自己的知识之外做那种精妙的起源性重构。更加可靠和有效的是关注于出现在治疗关系中的此时此刻的冲突和模式。
- 检视自己是如何使用移情和重构性诠释的。历史性的重构可能会被防御性地使用,以远离此刻的情境。

### 诠释:患者的经验

189　　　寻求帮助是一个复杂的心理过程:它需要承认自己需要帮助,因而承认我们脆弱,并且在某种重要方面依赖于别人的帮助,依赖那些超出我们全能控制范围的人。在我们理解自己之前被他人理解,并非一个普遍意义上的支持性体验。对有些病人来说,这证明他们的失败、软弱和依赖,因此,反而在实质上被理解成潜在的耻辱性体验(Mollon,2002)。有些病人把接受治疗看成是承认自己软弱或功能低下,在这样的病人心中,治疗是羞耻的,治疗对心理平衡能力脆弱的病人产生威胁。病人对诠释的体验,可能反映他的心理状态以及诠释时占主导的自体表征。

　　　　"分析"意味着将事情分解成各个部分。诠释是对这个过程中出现的情况进行赋义。因此,当病人面对并不喜欢的自己时,甚至可能是羞愧的自己时,这其实是一种暴露的体验。羞耻体验来自一种突然的觉察,觉察到自己以不同于预期的角度被审视。在羞耻体验中,存在觉察的分裂(Spiegel 等,2000):自体感受到了缺陷、无助、困惑和暴露,而嘲笑他的他人似乎就在自体内部,带着评判和权威性。

　　　　作诠释时,我们的目的是帮助病人了解一些有益于他的东西。不过,当讲述的时候,我们永远不知道病人听到的是什么,是否是我们所表达的意思。正如我们注意病人的非言语行为,病人也会从我们的非言语行为中得到信息。有时,病人可能"领会错误",或者有时可能会"听出"我们根本没意识到,但却具备某种真实性的意图。病人常常成为我们最好的督导师。即使我们坐在病人视线之外,如果我们有不安或语气变化,他们在沙发那边依然能够听到。这些信号或正确或错误地被解读为无聊、缺乏关注或挑剔评判。

一个诠释是一个假设,但患者将其体验为一种行为(即治疗师对患者做某事)。因此,诠释可以被视为必须摆脱的攻击或侵犯。在与有受虐待创伤的病人一起工作时,考虑到这一点至关重要。因为诠释涉及外在化,暴露某个特定时间点患者的心理内容,可以被体验为治疗师进入患者心中。在困扰程度更高的患者中,这可能引起暴力反应,不一定直接指向治疗师,也许会移置到其他人身上。

至少在一定程度上,患者对诠释的体会取决于他希望从我们这里寻求什么。斯坦纳(1993)指出,对于那些不寻求自我理解的患者,治疗师的作用就是担负"懂得"功能。把患者困扰的心境诠释给他——即以患者为中心的诠释——可能被他认为是一种负担而不是抱持。对于那些受困扰严重的患者,如具有边缘性人格组织的患者,我们要清楚解释行为的人际维度的重要性。这种病人对客体缺乏信任,几乎没有信心认为客体能够理解他,因此可能会对试图理解他的治疗师有防御性的敌意。假如是羞耻经验主导病人内在,诠释可能是破坏性的——是对脆弱自体的潜在威胁。设置的安全性和一致性在这类患者所需要的干预中比较关键。长期进行每周固定时间的治疗可能是这些病人能够接受的所有。

诠释行为本身传递给病人一个信息,我们有独立的思想,有能力容纳病人秉持的不同思想。这是对差异的提醒,但对有些病人来说不可忍受。布里顿(Britton)(1998)提出,治疗师的诠释,可能被病人认为是痛苦乃至难以忍受的分离,挑战了与治疗师合一的幻觉。布里顿指出某些病人有处理三元关系的困难,即认为诠释是治疗师专注于自己的想法——他们是一对——病人本身则排除在外。当我们谈自己的想法时,可能被当作:

> 这样一位父亲要么正在侵入病人的最深处自体,要么将病人从他或她的主观心理情境中拉出,进入分析师自己的心理情境。
>
> (Britton,1998:49)

特别是移情性诠释,让我们成为外部客体,与病人分离,即提醒病人我们不在他的全能控制范围之内。肯伯格(2000)以非常相似的方式解读治疗师的诠释功能,即它代表"被排斥的第三方"。在给出诠释的时候,肯伯格认为治疗师复制了俄狄浦斯父亲的作用,扰动前俄狄浦斯期母婴间的共生关系。治疗师的诠释代表了第三方,将三角关系的架构引入病人和治疗师之间的移情与反移情的共生纠缠中:

> 当治疗师仔细考虑并给出诠释时,他总是背负父亲的名义:打破了欲望和防御的顺畅流动的外部力量。

(Bollas,1996:3)

诠释并不总是有助于治疗过程。它也可以被患者和治疗师防御性地使用。治疗师的诠释和患者对其的反应可能不过是"联手一种方法"(Britton,1998:94),这是一种聪明的方式,让两方都感觉自己处在治疗内,而事实上他们却在避免移情中的某些不安因素。追求理解的幻觉,用于抵御不了解的痛苦。想法或叙述的建构可能被用作安抚:

> 诠释可以成为寻求安全感而不是询问的手段,对诠释的坚持可能比其真实性更被看重。

(Britton,1998:106)

布里顿的观察非常重要,因为太容易忘记寻求理解的潜在防御功能。

在我们渴望为病人重建困扰纷纷的生活故事中的一致性时,我们可能会使用诠释来填补理解上的差距,并排除了开放的、时而又十分折磨人的探索过程。

## 结论:诠释的局限性

正如我在本章中一再强调的,诠释是一个假设。也就是根据现有的认识对特定时间情境下的病人做出的最好的猜测。我使用"认识"这个词是为了强调,我们会过滤所听到的病人的叙述,产生的是经由我们自己的人格加工的,带有我们自己的盲点和禁区,以及凭借我们对理论的忠诚来达到的认识。迈斯纳(Meissner)建议:

> 倾听受限于听的条件——也就是,我们对另一个人的心理生活的了解受到一种限制,即主观体验必须借助外化行为转化为可听的表达。我们没有直接或即刻接触另一个人的主观内心:我们只能通过外部表达推断出主体性。
>
> （2000:326）

诠释也是个主观行为。我们很容易忘掉这一点。我们很可能"委身于假设",试图将病人装进我们的观念构想的模子中。

> 一位好的斯金纳理论学者会提醒我们,对精神分析材料的解释是间歇性的强化程序。因此他的言语行为和信念系统将得到保持,尽管有许多个案不支持这样的结论。
>
> （Meehl,1994:31,引自 Pine,1998）

在分析工作中,误解或错误推论、结论的范围令人印象深刻。我们做的精神分析工作越多,学到的越多,就会了解到,当涉及心智的事情时,没有什么可以绝对确定地表达出来,而且探索只能揭示更多的问题。如果诠释不可避免地是主观行为,那么我们如何知道我们的诠释是正确的? 我们究竟是评估诠释是否反映真相,还是如费罗施(1997b)所说,其价值在于影响,而不一定在于真实性? 这样的疑问,不可避免地令我们思考,诠释到底是揭开事实,还是创造新的叙述。

传统上认为,诠释的验证需要产生新的记忆,或影响病人的自由联想,从而扩大他的探索:可以说病人带着诠释在运作。诠释之后,影响的深化往往被认为是"在正确的轨道"上的良好指标,并且激发情感共鸣。如果诠释无效,病人不予采纳,我们要注意并抱着开放的心态,可能是我们误入歧途,又或者是病人还没有准备好接受诠释。

在分析工作中,也可以经由大量的辩论确认诠释。病人采纳我们所说的话,不一定证明诠释正确。在某些情况下,它可能反映出病人的顺从或取悦:

> 当重要客体带着对误解的恐惧,并存在对意见一致的渴望时,在分析当中就会极度迫切地需要达成一致,消除分歧。
>
> （Britton,1998:57）

192

我无法在本章对这些值得进一步探讨的问题——进行详细阐述。费罗施（1997b）雄辩地讨论过这个问题。我提出这些问题的目的只是反复强调，因为根据定义，诠释是主观行为，我们必须谨慎行事、保持开放，清楚患者无论对诠释同意与否，与其正确性和/或帮助性关系甚少。值得注意的是，这是所有治疗方法所共有的问题，而不仅限于精神分析。

我们不仅要关注如何评估自己的诠释，更要自问，诠释是否是改变的主要手段。如果心理变化并不仅仅与第二章所阐述的诠释——这种语言化过程——有关的话，那么无论是重建性诠释还是移情性诠释，都不太可能是唯一或主要的工具。我们与病人在一起的种种方式，常常是隐晦和无法被语言捕捉的。但这会给病人一种新的客体体验，使他对自己和他人的期待进行内部重整，并可能在隐性关系层面产生微妙而最终显著的变化。治疗过程中这些定性的方面无法量化、难以教会，是由于治疗风格、人格和技术的多样性，但这些方面可能是决定结果的重要变量。

## 延伸阅读

Casement，P.（1985）*On Learning from the Patient*. London：Routledge.

**注释**

1. 我这里用的是描述性的术语。

2. 布里顿（1991）有效地对潜意识的幻想和信念进行了区分。在他看来，幻想存在于内隐记忆的非体验性区域，而信念通过在客体关系中程序的激活反映了内在心理内容。

3. 福纳吉和福纳吉（1995）提到，当母亲用双音调的信息回应婴儿的痛苦时，既承认孩子的体验，又表达了母亲有另一种不同于孩子的情感状态，这传递给婴儿一种信息：他的情绪体验是被涵容的。

4. 有时候也被称为移情之外的诠释，包括任何非移情性诠释的干预方式。

5. 这里描述的是我认为重要的东西，没有站在明确的精神分析的立场上。

# 第七章  防御与阻抗

在所有精神分析理论的核心，我们发现这样一种理念：没有一定程度的精神痛苦或是焦虑，发展就不会发生。[1] 而横贯所有不同的精神分析流派的共同的思路是，持续关注在理解患者焦虑的本质以及患者是如何处理焦虑的。在这一章中，我们将探索焦虑的精神分析视角以及防御机制是如何处理焦虑的。我们也将会涉及在精神分析情境中防御的表现，即阻抗。

## 焦虑的精神分析视角

弗洛伊德将焦虑体验置于我们精神运作的核心——人类最典型的精神负担。由于生本能和死本能的存在以及它们之间不可避免的冲突，弗洛伊德强调了焦虑的必然性。

弗洛伊德就焦虑提出了两个理论。在他第一个理论中，他将焦虑理解为一种对本能张力的反应。焦虑与被认为危险的具体想法或思维无关，而是性压抑导致性能量累积的结果。反过来，这种情况据说也引起了不快的感觉。这种观点和假设与释放本能张力的内在动机驱力模型是一致的。

1926 年，弗洛伊德提出了他的第二个有关焦虑的理论。在此他认为焦虑所扮演的是自我的一个危险信号，就一些创伤以及其他"危险"情境发出警告（例如，与一个爱的客体分离或是丧失某个爱的客体）。在弗洛伊德的第二个理论里创伤的作用变得如此重要，致使焦虑成了自我感到无助的创伤状态的结果。在这个模型里，焦虑具有为真实或想象的危险传递信号，以保护自我免于淹没的功能。**信号性焦虑**——它的功能是向自我发出危险情景的信号——防御**自动性焦虑**，这是源于害怕一切崩塌瓦解的原始焦虑。正是在第二个理论的语境下，我们遇到了弗洛伊德的客体关系的观点，他讨论了婴儿的危险处境，包括对丧失客体、丧失爱、阉割和被超我谴责以及对自体的丧失或破碎的恐惧。

弗洛伊德派用心智结构模型来明确地表达焦虑，识别了来自本我或超我焦虑的特殊类型。**超我焦虑**包括惧怕因追求不被接受的性、攻击或是依赖而遭到惩罚。**本我焦虑**包括失去对攻击或性冲动的控制的恐惧。现如今，冲突以及因此而来的焦虑，同样被理解为需求受挫或缺陷的结果。焦虑不仅在心理平衡被威胁时由本能驱力本身所触发，而且也因表达某种特定的感受或冲动后预期的结果触发（例如，对惩罚的恐惧）。

克莱茵进一步发展了弗洛伊德的想法，她认为焦虑不仅如弗洛伊德所说的那样不可避免，而且在生命伊始就存在焦虑。通过假定死本能是从生命伊始出现的，克莱茵认为最初存在的内在冲突激活了婴儿的防御机制，用于保护婴儿在出生后前半年免受难以忍受的焦虑。

尽管弗洛伊德和克莱茵都将防御看作一种管理焦虑体验的机制，克莱茵在焦虑的内容上做了非常丰富的阐述。她将适度的焦虑视为一种发展的驱动力。与弗洛伊德不同，克莱茵假定新生儿有一个原始的组织性的心理结构，也就是自我。这个假设使得她在焦虑的本质上发展出自己的理念，正是因为自我从生命伊始就存在，自我可以识别导致焦虑的危险情境，并且因此可以开启原始防御来保护自己。

这与她的心理位态的概念是一致的（见第一章），克莱茵对被害焦虑和抑郁性焦虑进行了区分，她坚信婴儿与生俱来有着对毁灭的恐惧，对不复存在的恐怖。[2] 毁灭焦虑与自体将要被其他什么淹没或吞没，或与完全不复存在的恐怖相关。这种原始的焦虑被认为是一种典型的偏执—分裂位态。这个位置，或是心理状态，是基于被报复的预期的恐惧，以压倒性焦虑为主要特点，也就是**被害焦虑**。在这种焦虑的控制下，我们相信自体之外有个"坏"的代理，意图加害我们，因而被极端的恐惧和不安全感所主宰，这种焦虑类型有偏执特性。这种原始的和骇人的焦虑源自死本能带来的影响——一个在克莱茵理论中被很大程度保留下来的概念。

抑郁位预示着被害焦虑转变成另一种性质，即**抑郁性焦虑**。当婴儿意识到"好"和"坏"的客体是同一个时，她就要去面对一种崭新的矛盾的感觉，这种感觉会导致产生一个充斥着内疚感的不安的世界。**抑郁性焦虑**反映了对好客体的担心以及对失去它的恐惧，这种恐惧是由处于被害焦虑的控制下而产生的真实的或幻想的攻击所致。抑郁性焦虑不是因失去客体而产生的以自我为中心的担心，而是对客体状态的担心，因此给修复的冲动让出了道路。

根据克莱茵的理论，承受抑郁性焦虑的能力代表了重大的发展性成就，与刺激我们去修复的创造性能力相关。无法忍受的抑郁性焦虑使我们被内疚以及绝望的感受淹没，觉得对客体的幻想的和/或真实的损害是无法修复的。然后我们就会像之前一样留在那种"不被原谅"的状态里并体验到被害内疚，它能把我们带回被害焦虑中。

## 防御的起源

焦虑是生命中不可避免的部分，但是太多焦虑会出问题。我们很早就需要掌握的一个最为关键的能力是调节情感体验。如今，婴儿在生命早期和父母形象的互动被认为是第一次情感调节（Fonagy 等，2002）。因此，我们可以说，焦虑始于早期和重要他人的关系，并通过它们被管理。存在一个能够处理或消化婴儿大部分原始焦虑的情绪反应的形象为有效的情感调节系统提供了基石。这种形象的缺失会影响用于抵御难以忍受的情感状态的潜在耐受系统的发展。

除安娜·弗洛伊德的著作之外，许多早期的精神分析文献更多地对防御进行了静态的描述。在弗洛伊德派的理论中，防御主要是从内在视角上来看的，防御的存在是为了处理内在的冲突。发展心理学家和依恋理论家适时引入了发展的维度。他们不再把注意力放在将防御理解为对内在冲突的回应上，而是强调防御起源于最早期和他人的互动中。这样防御被看作一种对于反复出现的人际冲突的回应或是适应。

两人的互动过程是理解防御的核心。关系模型将防御看作保护屏障，代表着尝试——然而被误导或变得病理化——在面对真实的不利环境时管理内在以及人际冲突。举例来说，里昂-露丝（1999）提出特定的人格态度或防御策略可能是构成更广泛的人际关系模式的一个方面，在患者生命的重要时期起作用。这种理解有着重要的临床含义，因为它鼓励我们将防御看作一种对特殊人际互动结构的适应，可能内化为和他人在一起时的程序。这些"适应"可以在治疗中被探索，患者使用了各式各样的防御组合来处理和我们的关系，即移情。

防御是一个歪曲或屏蔽信息或情感体验的过程，特别强调关系体验中多种不一致的模型的形成和维护。例如，如果在早期生活中孩子的愤怒会招致父母敌意的攻击，那么在儿童全部的情绪系统中愤怒的感受可能就会被排除掉。在互动中屏蔽这些负面情绪，剥夺了这种情绪被述说以及随后理解与愤怒相关的行为、情绪和体验的机会。

保罗（Paul）被转介来做心理治疗的时候是 24 岁。他先前曾两次因自杀未遂入院。这两次自杀企图都发生在关系结束之前。

保罗描述了极度不稳定的早年生活：他的母亲在他4岁的时候去世了，父亲和继母在照顾他。他的爸爸被描述成一个冷酷的、毫无情感的男人，他有暴力倾向，尤其是在酒精的影响下。保罗童年的记忆中除了父亲大发雷霆，各式各样的禁忌以及父亲的限制，别无其他。当父亲反复告诉他，他必须为自己奋斗并且要"更像一个男人"时，他会觉得屈辱。他的身体发育比较晚，个子成了同学戏弄他的把柄。他的学生岁月因此成为一段孤独和痛苦的体验，他被欺凌而且发现很难向老师寻求帮助。

他在19岁的时候开始注射海洛因，而且在一个瘾君子社区找到了一席之地。他将这个团体视为他唯一的家。为了维持他的毒瘾以及养各式各样的女友，他开始参与一些轻微的犯罪活动。他曾经参与了一个禁毒项目，其间他开始治疗，也在去年戒了毒。戒了毒品的保罗陷入了抑郁。

保罗在关系中总是低三下四的。他尽一切可能去取悦他人，即使一些要求，客观地说不合理甚至会将他置于危险之中。在治疗中他也是一样顺从。无论我说什么他都点头应允，但是他的回应是如此的含糊不清，以致于可以明确的是，对于我所说的话他没有任何情感上的连接。如果我试着和他谈这个，保罗就会变得非常的焦虑，会马上安抚我，说他很珍惜和我谈话的机会。我感觉几乎不可能靠近他。他对被惩罚和被抛弃的恐惧是如此之大，以致于他完全没有办法以任何方式表达任何矛盾、失望或挫败感。他似乎把我看作一个如果他不认同我，我就会惩罚他的客体。保罗对自己的想法一无所知，他把注意力几乎都放在对他有过不可预知以及暴力行为的父亲/客体的想法上。为了管理这样一个内在客体，保罗发展出了顺从的自我，否认自己任何情绪或通过吸毒来管理它们。这是他主要的人际关系防御，这种防御剥夺了他所有感受自己感受的机会，并使他易于受到剥削，使他抑郁并且想自杀。

如果个体想要在困难的早期经历中存活下来，一些防御在发展上是有必要的。阿尔瓦雷兹（Alvarez）（1992）通过和几个非常有问题的儿童一起工作从而富有表现力地、深刻地阐述了这个观点。她论证了"克服"的概念以补充防御的经典概念，表明考虑到患者从哪里来（例如：缺陷的概念）以及他可能在那里不得不形成精神病性组织的重要性。在讨论各式各样的防御时，阿尔瓦雷兹形象地问道："我们需要生命仅仅是为了逃脱死,还是为了延续生?"(1992:112)这个立场鼓励我们和那些曾经被剥夺或者有过创伤的患者一起工作时,要考虑到他们的防御不仅是为了逃避什么,也是他们所认可的精神生活。在某些情况下,防御可能是最好的发展性成就,朝向更进一步的整合,而不是一种阻碍发展的结构。就以强迫症为例吧,阿尔瓦雷兹认为强迫性防御通常是用来控制要离开他的客体,用于在极度不可预测的世界达到某种秩序。阿尔瓦雷兹用房子的隐喻来论及精神组织:

> 如果房子还没有搭建好,看起来像是把人扔出房子的行为——把他们痛苦的婴儿的部分投射给其他人——实际上可能是到处找房子的一种绝望的尝试。

(1992:114)

尽管投射是一种防御,患者的投射提醒我们患者身上有希望的种子——我们可能想要接受投射,也就是说我们在接受他。阿尔瓦雷兹的观点和安娜·弗洛伊德的思想以及当代弗洛伊德流派不谋而合。例如,桑德勒区分了对痛苦现实的防御以及为了获得或者维持好的安全的感觉而存在的防御。

在接近防御的时候,我们要尊重患者需要防御,以及防御的心理意义。对防御进 199 行解释要求我们向患者指出我们理解防御曾经帮助患者存活并发展,尽管现在阻碍了他们进一步成长。的确,如今防御不再简单地被看作阻抗,而要通过心理治疗修通以接近所谓的"真实"。防御被看作患者处理内在关系模式的一种方式,它是根据所谓的"成本和收益"来进行的,有时候甚至是作为内在心理剧目的创造性的解决方案,是对创伤经历的反应(见例子 Sinason,2002)。

## 防御的功能

弗洛伊德指出我们是怎样使用伪装、蒙蔽、欺骗,以远离来自自己以及他人的冲动、愿望和需要的持续性压力。弗洛伊德的女儿安娜·弗洛伊德在 1936 年清晰地阐述了我们是如何努力承受弗洛伊德所认识到的所有冲突性冲动的:即警觉的自我和超我如何一边允许又一边不允许本我表达需要。防御机制被看作我们一生用来应对感知到的危险的习惯性方式。

无论我们是否将防御当作处理内在或人际关系冲突的尝试,它们总是在那里保护我们免受那些感知到的危险以及随之而来的精神痛苦。防御被调动起来，抵御被禁止的冲动以及痛苦的情感状态——不仅仅是焦虑，尽管它经常是潜在的主观体验。防御错误地否认或歪曲现实，为的是不要把情境体验为危险。防御一开始活跃起来是为了消除意识，以确保焦虑不突围到意识层面。

防御是自我的一个功能，正如我们在第一章所看到的，自我的大部分实际上是潜意识的，防御是过程的一部分，它不是心理活动的内容，也就是说它也是潜意识的。我们决定要避免某些特定的想法，因此要有意识地去实施规避策略。然而，在极大程度上，防御是在没有任何有意识的意愿的情况下发挥作用的。

所有的防御都代表着意义被扭曲的方式，例如，通过否认、回避或转变想法以及相关的情感。维兰特(1971)认为防御可以改变我们对自己和他人的想法或情感的认知。在我们的处理过程中有许多装置让我们避免那些使我们困扰的想法、感受或思维。克纳普(Knapp)建设性地将这些分成四个类别：

- 我们可能将情感或想法完全地逐出我们的意识（例如，压抑）。
- 我们也许承认这些令人困扰的想法，但是随后就通过伪装转换了（例如，升华）。
- 我们可以有意识地去承认这些感受或想法，但是却和情绪意义剥离开来（例如，理智化）。
- 我们可能将一种情绪或想法用另一种来代替（例如，反向形成）。
- 我们可能会歪曲或混淆对自身或他人的感知，由此从根本上改变了对外在现实和内在现实的认知。

防御常被类比为一种精神皮肤，使我们去应对生活中不可避免的精神打击。它们的功能之一就是直接去维持心理平衡。防御对自尊也可以是有恢复作用的。就拿一个认为自己是耶稣基督的患者的妄想信念为例吧。幻想防御性地使患者相信自己是特别的，然而，作为他自己，他会觉得一文不值。

就如我们没有身体皮肤就无法存在一般，尽管我们都需要防御，但是我们可能会过于僵化，或是过于单一地、过多地使用防御。习惯性的防御变得更坚固，形成赖克(Reich)(1928)所说的"性格盔甲"。当防御僵化或单一地使用的时候，会使我们无法意识到是什么在困扰我们，因此会阻碍我们发展与内在和外在现实的关系。由于我们都使用防御，因此从来都没有人质疑某人是否使用了防御，而在人格的整体结构中，防御是否被固化或僵化地使用却是个问题。

## 防御的类型

在《压抑、症状和焦虑》（*inhibition，symptoms and anxiety*）一书中，弗洛伊德（1926）提出了焦虑和冲突在精神病理学中的重要意义，也扩展了防御的概念。在1926年之前，弗洛伊德认为防御等同于压抑——一种将令人困扰的想法或感受从意识中剥离出去的方式。1926年，他开始将压抑理解为众多防御机制中的一种。

任何行为或感受[3]都可以被防御性地使用，也就是说，不管怎样去缓解精神上的痛苦都属于防御。布伦纳（Brenner，1982）提出"防御的模式和精神生活本身一样，都具有多样化"。正是一种行为或感受的心理功能决定了它是否被防御性地使用，比如说是否保护了自尊。

防御通常被用来管理人际互动中产生的焦虑，例如，害怕被人取代，或被他人控制，或恐惧和他人过于亲密。这种**客体关系防御**也一再发生变化。例如，在亲密关系中一些人利用距离来保护自己；其他人可能会变得固执倔强，以此作为控制他人的方式；还有一些人可能会变得消极，以消极的方式来释放对他人的敌意。

正如我们所看到的，防御的核心功能是避开那些具有威胁性的冲动或焦虑。自我能够防御性地使用任何意识的感知或改变，以最大限度地减少痛苦。有的防御摧毁或破坏了心理过程，使患者丧失自己的心智能力（例如，为了不去理解痛苦的事而将对思考的攻击当作一种防御），有的防御摧毁了精神表征（例如，分裂重要他人的表征，将他们削减为部分客体）。让我们分别看看下面的例子。

当我第一次对戴夫（Dave）进行评估的时候，他温吞吞地用"还好"来描述他生活中的所有事情。他来寻求治疗是因为他患了肠易激综合征，他的医生将其转介过来。他的表述让人觉得不带任何情感，情感反应以平淡为主。

还是孩子的时候，戴夫经历过一次创伤性体验：6岁时，他家进了贼，而那天他被父母独自丢在家里。他醒来时以为父母都回来了。当那些贼看到他的时候，将他绑了起来，并蒙上了他的眼睛。这个创伤发生一年以后，戴夫的父母离婚了。之后戴夫出现了尿床和口吃，但是他说这些问题在14岁以后就被解决了，尽管成人之后他还时不时会出现口吃的情况。

在戴夫的叙述中，最让我觉得意外的，是他谈到6岁时的那个创伤性体验时平静漠然的态度。当他说那些贼闯进来的时候,我很困惑为什么父母会在他那么小的时候就将他独自丢在家里。我问他的时候他有些不知所措。他的回应突然让我很明显地感觉到他从来都不允许自己有任何这样的想法,即他父母对他的忽视导致他置于危险之中。

首先戴夫否认父母有任何过错。他告诉我由于经济困难他们工作很努力,并常常工作到很晚才回家。对于我的这种提示他有些生气,同时也觉得他父母做得不太合适。在治疗中,只有在其中的几个小节中,在不同的情境下,戴夫提到他的妈妈在婚姻中从来都没有觉得幸福过,父亲出去工作时妈妈有了外遇。接下来就发生了这样的事情,戴夫被贼袭击时妈妈正好去会情人,而爸爸在外地工作,就把戴夫一个人留在了家里。这段婚外情最后终于导致他父母的婚姻走向终结。

渐渐地,我开始明白戴夫是怎样在他的脑海里屏蔽掉那次可怕的经历和母亲对他的忽视之间的联系的。他不允许自己有这些想法,是因为它们会使戴夫产生无法掌控的被拒绝和愤怒的感觉。这种防御深深地改变了戴夫的感受和想法之间的关系。遇到冲突性情境的时候,他通过被动地撤回,并以身体痛苦取而代之。这种躯体化将他的痛苦置于身体之上,同时回避了他精神痛苦的心理表征。后果是他不能就自己的问题进行思考:他用了一个"关掉"的机制,以至于他整个的生活都缺乏活力和生机。

阿莱达(Aleda)是一个边缘性人格障碍患者,她曾经和我一起工作了几个月。她提到一段关于被父母虐待和忽视的痛苦历史,那个时候她待在机构指派的照顾者那里。她换了很多照看者,也被那些照顾她的人虐待。她很难去相信别人。这在我和她的关系中也表现得很明显。她努力不让自己以任何方式来依赖我,同时也质疑我的初衷。她认为我只是关心自己的职业生涯,如果我作移情性诠释的话,她就会觉得这是我自我迷恋的进一步的证据。她对任何想要帮助她的尝试都不屑一顾,将我变成她根本不需要的一无是处的治疗师。出于防御的目的,阿莱达决定将我视为"坏的"、无用的客体。这样一来她就可以把我当作一个她不需要的人抛弃了,从而保护自己避免产生那种依赖的感觉,这种感觉可能会再一次将她置于被某个她信任的人虐待的风险之中。换句话说,阿莱达使用的是分裂这个防御,这样一来,她在心里把一个有着"好"和"坏"两面性的咨询师的精神表征破坏掉,取而代之的是一个完全坏的客体。

防御可以根据它们是性格化的还是情境性的来分类。**性格化的防御**指的是发生在大多数情境下的相对恒定的防御过程。这些往往是由于防御过度使用以至于变成人格组织中不可分割的一部分。我们可以说，阿莱达的防御是性格化的。性格化的防御可以根据精神结构的水平进一步的细化，即神经症性的、边缘性的或是精神病性的（见第四章）。通常情况下性格化的防御对改变的阻抗更大。这些根深蒂固的防御通常容易在人格障碍患者中见到。相比之下，**情境性防御**可能只在应对特殊情境时出现；在人格中并不占据主要地位。例如，有压力的时候我们可能会使用某个特殊的防御策略，而这种策略并不是我们通常生活中一贯的做法。

尽管没有研究证据来支持防御是沿着一个特定的路径平行发展的，一个广泛的共识是不同的防御反映了不同的过程：原始的或更先进成熟的，或者如果你喜欢的话，也可以称之为更整合的人格结构。甚至，我们经常通过评估一个患者的防御来深入探索患者人格结构的整体水平，这对于什么样的心理治疗对患者最合用有着重要的意义。例如，大量的使用投射和分裂可能预示着较严重的失调，可能是边缘性或精神病性的人格组织。这样一名患者可能能够使用精神分析的方法，但是可能也要用到其他的服务（例如，精神科治疗）。

在弗洛伊德派的模型里，防御只可能是基本自我形成之后才出现的，也就是说，不是与生俱来的。因此，弗洛伊德主要关注的是我们所说的神经症性防御，处理的是诸如自我和本我之间的冲突（见表7.1）。然而，克莱茵坚信儿童在出生的时候就带着一

**表7.1　一般防御机制**

| 原始防御 |
| --- |
| **否认**　指的是感知觉的删除，而不是记忆。 |
| **分裂**　旨在保持两个部分，通常是相反的感受/方法。 |
| **解离**　将本质上未经伪装的想法放在分裂的情境下，这样它可以被自我否认。 |
| **投射**　把一些自我的部分或感受归于他人。 |
| **内射**　是把他人身上的部分归到自己身上的过程。 |
| **投射性认同**　将心理状态归于他人，与他们相处的方式就好像对方表现得与自己投射的一样。这种动力的相互作用的力量会导致接受者出现和投射一致的行为方式。它涉及客体和自我的分裂。这种分裂可以是相互耦合的（比如好和坏）或是碎裂的。 |
| **全能感**　指的是一种拥有无限能力的错觉，没有意识到他人有着各自的控制点。 |
| **理想化**　坚信能够依恋的人是全能且仁慈的。 |

| 原始防御 |
|---|
| **躁狂防御** 是一组原始防御机制,其特点是为了否认抑郁性焦虑和内疚。这种躁狂性防御依赖于蔑视、欢欣鼓舞、全能性补偿和强迫性重复,试图抵消幻想中的攻击。 |

| 神经症性防御 |
|---|
| **压抑** 潜意识的有目的性的遗忘。它是记忆的防御性使用。 |
| **移置** 是用一个客体/人代替另一个的过程。 |
| **反向形成** 将一个令人不安的想法转换到反面。 |
| **抵消** 使用指定的行为或想法来中和一些说过或做过的事情。 |
| **反转** 将一个人的位置从主体变为客体,反之亦然。 |
| **隔离** 指的是切断了感受和认知之间的连接。 |
| **理智化** 指的是不带情绪地谈论感受(隔离的更高版本)。 |
| **转换** 将心理上的冲突转换为躯体化症状。 |
| **付诸行动** 指的是将令人不安的感受直接转换为行动以避免对其进行思考。 |
| **合理化** 指的是将一些不能接受的东西变成可接受的东西。 |
| **升华** 指的是将一个被禁止的冲动转化成一种社会可接受的行为(最初的冲动消失是由于能量被撤回,然后投注到了替代物身上)。 |

些自我,因此他们的争议在于原始防御有没有可能从出生的时候就出现了(见第一章)。**原始防御**通常涉及自我和外部世界以及他人之间的边界。它们反映了对自体之外的世界的独立性和恒常性缺乏判断或忍耐。典型地说,它们的处理方式更以偏概全一些。原始防御有偏执—分裂位的特征。根据克莱茵的理论,婴儿的心智在早期阶段容易因为防御的运作而出现分裂的结果,以此起到保护作用使自身的攻击性向外投射。否认、全能控制感、理想化、投射和分裂(见表 7.1)通过解离或是主动隔离自体和重要他人之间矛盾体验的方式保护自我,通常是和重要他人的关系中的自我,以免受冲突。

我不想用太多的篇幅来详细讨论各种防御机制。因为使用精神分析的术语给某种防御贴标签通常会妨碍我们用个性化的方式概念化患者独一无二的防御。在临床上用普通的语言描述患者试图做什么以及为什么需要这么做比用标签标记更有用。为了更好地给出信息,我还是简要地将最常见的防御机制总结在表 7.1 中。然而,我更想多花一点时间详细地讨论一下**投射和投射性认同**,因为它们涉及心理功能的关键之处,这在临床上非常有用,同时也很容易产生一些困惑。

克莱茵(1946)通过对投射机制的功能的详细研究增进了我们对人际关系防御的

理解。**投射**是所有的关系中的一个显著的特征。在发展的早期阶段,有人提出婴儿主要是通过投射来交流的,足够好的妈妈为婴儿的投射充当了一个容器,在情感层面为婴儿消化这些并赋予意义。投射是指一种原始的但其本身并不是一种不正常的交流方式,它强调我们的共情能力:由于有了投射能力,我们能够设身处地地想象他人的处境。投射也可以理解为一种沟通交流的方式:我们将我们的内在状态投射给他人或是将强烈到不能忍受的情感原封不动地投射给那些充当"容器"的人,例如,患者不带情绪地描述了一段创伤性经历,却带给我们一种非常难过的感受。许多当代的临床治疗师/咨询师是这样理解的:患者可能需要把那些难以承受的情感分裂并投射给他们,这些情感不需要马上被解释,而是需要由治疗师代患者去涵容。

在投射中,内部的东西被误认为源于自体的外部并被认为来自其他人或其他地方。克莱茵的理解是,我们投射的不仅仅是感觉,还有自体的一部分,因此导致投射的接受者受到严重的扭曲。投射性机制使我们在幻想层面强行地将自体的部分分配给客体。这就制造出一种幻想:我们能够控制客体,从而也实现了对自体外化部分的控制。投射是一种潜在的机制,它使移情成为可能,这个我们将会在下一章看到。

孩提时,玛莎(Martha)是在一个学术氛围很浓的家庭中长大的。她的父母都是专业学者,他们对玛莎寄予厚望:她的整个青春期全都耗费在为考试和奖学金努力奋斗上,而她也不负众望。只有极少的几次她没有拿到最高分,她还记得父亲严厉的指责让她感到羞耻。

长大后,玛莎情感脆弱,脸皮也很薄。即使她是一个魅力四射又在专业领域成绩斐然的冰雪聪明的女人,她还是觉得很没有安全感。她觉得周遭的人在某些方面都会有所欠缺或是没什么能力,她通过这种目空一切的心理状态来掩盖自己的不安全感。例如,在工作中她批评同事没有达到标准。在亲密关系中她一面理想化她的朋友,一面抱怨他们不尊重自己的需求。她很难宽容他人或自己的任何缺点。

玛莎和一个男人谈了很多年的恋爱,这个男人是她的一个学长,在智商上和她旗鼓相当。但是在很多方面,在建设性地运用潜力上他是混乱且无能的。和玛莎在一起的期间他曾经失业,经济负担落在了玛莎身上。同时她对男友也总是怨声载道,在关系中总是就各种各样的问题责备他,但很明显的一点是,玛莎无法考虑离开他。在她心里,他已经变成了她混乱、无能、乱七八糟的那部分的储藏室,她将这些都投射给了他。只要他一表现出这些无法接受的特质,她就可以施展能力来对抗他混乱、无序的自我,表现得出类拔萃,从而安抚她批判性的内在客体。

克莱茵和她的追随者阐述了投射的概念,并且提到了**投射性认同**。克莱茵(1957)将投射性认同理解为一种潜意识的婴儿式幻想,这种幻想使婴儿可以把被害体验从自我表征中分裂出来,使之成为婴儿对部分客体的感知部分,以此投射被害体验。投射和投射性认同通常会交替,而且实际上它们描述的是相同的潜在过程。然而,投射性认同的概念更明确地澄清了支撑投射的互动过程,在描述分裂机制的时候,克莱茵指出,分裂是怎样伴随着另外一种防御策略,即投射出现的。投射使分裂出去的部分落在自体之外,全能地迫使其**进入**接收者。反过来说,这种我们投射到别人身上的想法显示了克莱茵是如何坚信投射者相信接受者囊括了自己否认的部分的,也就是说,接受者通过投射认同接收投射者的想法。接收者不知不觉地通过对投射的认同主动参与到这个过程中,并活现了被投射的内容。斯皮利厄斯(Spillius)(1994)提到"**唤起的投射性认同**"(evocatory projective identification)来解释投射性认同中的接受者在压力下拥有和投射者幻想一致的感受的例子。

### 表 7.2　投射性认同的步骤

- 患者体验到无法负荷的痛苦的感受。
- 为保护自己免受这些痛苦感受的折磨,患者在幻想中(例如,潜意识的)将这些感觉投射给他人,而接受者认同了患者心里这些分裂的感受或特质。
- 有一种来自患者的人际互动的压力,患者潜意识的目的是使他人而不是自我来体验这些感觉。
- 如果患者投射成功,接受者对这个过程也没有警觉,那么在接受者那里就会产生情感性共鸣,在认同的基础上他会有种"相同"的感觉。

如今我们谈论的不仅仅是防御机制,还有**防御性以及病理性组织**,这意味着防御系统的概念更加复杂。病理性组织"以非常顽固的防御为特点的,其功能是通过避免和他人接触来消除焦虑"(Steiner,1992:2)。它们的目的是维持情绪的内稳态。它们被称为"人格组织"(organisations)[4],指病人的个性是如何围绕相当具体的客体关系组织起来的,通常是破坏性的客体关系。处于病理性组织的患者需要去克制其情感生活,当治疗师遭遇僵化的防御结构,甚至在某种程度上成为防御系统的一部分时,治疗会陷入僵局。对于临床实践者来说，如何在细节上检验病理性组织的含义不在此章赘述了。这个部分，包括和非常有挑战的患者群体工作，非常值得深入探索，具体可以在斯坦纳的著作《心理退缩》(*psychic retreats*)中找到。

## 处理防御

面对焦虑体验的时候，会存在三个心理选择。每一个都和不同的主观焦虑体验相关，反应了不同的精神组织水平(见第五章)。

- 我们能够通过有意识地探索其来源并解决它的方式来处理焦虑。
- 我们能够防御焦虑。
- 如果焦虑是淹没性的或防御失败了，有可能会崩溃。

在一个治疗小节的任何时刻，一个主要的目标就是辨识患者精神痛苦的实质。在临床情境下，逐渐向患者明确指出他对防御的使用。我们从指出他的焦虑的表达和焦虑的性质开始。从现象学的观点来看，焦虑体验是具有高度特异性的。有的患者表现为心悸，而有的患者则表现为强迫性穷思竭虑。这两种状态，一种是表现在躯体上，另一种是表现在心理上，呈现的都是焦虑的状态。一些患者以身体或/和精神紧张来描述他们的焦虑。通常这类患者表现出一种相当高的功能水平，对于焦虑的源头有些觉知，虽然有些模糊不清——至少会觉得可能是心因性的。有些人把身体当作主要的或唯一的渠道，表现为各式各样的躯体症状，而这些并没有和内在可能发生的事情联系在一起。取而代之的是，焦虑潜意识地潜伏在身体里的(例如，频发的无法解释的头痛、腹泻)。这类患者可能需要我们做很多准备性的工作来促使他们把精神焦虑和躯体临床表现联系起来。最终，这些病人的总体功能呈现出更严重的衰败，而这些都是焦虑的后果。焦虑看上去会导致思维断裂，以至于丧失思维能力，内在情感状态冲动性地通过行动解离或者释放。这些患者表现出相当脆弱的自我，需要我们很小心地考虑他们能承受多少对自己焦虑的感知。因此，在对防御解释的过程中，一个非常重要的考虑就是患者能承受多少(见表7.3)。

为了作出解释，马兰(Malan)(1979)提出，最重要的是识别他所说的"冲突三角"的三个角，即被防御掉的感受或冲动、防御的方式以及如果不采取防御会产生的焦虑。这对冲突的概念化来说非常清晰且大有裨益。因此我将以此作为基础来解释防御。

**表7.3　与防御工作的指南**

- 识别诱发防御的核心痛苦/焦虑。
- 问问自己,哪些是患者有能力处理的。
- 谨记防御既有适应又有不适应的功能。
- 发展性地思考:考虑患者的人格组织水平(神经症性的/边缘性的/精神病性的)。
- 要注意防御的灵活度和僵化程度以及这些对于治疗的意义。
- 向患者解释他们的防御运作"为什么使用以及是怎样使用的",但是要避免使用术语。

### 第一步:识别隐藏的感觉/冲动

焦虑是对引起冲突的**感受和冲动**做出回应时产生的。患者有意识地忍受自身存在的特定的内心感受的能力,将会决定这个感受的出现是否会引起无法耐受的需要防御的焦虑,或是它们能否被命名和处理。因此,在对焦虑进行思考的时候,首先要想到患者自由地感受他们的情感体验以及在这方面的任何局限。

### 第二步:识别隐藏的焦虑以及核心痛苦

一旦识别出有问题的感觉,以及患者需要以某种方式来否认,我们会考虑产生焦虑或者精神痛苦的性质,以及是否有证据证明患者可以忍受在意识层面体验焦虑。换句话说,我们关心的是在患者的自我适应能力的背景下评估焦虑的性质(见第四章)。我们的目的之一就是识别焦虑是现实的、神经症性的还是精神病性的。在很大程度上,这些都是错误的二分法,因为在发生了真实的创伤事件后,反应方式也是特异性的,有的患者可能会表现为神经症性冲突,同样的创伤性事件反映在另一个人身上可能就是精神病性的了。例如,我的一个患者,由于司机酒驾而导致她发生了交通事故(因为这次事故,她产生了现实的焦虑),此后每当过马路时,她都会焦虑,但是在回应这个实际创伤时也发展出了偏执症状。她开始怀疑每一个人,指控我和她的律师共谋。

### 第三步:对防御的识别

如果无法忍受有意识的焦虑体验,那么下一步就涉及识别患者为逃避相关的精神痛苦而使用的策略了,也就是说,我们需要识别患者所使用的防御类型。这就包括评估防御是自恰的还是非自恰的。如果它们是自恰的,那么很难去除,因为治疗师会被认为是在打扰和攻击其内在精神平衡，无论怎样，这对他们来说是很危险的。如果防御本身是非自恰的，患者会觉得厌恶并认为是有问题的，他们内在的动机往往不只是消除他们的问题，还有防御性的解决方案。例如，一些强迫性的防御（如，大量的仪式）会被体验为非自恰的，它们严重限制了患者的日常生活，促使患者寻求帮助。

当我们使用防御的时候，我们要先形成一个构想：这个防御是内在性地不去觉察那些具有威胁性的想法或感受，还是外在性地来对抗和他人的亲密。通常它们同时具有这两种功能。我们要保持注意的是，防御的存在是有充分的理由的，因此我们要尊重患者保护自己的需要，小心地去触碰它们。例如，当我们和那种避免依恋并将自己和内在体验割裂开来的患者一起工作的时候，重要的是要理解他们对情感的否认不仅仅是一种阻抗，对他们来说也是一种至关重要的保护性装置。对这类患者来说，亲密会让他们觉得危险，他们的自我组织通常围绕着不表达情感。

在心理治疗中，我们探索在患者的自由联想中呈现出来的防御，同时也要注意我们可能会成为患者担心的一部分。并不罕见的是，我们被当作一个攻击防御结构的人，我们对患者为保护自己而建立防御的做法构成了威胁。

　　莉萨（Lisa）三十出头，是一个成功的职业女性，她来治疗是因为她无法建立亲密关系。她提到由于父母频繁外出，自己在专业看护人员那里"辗转"的痛苦的早年经历。在她的成长过程中，父母对她要求非常高。她成功地完成了学业，而且成为一个完美的女老板，然而她发现很难和别人建立亲密关系，尤其是男人。她只在大学的时候有过一段性关系，之后就一直单身了。

　　莉萨对治疗一直都尽职尽责。她每次都很准时，迟到一两分钟都会让她自责不已。她热衷于"做对"，她的这种做法某种程度上限制了治疗的空间。我很快意识到一些"不能碰触"的区域，尤其是与性相关的部分。她告诉我她对精神分析保持谨慎的态度是因为精神分析"离不开性"，同时她也意识到她在这个"部分"有些障碍，她坚持认为她的问题不在性上。然而，她曾对一个女同事产生过强烈的好感，但是由于对同性恋的排斥，很快放弃了这种想法。她也回避体重的议题，她试探性地提出她或许可以减上一两斤，但是又一再向我保证她从来没有因为体重而困扰，尽管事实上她的体重是严重超标的。

　　在一次特别的治疗小节中，莉萨主动提出了节食的问题。她妈妈建议她应该去一个养生会所之类的地方。莉萨对母亲的这个建议感到非常的愤怒,她觉得妈妈受到"彻头彻尾的女性陷阱"的蛊惑。我认为或许莉萨也很担心自己的体重,但是她害怕自己的脑海里出现这样的念头,在治疗小节中就好像它会带来"一连串的问题",促使我们去思考性取向方面的问题,一些不乐意去想的事情。通常很克制的莉萨这次竟然愤怒地回应我。她觉得体重和性欲是我的议题。她说我让她失望,还说我现在是把自己的想法强加给她。我感受到莉萨愤怒背后的痛苦。我试图通过这样的方式来处理,我承认我的话听起来刺耳,使她感到刺痛的同时有种被暴露的感觉。莉萨在性取向问题上的否认是一种保护自己免受性冲动引起焦虑的一种方式。我的解释让我在她心里成为一个侵入其非常私密空间的敌人,

她害怕去探索这些,也不想去思考这些。

有时候我们可能会意识到患者是如何防御的,但是却不太确定他们在防御些什么。在这些情况下,在被防御之前进行防御可能是谨慎的。例如,如果在某个治疗小节中,患者强忍着眼泪,在思考为什么他得这样做之前,我们可以先从强忍眼泪开始,也就是解释要由表及里,从自我到本我(Greenson,1967)。通常这种方法是大有裨益的,因为它在患者的精神经济(psychic economy)中逐渐为探索防御及其功能铺平了道路。

### 第四步:在移情中采取防御措施

如果不去注意患者利用我们来逃避焦虑的方式,我们对冲突三角的设想将是不完整的。使用原始防御(例如,在自我发展方面)会使其以强烈的反移情的形式迅速地显露出来。就如约瑟夫(Joseph)(1981)所说,患者越依赖原始防御机制,我们就越可能潜意识地被驱使去维护这种防御。她特别提到了通过投射产生的潜意识操纵,其中我们可能会和患者的投射共谋并且卷入这场活现中。

约瑟夫提出那些以原始防御为主的患者可能会让我们在某种程度上感到被侵入,因为潜意识里他试图把我们拉入他们的防御结构中。我们需要对这些可能会使我们在某种程度上感到不舒服的压力保持警惕。

### 第五步:作出诠释

为了作出诠释,我们要在自己的头脑中识别三角关系的三个角以及患者可能对我

们的利用,并不总是要立刻和患者分享这些想法,因为患者抗拒去拓宽他们的意识范围,而且可能会因此将诠释看作一种对他们的控制和对同一性的威胁。诠释需要对获益以及防御的代价的理解进行真实的反映。这种确认将会帮助患者从阻抗走向转变,促使他和我们建立工作联盟来对抗防御性结构。

## 阻抗

临床工作中,在患者对一些特定的感受或想法或心理状态进行体验和思考的时候,将会遇到各种不同程度的阻抗。对于最终的诠释患者可能会使用一些防御策略,例如,错过一次治疗"只是因为忘记了",不过,忘记不是一个被动的过程,而是具有动力性动机的。忘记如约咨询的患者可能是因为他想要逃避思考自己的那些问题,即使他可能没有意识到这点。[5]

为了理解阻抗,我们需要思考那些形式各异的,以及通常会促使患者来寻求帮助的冲突性的动机。换句话说,我们需要考虑患者和帮助的关系及其内在意义。身体或心灵的痛苦往往是促使患者寻求帮助的原动力,但也不总是这样。我们往往会在同一个患者身上发现求助的愿望,以及另一个与其背道而驰的维持现状的愿望,例如治疗威胁到了患者的自尊,或是患者需要体验那种痛苦(例如,继发性获益)。患者经常既想变好又想在原地踏步。在一些罕见的个案中,就如约瑟夫所指出的那样,一些患者是"不想去理解"的(1983:139—140)。

患者与寻求帮助的关系是围绕在被帮助的程序上构建的,它们很可能在童年早期就被设定好了。这些程序在治疗伊始可能会被激活,随后我们也会在移情中有所了解。在评估阶段对患者之前的治疗经历或和其他医疗保健专业人士、朋友以及家庭的关系的询问会丰富我们对此的设想,并帮助我们预测在治疗过程中将会遇到的困难(见第四章)。

在心理治疗的情境下,防御会以阻抗的方式表现出来。防御是指向[6]内在的,而阻抗是指向外部的。阻抗这个术语的意思本质上就是对立、对抗。它指的是发生在治疗情境中妨碍治疗工作的所有防御策略。阻抗可以是意识层面的,也可以是潜意识的。无论源自何处,阻抗的存在总是暗示着某种危险的降临。

治疗的过程通常也会被认为是对患者阻抗的修通。费伦兹(Ferenczi)认为患者不是被自由联想疗愈的,但是当他们能够自由联想的时候,也就是他们不再抗拒治疗过程的时候。处理阻抗其实是心理分析技术的两大基石之一,另一个是对移情的诠释。

如今,人们依然强调要理解阻抗,同时更热衷于理解其背后的焦虑,与经典弗洛伊德流派的做法相比,在治疗中进行解释的时机也会早一些。

## 处理阻抗

212应对阻抗和如何处理防御有着异曲同工之处。阻抗可以发生在心理治疗的任何阶段。就如菲利普斯所描述的,我们假定一定程度的阻抗总是存在的。

> 人们表面上缄默不语,那些言语四处弥漫,无处安放,以幻想的形式,以现实的形式,在内部和外部往返交替,充满了阻抗的意味。

(Phillips,2001:133)

阻抗可以是显而易见的,就好比当患者来晚了或者他们可能会很"谦卑",而当患者显得很顺从的时候,这种依从性却在掩盖患者对这个过程的敌意。由于阻抗发生在治疗情境的背景之下,因此我们必须要承认阻抗是由现实/外在因素的混合作用下产生的。例如,当多学科团队的某人来和患者一起工作的时候,患者理所当然的会有一些关于保密性的焦虑,这种焦虑可能会转换成对分享信息的阻抗,例如,由于害怕被送去住院,患者可能会刻意不和治疗师分享其自杀意念。这种阻抗更有可能是由多因素决定的,但是也要承认治疗情境也会强化这种阻抗。

这一点是非常重要的——然而也许总是一再地被掩盖——要把阻抗和患者对我们的异议区分开来,因为我们可能误解他们了。这在工作中可能会导致一种困难的僵局:患者说"不"有时候不仅仅是不的意思,也可能是因我们助力而产生的阻抗。患者不愿意自由联想可能是感知到我们身上的诱惑,这种诱惑使得治疗空间有种不安全的感觉。对我们来说,忠于自己并审视那些可能由我们创造出或加重的阻抗,这是义不容辞的。

处理阻抗的第一步要求对患者和帮助的关系有个构想,也就是说,我们要努力弄清楚当患者在与作为助人者的我们的关系中觉得自己可怜且脆弱的时候,那一刻被激活的客体关系是怎样的。许多阻抗的发生都和这种动力有关。例如,我的一个患者将脆弱的体验等同于早期被羞辱的经历,很难接受我给予他的任何东西,因为他将他的不知道体验为一种奇耻大辱。因此在我的反移情里,他对我的解释的蔑视让我感觉自己是一个总是弄错的"愚蠢"的治疗师。这种客体关系阻碍着他,使他无法从我们的工作中得到帮助。我们的工作应该聚焦于这个动力以解除患者对被帮助的阻抗。

一旦掌握了患者与帮助之间关系的本质和质量,我们就能够开始反思患者是"不想"接受帮助还是"不能"接受帮助。这种区别关乎一种重要的考虑:阻抗是源于内在冲突还是缺陷。通常具有神经症性人格结构的患者,人格整合的程度越高,阻抗就越可能源于这样一种冲突:患者的一部分需要帮助,而另外的部分在找一些替代性满足来维持症状。相反,整合得比较差的患者,对帮助的阻抗可能是由于觉得让另一个人进入自己的世界太危险了,就是那种觉得无法承担让我们进入他们世界的风险的患者。在这种患者的个人史中,我们经常能看到发展的缺陷。在这里我们的任务就是找213到方法去交流:我们理解患者留在治疗中是什么样的感受。例如,一名患者在他所有被帮助的体验中,都有一个伪装成帮助者的虐待性他人,因此我们要对一直保护他的防御结构表示尊重,并且指出让我们进入他的世界有令人恐惧的风险。然后我们就等着,有时会等很长时间,直到患者好不容易让我们进去。

对于如何在治疗中处理阻抗的最有用的一个描述可以在格林森(Greenson)(1967)的著作中找到。他提出了一种渐进的方法来对阻抗进行诠释,对以下几点进行辨别:

- 患者阻抗的事实及其做法(例如,迟到、沉默);
- 那些被压抑的是什么(例如,患者试图逃避的是什么样的感觉?);
- 患者为什么需要这样做(例如,他不这样做的话会有什么后果?)。

表7.4 就处理阻抗时值得考虑的关键点做了总结。

## 心理治疗初始阶段的阻抗

阻抗所有可能的形式不在此章范围内,恕不赘述。和防御一样,阻抗也是形式各异的。因此我会首先简要描述一些在治疗初始阶段最常见的阻抗,但不仅限于此。其次,我会回顾一些经常将我们带入潜在共谋的活现(enactments)中的最常见的阻抗。我也会提出一些如何处理阻抗的建议。这不可避免地反映出我自己的治疗风格,并不是标准答案。

表 7.4　处理阻抗

- 考虑你遇到的是发展缺陷还是阻抗（例如，患者是"不想"还是"不能"）。
- 考虑阻抗的来源：源于内在还是人际关系，或是两者兼而有之？
- 检查一下治疗框架的某些方面是否对阻抗起到推波助澜的作用（例如，患者对有限的保密性的担心可能会强化无法敞开心扉的状况）。
- 指出患者的阻抗。使用一些简单明了的例子来说明为什么你认为这里可能发生了阻抗（例如，这是你这个月第三次迟到了）。
- 在你作诠释之前先勾起患者对他自己的行为的意义的好奇心（例如，这是你这个月第三次迟到了，你对此有什么想法吗？）。
- 在对阻抗的内容进行诠释之前，先要理解患者为保护自己而试图逃避的情绪（例如，"看起来最近几次咨询你特别地焦虑。我想知道这是不是你迟到的理由，这样一来你待在这里的时间就少了"）。
- 最后一步就是作出较完整的诠释，要考虑阻抗的潜意识的意义。

214

　　阻抗在治疗关系的初始阶段就已经出现了，因为投入治疗对于患者的情绪状态来说怎么也算是一种威胁。

### 首次接触

　　阻抗甚至在我们面见患者之前就出现了。在安排咨询的第一通电话中，一些患者会问一大堆的信息或者对治疗能否帮到他表示焦虑。这些问题也许会表明在治疗中可能出现的阻抗。在这些情境中值得提醒自己注意的是，我们怎么感觉到这种由于开始治疗而引发的焦虑感的。有些问题可能需要在第一次通电话的时候回答。例如，对于我们费用的问题不能简单解释为焦虑的迹象，尽管有时候它可能是那样的。然而，我们需要实事求是地来回答这个问题，因为患者需要在他们来之前知道我们的收费是怎么样的。

　　对于第一通电话中大部分的问题，我倾向于避免直接回答（费用的问题除外），可能会这样说："**开始治疗可能会让人有些惶恐不安，会引发很多问题。我很乐意在见面的时候和你一起去思考这些问题，那样就有时间一起讨论。**"

　　如果患者在第一次咨询的最后问了很多具体的问题，而我认为这是由焦虑引发的，我可能会说："**开始治疗可能会使你感到焦虑，因为直面自身的某些问题是令人恐惧和痛苦的。你问了我这么多实际的问题，有可能是想让我知道你在担心这会将自己**

置身于何种境地。"在绝大多数情况下，克服这些问题背后的焦虑就足以让患者接受治疗。

### 非自愿的患者

通过第三方转介过来的患者通常对接受治疗有着很大的阻抗：他们积极地想要避免治疗或很被动地过来，只是为了迎合他人的愿望或指示前来寻求帮助。在这种情境下，一开始就承认他们其实不想来治疗，并且邀请他们来谈论他们觉得自己需要些什么是有帮助的。如果他们不得不来见我们，或者在某种程度上觉得必须来，我们最好去和他们的困境共情，并且去了解怎样才能使他们不得不来见我们这件事变成有价值的体验。换句话说，就是我们试图与患者的阻抗性自我建立联盟。

### 了解治疗师个人信息的诉求

我们中许多人比较纠结的一个部分是，有些患者想要了解我们的个人信息。分析方法中对问题的态度通常是避免回答，取而代之的是将它们作为潜意识愿望和焦虑的表达。这种不直接回答问题的做法通常会给那些第一次进入精神分析工作的人带来困扰。在这里要注意的是，不回答不是由一种与患者对峙的反常的愿望驱使的，也不是要让患者觉得无力；我们不回答是因为在精神分析工作中要更小心谨慎地关注患者潜在的交流，就如我们之前在第五章中看到的那样。

特别是在治疗的初始阶段，患者询问私人信息，通常是为了掩饰患者对于在治疗情境下处于脆弱的一方以及被审视（scrutinised）的一方的恐惧。当然，这里面有着对我们是什么样的人的一种天生的好奇，但是我们的重点是理解这种明显的好奇心背后的潜意识的决定性因素，进而这也会帮助我们回应这些诉求，例如，我们是否有孩子的问题：**"我们在这里是为了更好地理解你，因此让我们试着来搞清楚，如果你知道我没有孩子，会对你产生什么影响……"**如果我们对这些问题的意义有着一个更明确的假设的话，也可以以诠释的形式给患者分享这个想法。

总的来说，我不大愿意回答任何私人的问题。不过，如果患者问我是不是意大利人之类的，我要是还保持沉默的话就会显得有些无礼了，因为从我的名字和我不那么标准的口音都能够看出来我不是英国人，且最有可能是意大利人。如果患者问我国籍的话，我会肯定地说我是意大利人，并去探索这个事实对于患者的意义。多年以来，我发现我是意大利人这件事情对不同的患者来说有着各种不同的意义：它可能会带来积极或者消极的联想，但是对于那些选择对此进行评论的患者来说，这从来都不会被当作一个不带个人色彩的中性的事实。关于我的国籍，我的个人经验教给我，即使在那样的情况下我很想回答患者的问题，但是也不要立即做，而是要先请患者考虑一下这个问题和他的关系——如果这看起来对他还是很重要的话，我通常会稍后去回答这个问题。在这些情况下，这样回应也许会有所帮助："我很乐意回答这个问题，但是在我这样做之前，让我们一起来思考一下为什么你会在此刻提出这个问题？"

### 省略和强调

纵览这本书，我反复提及了倾听患者是如何建构他的叙事的重要性。这种建构的特征和患者对人生中不同时期强调的重点有关。有一些患者一开始就表现出不愿意去谈及生命中的一些特定的时期。例如，患者的叙事可能更倾向于对他的童年经历进行详细的描述，或者患者可能只谈论他现在的生活，而避开过去的经历。省略或是含糊其词的描述可能时刻在提醒我们阻抗的出现。在这些情况下，我们首先要意识到对哪段特定时期暴露或思考太多会让他觉得危险，之后帮助他去探索生命中的那个时期。

### 对于建议的诉求

在治疗的早期阶段，要求给出建议是很常见的，特别是那些对心理治疗的运作知之甚少并基于他们最熟悉的模型（即充分给予建议的医疗模式）来构建期待的患者。患者的文化背景也和这个方面有关：在心理治疗不是很普遍，以及期待治疗师像"医生"一样开药或给出建议的文化里，对于寻求建议的诉求来说，最好的解决方式就是先去解释心理治疗的本质，然后去处理患者对此的感受。例如，我们可能会说：**"我知道你来这里是希望我能给出一些建议来帮助解决你的困难，我想知道当你发现我和你所期待的治疗师很不一样的时候你是怎么想的。"**

在其他情况下，对建议的诉求可以显露出患者对于一位理想化的治疗师的渴望：她是全能的，她将会治愈他的疾病。或者也可能显示出患者在面对自己的问题时的典型的被动态度。因此在这种情况下，最重要的是和患者就此进行交流并去弄清楚可能的意义。

### 对治疗关系边界的挑战

患者经常使用治疗框架作为他们阻抗的焦点,例如,迟到或试着延长治疗小节,或者批评治疗师过于冷漠。在治疗的间隔要求和治疗师有所联系可能代表着其他的意义:对治疗框架边界的挑战,或是代表了一种试图侵入的尝试,或是对分离的痛苦的否认。这种敌意有时候是难以控制的,批评我们刻板,这后面通常是在掩饰脆弱和羞愧卑微的感觉。

### 长时间的沉默和滔滔不绝

长时间的沉默可以发生在整个治疗中,或者也许患者会主动避免沉默。任何一种情况都在提醒我们存在着某种程度的阻抗。在这两种情况下,重要的是要弄清楚谈话对患者来说意味着什么。对一些患者来说可能等同于暴露自己难以启齿的部分,而对另一些患者来说,可能是一种顺从(submission)。沉默也可以被用作一种攻击或想要控制我们的尝试。

*217*

## 将治疗师引入共谋中的阻抗

### 高估事实

患者来接受治疗是为了寻求答案。不管怎样,一些患者传达了他们想弄清楚问题的迫切的需要:一闪而过的想象或反复出现的梦境,或使他们痛苦不堪的奇怪的症状。由于搞不清是什么导致这种令人困扰的体验而产生的焦虑可能会转换成对事实的寻求。例如,暗示患者可能曾经被虐待,对我们来说很容易就会陷入对既往真相的寻求中,这对患者来说无济于事。每当我们感觉想要提供答案或是我们全神贯注于试图确定患者所叙述的实际情况的时候,我们就需要在心里记下这一点,并将此作为患者试图逃避焦虑的警示信号。

### 顺从的患者

对患者来说,这并不罕见:将他们自己的批判性的超我投射给我们,以至于我们体验到那种被评判以及被惩罚的感觉。当这种情况发生的时候,患者可能会退回到顺从的状态,并尝试去说或者做正确的事情来取悦我们,避开我们的批评和异议。这样一来,因为他无法检验这个动力,所以对过程产生了阻抗。反过来说,一些事情可能会使他暴露出他对我们的更具有批判性的、充满敌意的感受。在那种情境下,我们所面临的问题是我们可能会陷入一个温柔的陷阱,在这个陷阱中患者一如既往地保持和善、欣赏、对治疗感兴趣,但却没有丝毫的改变,因为我们与他的防御共谋。

### 很难保持患者的身份

避免探索自己以及否认脆弱或依赖的感觉的方式之一是与患者的身份做斗争。合理化、理智化或是具有诱惑性的行为,所有这些可能都是逃避脆弱。这类患者可能非常擅长使我们进入理智化的讨论——而且通常很激烈——这种讨论有助于消除我们之间任何的差异性,患者的脆弱性也因此被回避掉了。

### 对治疗师的理想化

由于我们自己自恋的需求,有可能会很难抵抗那些认为我们很棒的患者的诱惑。患者可能需要认为我们是很棒的,因为任何其他的想法或感受都有可能具有威胁性。如果我们对"一个很棒的治疗师"过于认同,我们会很难不卷入,也很难帮助患者思考
218 这种理想化防御的是什么。

### 诱惑性的行为

患者的诱惑性通常是用来对抗脆弱和无力的感觉的。诱惑可以是非常明显的情欲性的,或者也可能是更微妙的,因此更难被捕捉到。我们需要时刻注意的一种微妙隐性的诱惑形式,就是患者向我们透露信息的方式。有些患者讲述他们故事的时候充满了神秘的色彩、生动而丰富,我们会发现我们深深地被故事所吸引,想要听下去。通常这反映出患者想要通过引诱我们来涣散我们的解释功能。那些被回避的东西可能是患者害怕被认为是"无趣的"或是"不特别"。

现在我希望你们能明白,阻抗可以有许多种形式。表7.5罗列了阻抗的一些其他常见的形式。这些行为中的任何一种都提醒我们阻抗的迹象。它们都存在对令人不安的想法或感受的逃避,主观上我们所体验的是对分析的关注被莫名其妙地转移了。分析性的工作包括一系列的干预,并非所有的都是严格的诠释。然而,如果发现我们过于频繁而持续地变得具有支持性,或是感觉不能去挑战某个患者,或是特别想要见到某个患者时,需要问一下自己为什么会这样。通常答案会让我们发现治疗过程中的阻抗现象,以及我们自己在这个过程中与患者的共谋。

**表 7.5　阻抗常见的临床表现**

- 沉默（例如，我没有什么可说的）
- 情感缺失/情感不协调
- 身体的姿势
- 话题的回避
- 僵化的模式（例如，有一个特殊的仪式之后来访者才能躺在沙发上）
- 语言的使用（例如，术语的使用）
- 迟到
- 忘记治疗
- 对幽默的过度使用

# 延伸阅读

Bateman，A. & Holmes，J.（1995）Chapter 4. In：*Introduction to Psychoanalysis*. London：Routledge.

Freud，A.（1936）*The Ego and the Mechanisms of Defence*. London：Karnac Books.

### 注释

1. 在精神分析中这两个术语经常被交替使用，在本章中我也会交替使用它们。

2. 比昂以"难以名状的害怕"生动地诠释了这种焦虑。

3. 例如有些人事实上很愤怒的时候可能会表现出悲伤。

4. 这里所描述的组织可能在其他治疗师那里会被描述为"人格"。

5. 像这种互动性的遗忘不再是一个有争议的概念。甚至于现在认知心理学家都把关注点放在"抑制的过程"上，比如认知性回避，可能会影响一些特定记忆的检索。

6. 弗洛伊德几乎在他的大部分著作中都使用这个术语。

# 第八章　移情与反移情

心理治疗发生在关系情境之下：患者和治疗师将他们的动机和需要带到关系中。治疗关系和其他关系一样，都被注入了我们的渴望以及我们有意识和潜意识的幻想，这些总是在"运动变化着"(Lyons-Ruth, 1999)。一些精神分析方面的文献特别为我们提供了一个丰富的框架，这个框架提升了我们对这种不断变迁的独一无二的相遇的理解。

客体关系方法的运用使心理治疗有了一个重大的进展。这些发展源于对一个极其重要的事实的理解：对患者的困难最有价值的见解就是在谈话中发现患者**目前**和他的客体的关系是怎样的，尤其是在治疗中和治疗师的关系(例如移情)。通过对患者和治疗师之间关系的仔细观察，可以发现患者对当下的个人独特的解读，因为这些都是透过客体关系的内在世界发生的。这不仅仅是在用现在的眼光解读过去，而且将移情理解为一种过程，在这个过程中发生的情感、幻想以及自体的一部分在与治疗师的关系中外化了。这就使得治疗师可以**体验**那些经过投射，在某种程度上被修改的内化了的早期发展模型的关系内涵。从这个意义上来说，对移情进行工作使得我们理解此时此刻所蕴含的意义，而移情分析为心理的改变提供了一条"康庄大道"。

对许多治疗师而言，对于此时此刻的移情的诠释是治疗技术的重中之重。它是对患者和治疗师在交流中发生的"行为和活动"概念化的一种方式(Joseph, 1985：447)。因此，治疗师的注意力主要集中在患者心理状态的瞬息变化上，以及患者如何利用外部和内部客体构建出一个他能够安全栖居的世界，尽管有时候会受到严重的限制或发展受阻(Steiner, 1993)。这个工作发生在各种不同的"水平"上(Roth, 2001)，并且需要仔细观察随之而来的不可避免的治疗师的活现(Steiner, 2000)。

早期对于"你对我的意义"的有些讽刺、夸张的诠释的倾向，已经被日益复杂和分化的方法所代替。如今我们会把注意力放在诠释的时机和频率的重要性上，把注意力放在患者对移情焦点的耐受性的即时评估上(Rosenfeld, 1983)以及诠释移情动力最有用的方式上(例如，使用以治疗师为中心的解释；Steiner, 1993)。

本章具体讨论的是移情以及反移情的临床应用。我们先回顾定义以及各种不同但相关的概念的区分。我们将会更深入地检验在移情工作中所涉及的东西，以及我们怎样使用反移情来指导我们的干预。

## 移情[1]

比昂写道，"精神分析观察关注的既不是发生了的，也不是将要发生的，而是正在发生的"（1967：17）。没有哪一种疗法比精神分析更关注于使用移情了。在精神分析中，许久以来，聚光灯总是闪烁在治疗师和患者之间非同寻常的关系之上。当我们去考虑移情关系概念化的时候，这种关系的独特性就会表现得最为明显。

弗洛伊德第一次使用移情这个术语是 1905 年他报告他与患者的工作时。他开始意识到患者对他的依恋发生了变化，而这种依恋是以强烈的正向或负向情感体验为特征。这种感觉被视为"移情"，它是作为一种"错误的连接"的后果出现的。弗洛伊德将移情看作旧的冲动和幻想的"新版本"，治疗师在治疗过程中取代了患者过去生活中早些时候的人，移情被唤醒。弗洛伊德的追随者认为精神分析的任务从本质上来讲就是促进一种移情性退行[2]，从而在患者的婴儿神经症的基础上创建"**移情性神经症**"[3]。一旦治疗师认识到情感表达的重要性，并变成移情愿望的目标，治疗师就会拒绝满足这些愿望。这种挫败会引发强烈的情感，使患者的冲突呈现得更加明显，也因此被治疗师解释。

弗洛伊德（1912）明确地提出移情不是被治疗情境创造出来的，只不过是通过此情境显露出来。大多数的精神分析治疗师都同意这个观点，并提出治疗师所做的仅仅是形成移情的显性形式，并通过一系列的互动提供一个情境，例如，那些早已在患者心智中形成的理想化倾向或者他和权威的关系，会在和治疗师互动的过程中暴露出来。

在经典弗洛伊德派的观点中，治疗师将移情理解为过去的一种重复，这与弗洛伊德提出的"**强迫性重复**"相一致。这也正反映了弗洛伊德的理念：被压抑的过去的经历无法用语言来进行交流。弗洛伊德提出，取而代之的是它们被付诸行动了，也就是说，它们被转换为强迫性重复的行为。"患者不会说他们记得曾经挑战或批评过父母的权威，"弗洛伊德写道：

> 取而代之的是他以这样的方式对待医生。……他不记得他曾为某次特定的

性活动感到异常羞耻，并害怕被发现，但是他会一再地表明自己对现在所进行的治疗感到难为情，试图对每个人都保守秘密。……这些便是他"记忆"的方式。

(1914：150)

因此移情被理解为一种对记忆的阻抗，它绕开了记忆，导致重现与治疗师有关的愿望和冲突。

自弗洛伊德之后，**移情**这个术语的使用范围就被扩展了（Sandler 等，1973）。一些治疗师现在将患者与治疗师关系中的方方面面都视为移情（Joseph，1985）。斯特雷奇最先提出，这样的立场通常伴随着这样的信念：最能带来变化的诠释就是移情性诠释。这看起来像一个连续体，治疗师都可以在其中找到自己的位置。范围从有的人相信"完全的移情"（Joseph，1985）到有的人几乎单一地专注于此时此刻的移情性诠释，还有的人把关系的真实和歪曲的部分清晰地区分开来，有的干预范围包括所谓的"移情之外"的诠释（例如，重构性诠释）（Hamilton，1996）。对于更倾向于克莱茵派的临床医生，移情"……不仅仅是源于过去的陈旧的观点、事件以及创伤的重复，它是一种此时此刻潜意识幻想的外化"（Hinshelwood，1989：15）。这是和弗洛伊德对移情的概念化相比最重要的一点区别，因为它提出移情不仅是和过去重要人物的关系模式的重复，而且主要与患者的内在世界有关，从他对待治疗师以及分析设置的全部态度中表现出来。活现在此时此刻的是内在的客体关系，例如，在患者的体验中，我们变成一个羞辱他的批判性的他人。

最初，弗洛伊德将治疗师概念化为一面患者投射"在上面"的镜子。现在，我们通常谈及的是患者投射"进"治疗师。这标志着重要的转变：患者对治疗师的认知被扭曲了，他对治疗师的行为就是基于这种扭曲，不仅如此，患者还在幻想层面通过投射"进"治疗师身上，作用于治疗师的心智，这样治疗师自己也可能会受到这种投射的影响。这就是我在上一章介绍过的投射性认同的概念。

弗洛伊德将移情看作从过去的角度对现在的一种误读，与他不同的是，许多当代不同理论派别的临床实践者将移情看作当下的情绪和自体的一部分在与治疗师的关系中被外化的过程。这包括充满着良好的、积极的情感和幻想的客体关系的投射，即**正向移情**，也包括充斥着敌意的情感和幻想的投射，即**负向移情**。

当代精神分析实践主要是通过诠释此时此刻的移情来进行的。然而，不关注移情的历史可能会得出错误的结论。不同的治疗师和患者的过去连接的程度也是不同的。

222

尽管如此,对许多当代横跨三个精神分析学派的分析师来说,移情工作主要涉及患者和治疗师的关系中出现的潜意识的幻想,而不是太频繁地谈论所谓的"起源"或和过去相关的重构。

# 反移情

反移情有着各式各样的定义,它是一种与治疗师对她的患者的情绪反应相关的现象,在弗洛伊德时代,治疗师将他们对患者的情绪反应看作自己有"盲点"的表现。在1912年,弗洛伊德提出治疗师应该这么做:

像一个外科医生一样将自己所有的感受都放在一旁,包括对人类的同情,全神贯注于一个目标,尽可能熟练的进行操作。

这个不受任何情绪干扰的专注于一个轮廓清晰的切口的外科医生的隐喻深深地化作了很多治疗师内化的分析形象。由节制、匿名和中立这样的规则支撑着(见第三章)。至今,在许多自我心理学家中,治疗师的情绪反应基本仍然被认为是治疗师未解决的问题的标志,治疗师可以进一步审视或分析他的盲点,治疗师作为患者潜意识的客观的观察者和解释者,可以自由地发挥作用。然而,这是有争议的,弗洛伊德和自我心理学家通过限制反移情来控制由治疗师的盲点致使的技术失误,忽视了在治疗情境中"治疗师主观性的普遍性"(Dunn,1995:725)。

在海曼的著作中,重新修正了这个关于治疗师情绪反应的有失偏颇的观点。她把注意力放在反移情的不同版本上,她更倾向于将治疗师对患者的情绪反应看作一个工具,而不是阻碍。这个观点深深地影响了目前的临床实践。比昂(1967)呼吁在临床情境中抵制"记忆与渴望"[4]的倾向,这样有利于我们的情绪体验仅仅以一种"事实"的方式被我们感知,这也标志着当代精神分析强调反移情作为了解患者心智的一个特殊的来源。这种观点暗示我们不需要明白的话语交流,通过自己的情绪反应就可以了解患者的心理状态。多年以来对反移情的认知发生了一个明显的转变,从将其看作技术上的干扰到将治疗师的反应视为理解患者潜意识交流的一种手段,可以直接指导我们对现有材料进行分析性诠释。

从克莱茵和许多客体关系学派的观点来看,反移情包括所有治疗师对患者的反应,不管他们源自何处,允许对治疗师的主观性有更多的宽容。在这些想法下,我们的任务是理解对于患者来说我们代表的是谁,以及在任何一个特定时刻被激活的内在客

体关系,同时还要与去除这些投射之后的我们自己保持连接。众所周知,说起来容易做起来难,就如邓恩(Dunn)所观察的一样:

> 治疗师对患者心理现实的感知也是经由潜意识幻想的视角构建和歪曲的。治疗师是一个客观的观察者,能够简单地镜映患者的移情,这种假设是站不住脚的。

(1995:725)

我们确实很难看到,怎样才能有效地做到将我们自己回应于患者潜意识交流的情绪反应,从我们自身所谓的神经症性反应中区分开来。就如肯伯格所提醒的那样:

> 在治疗情境中分析师对患者的有意识以及潜意识的反应是对患者的现实以及他的移情的反应,也是对分析师自己的现实需要以及他自己的神经症性需要的反应。这种说法暗示了这些情绪反应是融为一体的。

224

(1965:49)

在任何治疗关系的进程中,我们都会暂时体验到对患者的部分认同,但是我们的责任是将我们和"他们"连接起来,而不要与我们自己的部分混淆。这就要求我们要谨慎地监控自己的投射,将这种投射视为发生在我们和患者之间的由潜意识力量作用于彼此的一种互动。海曼对此作了清晰的解释:

> 心智……通过运用贯穿其中的内射和投射的基本过程来达到适应和发展……这种接受和投射是由有机体和外部世界之间积极的互动组成的;这个基本模型主要取决于主体和客体之间所有的交流互动……在分析的最后,我们可能会发现这是我们处理所有接踵而至的复杂问题的基础。

(1943:507)

更具体地说,这种提法指的是患者使用投射性认同把他们不想要的部分投射给我们。就如我们在第六章所看到的那样,投射性认同被认为是"从患者的潜意识到分析师的潜意识的一种通道,直接促进心理内容从一方到另一方的传递"(Jacobs,2001:

6)。尽管这个概念极具启发性且对临床很有帮助,但是也不要忘记一个事实,"共鸣和复制并不一样"(Jacobs, 2001)。换句话说,不管患者的投射是已经投过来还是正在投过来,它们都将被我们的个人体验和幻想所改变。因此永远不可能和患者所感受到的"一模一样",但是会将患者体验到的感受传递给我们,以使我们能够进一步地理解患者。

目前,反移情被许多(如果不是绝大多数的话)临床治疗师看作治疗改变的支点。然而这个观点也可能有问题。弗洛伊德认为反移情反映的是治疗师自己需要被修通的盲点,因此这提示治疗师要做更多个人分析。而我们远离了他的理论,现在这个概念可能被滥用了。如果我们的感受以及我们可能的行为,总是可以被理解为和患者的投射相关,那么就有了一个不错的方式来解释那些构成我们行为的行为。此外,我们的情绪反应的重要性被如此地强调以至于会忽视患者真实的体验以及他在治疗小节中所谈论的内容:

> 就在 15 年前,许多治疗师都不愿意谈论他们对患者的感受,担心自己可能会被批评,并认为那是糟糕的治疗实践的标志。如今的情况与之前大相径庭。如果有什么区别的话,那就是有时候很难让治疗师讨论患者的资料,因为他们在谈论自己以及对患者的感受,而不是反过来。
>
> (Giovacchini, 1985:447) *225*

尽管我们的反移情是通往患者潜意识的一个有效的路径,它曾经被如此地强调以至于会出现当反移情反应干扰了对患者的理解时被忽略的情况。例如,有一些证据显示,觉得不能胜任或者担心伤害患者的治疗师可能会令患者中途脱落(Vaslamatzis等,1989)。同样地,那些自身在攻击性上存在冲突以及对丧失存在困难的治疗师在短程治疗中会遇到更多的问题(Ursano & Hales, 1986)。因此,在弗洛伊德的反移情最初的意义中,显而易见的是自己未解决的问题妨碍了我们对患者的帮助。

因此,反移情更现代一些的用法被认为既促进分析工作,又可能对分析工作造成阻碍。作为治疗师,我们最好提醒自己我们没有超出患者的现实检验,而且我们也会犯错。治疗工作为我们提供了一个帮助患者以及满足我们自身需求的机会,特别是被需要或是作为一个拯救者的需要:

> 这是我们自然且正常的自尊需要,就如同在生活中那样,在分析中作为一种

无处不在的力量存在着，有时，也会成为分析困境的主要来源。

(Jacobs，2001：667)

雅各布斯(Jacobs)(2001)认为出于防御的原因，患者经常压抑、否认或合理化他们对反移情元素的精确感知(例如，治疗师的需要和冲突)，他们不会面质治疗师。他有益地提醒我们，即使这些感觉通过移情以及投射性认同的过程过滤了，患者还是有可能精确地感知到我们行为的各个方面。

被误用的反移情概念会给我们一个许可，即向患者释放自己未解决的冲突。尽管如此，如果我们深思熟虑，诚实地对待病人，我们对病人的情感反应对病人无法用语言表达的东西是有帮助的。对于患者心理状态以及他们每时每刻的需要，反移情提供了重要的信息的来源。综合我们对患者问题的理解，以及对与患者一起发展出的治疗关系历史的省思，反移情为我们最终的诠释提供了证据的一个来源。

**躯体反移情**

作为一个治疗师，我们总是工作在躯体和心理的边界上。因为对世界的体验不可避免地要经由身体这个独特视角，为了理解身心之间的关系，我们必须要考虑到真实身体和想象身体之间的边界，一个身体以及两个或多个身体之间的边界。事实上，治疗师的身体对患者的自由联想和幻想来说，起到一个强有力的催化剂的作用，尤其是当身体发生变化的时候，例如疾病或更为平常一些的方式，诸如外表上的一些的改变(例如，发型)。

那些在建立和维持与客体的稳定的分化上有困难的患者，通常会在象征化上表现出显著的困难，并且这部分可能会强有力地投射到治疗师的身体上，治疗师与精神病性患者以及自闭症儿童一起工作时，也经常留意到这一点。治疗师随之而来的**躯体反移情**反应可以被理解为投射过程的结果，它们绕过了语言的表达并且沉积在身体内。说到躯体反移情，我想到大量的感觉和肌肉运动上的体验，比如治疗师感到身体上的不适，呼吸节律的变化；感到疲惫，困倦或不安；感到瘙痒或恶心等。

为了理解躯体反移情的内在机制，我发现神经科学的研究对此很有帮助。如今，运动系统也不再仅仅被归为一个执行官的角色；相反，它被认为要复杂得多，它由额叶和顶叶区的嵌合体形成，和视觉、听觉、触觉区域有着紧密的联系。其含义之一是，感知觉看起来是直接浸入在行为的动力中的。镜像神经元也证明了这一点，它们向我们显示了识别他人的行为,甚至是意图,首先取决于我们的运动资源。简单地说,就是镜像神经元的发现揭示了思维源于运动中的身体。

维托里奥·加勒斯(Vittorio Gallese)及其同事的工作与我们对躯体反移情的理解是密切相关的。加勒斯(2007)说道:

> 社会认知不仅仅是"社会元认知",即凭借抽象的表征确切地思考别人脑子里的内容,也是人际关系的**体验性**维度,能够直接地体会对他人行为、情绪以及他们所体验的感知觉的感觉。这种社会认知维度**体现**在它介于我们生活中的多模式的经验知识和从对他人的体验之间。

(p. 16)

加勒斯提出了动作的镜像机制以及大脑中的其他镜像机制代表了具身模仿的实例。**具身模仿**提供了一个新的、基于经验的主体间性的概念,在这个概念里他所提及的"交互肉身性"被认为是最基本和最重要的。与动作、情绪以及感觉相关的身体状态的内在非语言表征诱发观察者,就好像他或她在做一个类似的动作或和被观察者体验一种相似的情绪或感觉。

借助一种同构的形式(isomorphic format),我们可以将他人的动作映射到我们自己的运动表征中,并把他人的情绪和感觉映射到我们自己的内脏运动和躯体运动表征中。加勒斯认为,我们的大脑和其他灵长类动物的大脑,似乎已经将具身模仿发展为一种基本的功能性机制,使我们直接洞察他人的心理,从而使我们拥有共情的能力,以及心智化的能力。

如果回到分析的情境中,作为治疗师,我们认识到患者的"精神的身体状态"(Wrye,1997)不可避免地影响着我们的精神的身体状态,并反过来被我们的精神的身体状态所影响:患者经由他的身体来交流,治疗师在身体上接收到这种交流。然而,这不能被认为是患者所体验的反应的翻版,因为在被治疗师接收的过程中,被投射的部分也经由治疗师自己的内在世界修正(Arizmendi,2008)。[5]

如今,治疗师自己的主体性不可避免地被各种不同流派的治疗师所承认(即使这一"事实"的技术含义在不同的流派看来存在差异)。这种主体性包括身体的维度,并通过治疗师的身体在场以及随之而来的治疗师的身体带来的情绪氛围被表达出来,因此对于治疗师来说,将自己和身体里正在发生的一切对来访者的意义联系起来是一个义不容辞的责任。具身的本质向所有人提出挑战,并通过躯体反移情为治疗师和患者之间所发生的事情提供了一个重要的记录。分析工作要求我们不仅仅要注意患者的身体,还要注意我们自己的身体并以此来检视我们基于身体的"盲点"。

当我们思考绕过语言表达的沟通的前符号形式的时候,我们会立刻意识到一个事实:在临床情境下,活现的范围总是非常宽泛的,因为我们在患者的前符号功能区域,可能治疗师也在这个区域,治疗师对自己的身体体验的象征性阐述的能力也许会被暂时中断。这种身体性的体验需要成为"思想者的思想",用比昂的话来说,最终和患者共同支持其象征化能力的发展。

## 治疗联盟和所谓的"真实的"关系

移情与反移情的概念代表了弗洛伊德最为重要以及极具启发性的贡献之一:他是第一个认识到与患者间情绪卷入的治疗师。从那以后,临床医生就开始注意那些在临床工作进程中可能出现的复杂的投射。这些概念非常有用,但是在实践中,有时候很难将移情或反移情反应区分开来,这两者来自患者对治疗师,或治疗师因患者讲述真实经历而生起的情绪的和/或现实的反应。因此,当考虑到这些概念的时候,审视治疗联盟以及"真实"的关系的概念就很重要了。

大量的研究表明治疗联盟可以预测心理治疗的结果。最近的基于 200 多项研究的元分析报道了治疗联盟对结果的平均效应的相关性为 $r = .275$(95% CI [.25,.30]),这种影响无关于治疗取向、治疗联盟的衡量方法,以及评定视角(自我报告、治疗师报告或观察者评定)或评估时间。对早期治疗联盟的评级和最终结果之间相关性的实证研究发现经常会被看作支持了以下理论观点:一个好的治疗联盟会带来更好的结果,就治疗联盟进行工作是非常重要的——特别是治疗联盟很差的时候(Safran & Muran, 2000)。然而,治疗联盟的水平也会受到一些混杂因素的影响,最有可能的就是先前症状的改善和治疗前患者的性格特征。最近的研究对这点表示极大的质疑,法尔肯斯特伦(Falkenström)等人(2013)有一项在初级医疗情境下进行心理治疗的研究,有 646 名患者的样本,他们聚焦在工作联盟对接下来的治疗小节的症状水平的影响。有一个交互因果模型的证据表明,治疗联盟预测了症状随后的变化,而症状的改变对治疗联盟也是有影响的。治疗联盟对患者的影响因人而异。这种差异性可以大概被解释为:有人格障碍的患者表现出更强烈的联盟效应。这些结果表明：联盟不仅仅是先前症状改善的一个副产品，尽管症状的改善可能会强化治疗联盟。结果也指出治疗师关注治疗联盟的破损和修复的重要性。当然，由于大部分治疗都是短程的，所有对结果的归纳也是有局限性的。

近年来，作为偏主体间性视角发展的结果，"真实的"关系这个概念出现回潮（见第一章）。这个观点认为治疗师应该是"真实的"——从真实感和主观性上来看——这一点被认真地对待。也许这在分析性思考中仍然是一个相对被忽略的领域，对治疗联盟及其影响就像利维和英德比津所说的那样：

> 这是分析技术理论的一个有趣的例子，它试图领会建议的作用，当然，多大程度上能奏效，取决于对来访者的评估。

（2000：746）

治疗或咨询联盟的概念源于弗洛伊德关于治疗技术的著作。起初，它被纳入移情的广义概念中。治疗联盟本质上指的是无冲突的自我的某些方面。格林森和韦克斯勒（Wexler）（1969）认为治疗联盟的核心是锚定于"现实"的或"非移情"的关系上。他们认为为了让患者发展出健康的自我功能以及完整客体关系的能力，分析情境必须要给他们提供一个机会，使其深刻地体验和治疗师相处时现实和非现实的方面。也就是说，治疗联盟和移情都被认为是对治疗非常重要的。然而，在临床实践中很难分清治疗联盟和移情。例如，当我们呼吁患者理性地合作的时候，我们知道，患者在治疗中的参与不可避免地被支配，通过潜意识的愿望去取悦、迎合以及防御性地认同。

与理论角度相反，从更偏向于临床的角度来看治疗联盟的问题，一些临床医生表达了他们的担心：对治疗联盟的关注以及过度的移情性解释可能会导致对移情现象的回避、看似积极协作的阻抗性掩饰以及认同治疗师之类的现象。这个观点也是说，如果在治疗中将与患者的交流以及患者的有意识的动机只限定在表面的水平，那我们是在有效地避免对潜意识工作，将无法识别那些经常会在治疗中出现的阻抗。

在这些目前现有的争议中，一些临床医生努力克服治疗关系的复杂性。例如，库奇（Couch）（1979）提出他区别出的真实关系的两个方面：第一，治疗师和患者之间的交流的真实本质；第二，作为真实的人的治疗师和患者的人格的真实本质。换句话说，他提到治疗师和患者在他们作为"真实的自我"时的沟通；也就是说"相对地免于移情或反移情的影响"（Couch，1979）。然而这种区分也是有问题的，因为这就假设从因移情性投射被歪曲的和他人的关系中分离出所谓的"真实的自我"是可能的。

在最初的构想中,格林森(1967)很有用地区分了关系的三个水平:移情(和反移情)关系、治疗联盟和真实的关系:

> 在"真实的关系"这个短语中的"真实"也许意味着现实的、现实取向的或未歪曲的意思,与术语"移情"的不切实际的、歪曲的、不恰当的含义相对应。"真实的"这个词可能也与治疗师和患者之间真正的、真诚的、真实的感受相关,对应于虚伪的、人为的或假定的关系。

(1967:217)。

这些不同水平的关系彼此之间是紧密联系、相辅相成的。的确很难建立一个标准
*230* 来区分真实的关系、治疗联盟和移情,这些也很难在文献中找到。对于有没有可能将这几个水平的关系区分开来,尽管众说纷纭,但是精神分析的文献中不乏关于治疗师真实情感反应的临床价值的参考文献(Heimann,1950;Little,1951;Winnicott,1947)。金(King)的文章就是一个好的例子:

> 然而,我并不把所有患者和治疗师之间的交流都假定为和移情直接相关,而且愈加重要的是,要将那些和移情相关的感受和情绪与那些我作为人类和另一个人类在一起时我的反应区分开来。

(1977:33)

同样的,安娜·弗洛伊德说要警惕她的建议的"技术颠覆性":

> 我们应该考虑到这样的现实:治疗师和患者也是两个真实的人,以平等的成年人的状态,处在一段真实的相互关系中。我想知道,我们对这方面的忽视,是否真的与病人的敌意反应无关,而对这些敌意反应我们只倾向于将其归因于"真正的移情"。

(1954:618—619)

这些将治疗中的所有情绪反应都作为患者潜意识的交流来处理的治疗师,忽略了

金和安娜·弗洛伊德所做的区分。在对"现代"技术的批判中,库奇(1979)提出了另一种观点。他认为治疗师的"绝大多数"的反应(感受和想法)最好被理解为对患者所说的关于内在和外在生活的"最普遍的反应"。这些反应中有些能够帮助治疗师对患者进行共情性理解,可能也因此有助于进行诠释,然而它们主要的功能是维持一个不完全"脱离现实生活"的治疗情境(Couch,1979)。虽然我在广义上赞同库奇提出的这个论述的精神,却很难找到一种可操作性的方法,使我们能够将他所推崇的"真实的"反应和现代用法中所谓的"反移情"区分开来。

谈到所谓的真实关系和移情性关系的区别,最妙的莫过于吉尔(Gill)(1979)的描述了。他强调了在任何治疗关系的二元性中的非移情性元素,描述了患者因为在他们的关系中真实发生的事情,而以特别的方式体验和治疗师之间的关系。患者对特殊事件的选择性注意也是一个移情的例子,并不一定包括对现实的歪曲。例如,让我们想象一下,在一个治疗小节中,我们脑子里尽是一些与自己有关的事情,结果可能没那么专注于患者的交流,患者可能会比平常讲得少一些。患者可能有意识或潜意识地注意<sub></sub>到这点,有些沉默寡言或有些拘束。这个治疗小节可能因而弥漫着带有敌意的沉默,从而变得沉重。最后,患者可能会提到小时候在他学习的时候妈妈总是在听音乐,他想引起她的注意。患者表达的愤怒是妈妈没有满足他的需要。反过来说,我们可能会将其理解为一个移情的表现,也就是说,患者正在体验不被我们关注的感觉,而这使他很生气。在这个假设的例子中,患者的移情性反应不是基于一种被过去某个"真实的"行为所触发的歪曲体验之上,而是由于我们没有全神贯注于他们。然而,患者对这个事实的特别反应也是移情的一种表现,因为这取决于过往对患者有特殊意义的一段内化的客体关系的激活。

这并不是移情是否发生的问题,因为在所有关系中都是如此,我们把过去的经历带到现在的互动中,这影响了我们对所感知的"存在"的理解。相比之下,真正的问题在于在治疗关系这样特别的情境下,移情是否扭曲了和治疗师的关系的所有方面。吉尔认为不是这样的,而我也赞同这样的观点,也许重要的问题不是我们是否能清楚地区分这些反应是真实的反应还是反移情,而是能否在患者的交流中发掘出移情的意义,这才是最有帮助的。

这些持续的讨论正是精神分析职业的核心,它使我们面临着挑战,即检视我们是否能够维持作为一个可供患者投射的白屏的治疗师的工作模式,或是在大量的治疗行为中,我们是否需要去考虑治疗中治疗师作为一个真正的人的直接表达的治疗价值,

231

而不是僵化地作为一个藏在正统背后的匿名、中立且节制的人（Viederman，1991）。

## 什么是移情性诠释

移情是分析技术的基石。移情性诠释可以明确地呈现患者—治疗师的关系，旨在鼓励患者探索他的冲突以及在治疗情境下呈现出来的内化的客体关系。治疗师把自己变成一个原始投射的接收器，从而促进这个探索。费尔贝恩很敏锐地捕捉到了这个过程：

> 心理治疗本身分为两个方面：患者这边努力通过移情将他和治疗师的关系强行拉入一个内在世界的封闭系统里，以及分析师这边决心在这个封闭的系统里打开一个缺口。

（Fairbairn，1958：385）

如果允许自己以这样的方式被患者使用，我们就可以理解患者投射给我们的部分，并利用这样的理解，以此为基础进行移情性诠释。

我们通过不同的来源来推测移情：患者的自由联想、患者在治疗室里的情感以及隐含在患者的叙述以及梦境中的愿望和幻想，我们也可以通过自己的反移情反应进行推断。总的来说，这些信息来源帮助我们产生了一些假设：在不同的阶段里我们在患者的心里变成了谁，以及在回应不同版本的"他人"中产生的潜在焦虑和他们投射给我们的心理或情绪状态。例如，治疗师可能会被体验为一个"评判性他人"或一个"诱惑性他人"。每一次移情都使治疗师和患者处于一种对彼此来说特定的关系中，例如，面对害怕被抛弃的受到惊吓的孩子/患者的批判性的父母/治疗师。移情性诠释试图阐明这两种紧密联系的角色以及连接他们的情感。

使用移情是基于一种信念：过去重要的方面会呈现在现在。然而，观点也大不相同，有人认为成年患者能够回到婴儿阶段，这是关于退行的具体观点；还有人把患者儿童式的担心以及处理方式看作一个隐含的程序活跃在患者此刻的现实中，并且当它们作为移情性反应呈现在治疗情境中时，能在治疗中被有益地连接起来。

患者转移的不是过去生活中的真实人物，而是内在幻想的形象，这些形象是在真实体验和患者内在现实之间的互动中被构建出来的。这意味着，为了作出移情性诠释,我们不需要知道患者形成幻想的真实体验的来源。根据我们现在所了解到的一些思维和记忆的运作,在很多个案中得不到这些事实材料。移情性诠释只是捕捉陷于特定幻想中的患者的情感、心理现实。

没有单一的移情性诠释,罗斯曾有益地描述了"移情性诠释的层级",即:

- 诠释治疗中此时此刻的事件与患者过去的经历之间的联系。
- 诠释患者外在生活的世界和患者对治疗师的潜意识幻想之间的联系。
- 诠释患者如何使用治疗师以及在治疗情境中如何活现潜意识幻想。

就如约瑟夫(1985)所提出的那样,移情所考虑的是在治疗室发生的、在过去发生的以及在外部世界发生的事情。这三个方面都是很重要的,但没有必要都包含在一次诠释中。通常来说,在治疗的过程中,我将移情性诠释的内容看作一个进行中的变化*233*过程。它通常聚焦在此时此刻的互动上,将注意力放在患者的幻想以及和我们一起的活现中。移情性诠释坚定地定位在治疗关系中的情感热度上,而不是通过与患者的过去或当前生活中的其他人物建立联系来稀释它。这种聚焦是合理的,因为我们在治疗的早期阶段不可能从患者那里得到大量的信息,这样一来与过去和/或外在人物做连接,比与此时此刻的情境做连接更有试探性和假设性,后者是我们在与患者的关系中得到的第一手体验。一旦我们更加熟悉患者的过去和现在的生活,移情性诠释将会更加转向帮助患者在目前的外在关系中以及与过去的人物关系中,识别这些模式。

尽管在这一点上有很多不同的观点,以我的经验来看,将移情关系与患者目前以及过去的外在人物关系联系起来,是非常有帮助的,患者可以将移情中的情感体验与目前和过去的体验整合起来。里森伯格-马康(Riesenberg-Malcom)描述了这种重构性诠释的益处:

> 通过在当下分析过去,患者的自体变得更加整合,也因此更为强大。通过诠释与历史的过去做一个连接,也使得患者能够和他即刻的体验以及和分析师的亲密保持一定的距离。和自己即刻的体验保持距离帮助患者了解他的问题……与咨询师关系的即时性保持距离使得患者在那一刻将分析师视为独立个体,不同于制造问题的内化的客体,而是把咨询师当作与他一起解决问题的人。
>
> (1986:87)

重构性诠释提供了一个我们和患者的自我结盟的机会。它们邀请患者和我们一起,以一种使患者与他感受强烈的部分保持更大距离的方式,对自己进行思考。在临床上这些诠释的好处在于:在某些情况下,患者可能处于更精神病性的心理状态下,不能再去领会移情的"似乎好像"(as-if)的特性,或是患者太脆弱以至于无法反思他们可能将什么投射给了我们,而这些诠释可以缓解在这种情境下移情在情绪上的激烈程度。

在临床工作中,这两种诠释在不同的阶段都是有帮助,然而,重要的是监测我们对这些干预措施的使用情况。过分强调此时此刻可能是一种防御,企图避免谈论真实创伤带来的痛苦;对过去进行诠释可能代表的是回避当下的防御性策略,以逃避治疗关系中鲜活的感受。

我们进行移情性诠释的时候,我们诠释的不是过去也不是现在,我们诠释的是处于当下的过去。这是一个新的体验,尽管它植根于过去,围绕着过去的关系模式。当诠释移情的时候,我们正在阐述患者目前互动模式的形成过程。在治疗关系中,所谓的"过去那个真正的孩子已经找不到了"。"存活下来的是什么?"格林说道,"是现实和幻想的混合,更准确的是,通过幻想重建的一个现实"(2000:52)。这意味着,在治疗中我们不是就患者的静态生活画面去工作,而是一个不断变化的互动的系统。我们对患者过去历史的分析和记忆背景是一致的,并且受到记忆背景的影响。作为一个治疗师,我们是记忆发生的情境的积极参与者,因此对病人叙述的记忆的形成也起着积极的作用。患者的回忆发生在和我们高强度情绪化关系的情境之下。患者报告的回忆或故事被认为与移情相关——可能会作为一种恢复性的记忆出现在治疗中,或者也会被理解为一种患者和我们此时此刻的体验相关的间接的、隐喻的陈述。

患者对过去的记忆,取决于它们被记住的动机和背景,这是弗洛伊德(1899)关于**"屏蔽记忆"**(screen memories)概念中的核心信息。弗洛伊德说,生动的早期记忆不仅是以考古学模式回忆的历史事实,而且是在生活中反复构建和重新构建的。他认为,童年回忆如同"小说"一样发展起来,并且被塑造,以适应当前的需求。[6] 这意味着患者可能会找到一些过去的东西,以逃避当下分析中出现的扰动,特别是因为它涉及我们已经做了或没有做的事情。这就是为什么弗洛伊德认为,某些特定的记忆"屏蔽性地防御"(screen defend)了当下的动力。[7]

"屏蔽记忆"的概念具有重要的实际意义。也就是说,如果一个病人告诉我们,比如**"我记得四岁时,妈妈让我别哭,而我不能停止哭泣,于是我就躲到了楼下"**。我们要记住,这些记忆代表的不仅是对患者来说很有意义的经历,同时也是对治疗关系进行潜意识沟通的一个媒介。在这种假设情境下，因为我们在咨询中说的一些话，患者可能会有一种被"责备"的感觉。他不是直接地挑战我们或者讨论此时他有什么感觉，他会潜意识地使用一个源自过去的记忆和我们交流眼前这个治疗时段里的情境。

约翰尼(Johnny)是一个18岁的年轻人，因为急性精神病发作而被转介。我那次作为多学科团队中的一员和他会面，也就是说，我那时不得不坐在一个他也在场的案例讨论会上。为此我感到不舒服，而对于团队的其他人而言，我的参与是非常重要的，因为我是和约翰尼一起工作的"关键人员"。

在本次会议之后的这个星期，约翰尼开始对治疗感到失望。他告诉我，他觉得他已经从治疗中获得了所有的一切，对他来说可能待在日间病房会更好一些。他谈了很多相关的事宜，并告诉我他对所有人都在干涉他这点上有多么的忍无可忍。他羡慕那些不久将要上大学的同学。然后他停了几分钟。他继续表达对母亲的愤怒，他觉得母亲总是干涉他的事情，不允许他对生活以及他该做的事有自己的想法。然后他说，他记得小时候对母亲十分的愤怒。对于敲门，母亲有一个令人抓狂的习惯，即使在他还没有允许的情况下，母亲也会打开门。他以一种义愤填膺的口吻对我说："如果她总是这样视而不见的话，那么用大写字母写上'闲人免进'有什么意义呢？"

我不仅将这个记忆理解为约翰尼对与母亲的关系以及被侵入的体验的反应，这个记忆还传达了一些与我们的关系有关的信息。显而易见，我们的治疗关系的边界比理想状态松散得多，在和多学科团队一起工作的时候，这是一个反复出现的问题，而这破坏了治疗关系的保密性。在这个意义上，我们可以说，约翰尼用过去的记忆告诉我他从我这里体验到的感受，他觉得我忽视了他对隐私的需要，而且这种侵入感使他想要结束治疗。他看不到继续治疗的意义，就好像他妈妈不尊重他，看不到他卧室门上写的"闲人免进"的文字的意义一样。他想让我了解他对我的感受，他觉得他无法让我理解他，我就是这样一个客体。

在这个临床治疗的小插曲中，如果我们要对移情进行诠释的话，针对的基本上是在患者当前的关系中持续出现的显而易见的关系模式——也就是说，让患者弄清楚此刻发生了些什么，同时要承认这个"模式"是由治疗关系中的"真实"事件触发的，即我出席这个案例研讨会。

## 移情的质量

一个患者可以发展出一系列的移情——负性的或是正性的。牢记移情是与特定情感有关的客体关系，这是非常有帮助的。这也意味着在任何既定的时刻里出现移情行为时，我们都要注意，当患者和一个有情感代表性的他人在一段关系中时，患者对自己的体验是怎样的（例如，患者作为被不负责任的治疗师抛弃的受害者）。

### 正性移情

一些移情会使治疗过程更顺畅。例如，正性移情对治疗工作是有帮助的，因为患者对我们的正向的依恋使我们更容易沟通，并促进该过程的参与度。然而，理想化的移情也可能成为治疗中的阻抗。希望与我们再现一种全方位的满意的关系的病人可能很难放下这种关系，并且在探索他对我们的可能的感情和幻想方面会受到阻碍。这种理想化的移情可能出现在早期，与患者发生的戏剧性的改变有关。这被认为是一种**移情式疗愈**，从而使患者绕过了对丧失、挫败和失望的修通。通常而言，这种假装病愈的状态不会持久。

如果移情包含了痛苦或可怕的冲动（包括爱或攻击性），它可能会引起阻抗。有时，患者可能会持续对我们产生一种特别的移情，将其作为一种逃避难以忍受的感觉的方式。例如，患者总是努力让自己和蔼可亲，可能是防御针对治疗师的意图的偏执性焦虑（Joseph，2000）。对这些感觉进行解释是非常重要的，使患者在那个既定的时候能够遵循自己的需要毫无负担地和我们建立联系，同时要告诉患者，作为一个客体我们能够承载的，不仅是他的爱，还有他的恨。

### 情欲性移情和性欲化移情

相比那些因为对治疗师的爱或性的感觉而出现的阻抗而言，被提及更多的是源于攻击性冲动的阻抗。在本章节，我不会着重对移情具体的类型进行详细的阐述，但是会谈论一些关于性欲化移情的部分，因为这通常会引起治疗师相当程度的焦虑。

弗洛伊德帮助我们理解爱不仅仅是生活中的问题，也是治疗中的问题。弗洛伊德（1915）废除了移情爱和现实爱之间的界限，认为这两者只是程度上的不同，而非两种类型。正常的爱也有着许多移情爱中非现实的部分。就像移情爱一样，正常爱也有着婴儿化的原型,是重复性的和理想化的。弗洛伊德提出,当在治疗关系中出现情欲性移情的时候,这代表患者试图通过把治疗师变为爱人来干扰治疗工作。

治疗关系中的亲密可以是强烈的,特别在是患者非常的孤立无援或很难和他人分享自己的感受的时候。当这类患者找到一个可以倾听他的、很接纳的治疗师,在她那里可以感受到关心时,就会产生一种想要和治疗师有超出治疗室之外的亲密的愿望。考虑到分析体验的强度和退行的特点,会发现治疗可能引发患者和治疗师强烈的充满爱欲的感觉,这不足为奇。在移情中,爱和情欲的感觉是普遍存在的。情欲性移情的神经症性部分需要被理解,这部分很少对分析工作产生重大干扰。它们是精神分析磨盘上的谷物,缺乏爱和/或情欲的感觉事实上是不大正常的,并且有可能是一种阻抗的标志,就好像患者不能忍受自己出现这样的感受。然而,在治疗关系中出现的性欲感受可能更麻烦,这通常被称为是**性欲化移情**。后者更加的顽固,患者会拒绝接受任何诠释,并对情欲和幻想的满足锲而不舍。当患者曾经被性虐待过,或者在他的童年关系中有过性的意味,即便没有发生真正的性虐待,这种有问题的移情也会发展起来。

在治疗关系中性欲感觉的出现对双方都挺麻烦的:

> 由于心理治疗为亲子依赖的问题提供了重塑的机会,因此其色情的部分会带着一些不被允许的乱伦的感觉的特征。

> (Rosenberg,1999:134)

因此,性欲感觉可能会被视为不正当的或"坏的",而且是必须被压抑的。然而,它们通常会持续性地对关系产生影响:

> 分析性双方都对情欲的激活充满恐惧,这使得移情和反移情的情欲性维度成为分析的基本问题之一。

> (Kernberg,2000:877)

探索性行为、性幻想(意识上的或潜意识的)以及梦,会因为有影响咨访双方的阻抗而受到阻碍。这也就妨碍了双方理解情欲性感觉,同时使治疗置于陷入僵局或付诸行动的风险之中:5%—17%的精神卫生专业人士承认和患者有过性亲密关系(Pope等,1995)。

作为治疗师,我们心生困惑是因为患者对我们发展出的感情的强度和激情往往是难以抗拒的。那种感觉不是因为把工作做得足够好而欢欣雀跃,而可能是开始感觉自己像一个长期被追求的完美的朋友、爱人或父母。我们是一个现实的爱的客体,还是作为患者理想化的、激情的、依赖的这种具有强烈诱惑体验的客体,在这点上我们可能会混淆。如果不被分析,这些反应可能会严重损害治疗的有效性。成为疗愈患者疾病的完美伴侣的诱惑会致使我们滑入活现的坡道中。为了避免此种活现,我们需要时刻警惕以下两者的区别:是因为胜任而产生积极的愉悦感,还是"获得全能幻想的满足"(Novick & Novick,2000),这是一个职业陷阱。

从临床的角度来看,关键的问题是当情欲性感觉出现时,我们如何干预。在通常意义上,需要接受患者所体验的对我们的任何感受,包括情欲性的。考虑到这种感觉经常与羞耻或恐惧有关,如果我们能够不带评判和焦虑的对它进行探索的话,就能帮到患者。无论我们多么的经验丰富,在治疗中对情欲工作都会引起焦虑。有关这些问题的非常有帮助的讨论可以在罗森伯格(Rosenberg)(1999)的一篇优秀论文中找到。鉴于本章的宗旨,只在此强调对情欲性感觉工作的几个方面:

- 关注患者和/或自己身上出现的**情欲性感觉**,并接受督导。
- **思考一下这种情欲性感觉是否有婴儿化的特征**。这也提示在关系中它们可能反映了混杂着乱伦渴望的依恋需要的出现。例如,我的一个在养育院长大的患者对我发展出一种强烈的依恋。6个月的治疗后,他犹犹豫豫地告诉我他爱上了我,而且他经常有意识地幻想我们两个人生活在一起。在探索这些感觉的时候,我们也愈加清楚,他在表达想要和一个他在生命中从来没有体验过的依恋客体(由于在养育院长大)亲近的愿望。这一愿望融入了更多肉欲的感觉,比如被我抱在怀里、被哄着入睡的幻想。这个患者希望和我亲近的渴望有着情欲性的维度,但是这些感觉和愿望是源于他那儿童的部分。
- **思考一下患者是否性欲化了这段关系**。与上述患者相反,另一名有性欲化治疗关系的患者使用性欲化的感觉及幻想来攻击治疗和治疗师。我的另一个非常严重的患者经常会在治疗中向我报告前一晚上和年轻妓女的性事。他向我详细描述了他对这个女孩所做的一切,我经常发现自己对于这种暴露感到既排斥又恐惧。我感觉他把我当成了一个手无缚鸡之力的年轻妓女,相形之下,他感到非常有力量。这种性欲化是充满敌意的。在反移情中,这通常被体验为一种攻击或侵入。
- **思考一下病人努力建立的关系类型是否有对情欲的防御**。例如,患者寻求与我们有一种更依赖的、幼儿式的关系，可能是防御情欲化被激活：患者可能有一种防御性的愿望，希望在和治疗师/家长的关系里被看成孩子，他会否认任何可能将其淹没的性欲化感觉。

- **思考一下在移情中情欲性感觉是如何被使用的**。情欲性移情能够以不同动力性的方式被使用，例如，用来掩盖敌意，或用来寻求安慰。无论是哪种，都表达出一种引诱我们离开治疗师角色的企图，同时它也代表了一种阻抗的形式。修通情欲性移情有着重要的意义：

> 如果患者能够忍受这种性欲化感觉，同时深深地接纳，知道它们在治疗情境下不会引起什么不满意的感觉，然后哀悼、修通……和升华，这样的话，就可能会在移情中巩固那种强烈的关系，同时帮助患者和分析师开始他们的分离过程。
>
> （Kernberg，2000：878）

### 负性移情

在治疗的早期阶段，正性移情并不罕见，因为患者想要变好，希望我们能够帮到他的愿望被调动起来。然而，和任何其他的关系一样，治疗关系也需要承受患者的敌意和不信任。这些感受并不会在一开始就表达出来。一些患者可能会发现拥有这些感觉和/或表达出来对自身是极具威胁性的。因此，它们可能会被移置到患者生命中的其他关系中，并以此来保护治疗关系。例如，患者会报告他们和伴侣或老板之间的争吵或冲突，安全地将他们的愤怒移置于"那里"，而不是和我们的关系中。大多数时候，当患者相信我们可以容忍表达而不会报复或不会睁一只眼闭一只眼的时候，负性情绪更容易被表达出来。在治疗关系中，这类情绪的表达被我们称为**负性移情**。

如何针对在治疗中出现的指向治疗师的负性移情以及态度进行工作，不同流派的意见各异。强调负性移情以及早期干预是克莱茵派技术的特征。与此相反，安娜·弗洛伊德及其追随者认为，在牢固的治疗联盟建立之前，应该避免对负性移情进行诠释。如今，越来越多的注意力放在不同流派对负性移情的看法以及在治疗早期对它的诠释上。

对负性移情的诠释是一种有风险的干预措施，因为它将关注点放在患者充满敌意的感觉和幻想上。一旦暴露出来，这种负性感觉可能会让患者产生害怕被我们报复的恐惧。这种焦虑的产生可能会导致患者终止治疗，至少，患者需要一种承载自己攻击性以及偏执性焦虑的能力。鉴于这些，通常最好在已经建立了治疗联盟的情境下对负性移情进行诠释,在这种治疗关系下患者感到被支持并且有了治疗师能够帮到他的体验。

然而,在对负性移情进行诠释的临床情境中——即使在一种相对较陌生的治疗关系的情境之下——为帮助患者留在治疗中,有必要让患者体验到,与他在一起的治疗师可以理解并思考更有攻击性的感受,而不会报复他。换句话说,即使负性移情在第一次咨询中就出现了,是否对其进行诠释取决于对治疗的这个阶段会有多大帮助的评估。根据我的经验,在初始访谈中对负性移情进行诠释是合理的,那时患者对于是否进行治疗的矛盾显露出来,并有破坏治疗的可能性,或者患者的敌意如此地明显,以致于不诠释会让患者觉得我们没能力把控这类情绪。而这本身就可能会使患者中断治疗,因为他不认为我们能够承载这些并去思考他的敌意的意义。镇定地处理患者对我们的负性感觉是非常重要的,但是在他们的压力之下我们可能会试着引诱患者远离他们的不信任或愤怒。这也是为什么督导很重要,督导的支持使我们能待在不舒服的感受中。

马修(Matthew)家有七个孩子,他是长子。当他开始治疗时已经结过两次婚,他的第二段婚姻也危在旦夕,当时也是这个原因促使他来寻求帮助。

评估时,马修详细描述了他第一次婚姻的结果。他曾经很爱他的妻子,但是当她怀第一个孩子的时候,他发现自己开始疏远她。孩子一岁时,马修搬离他们的家。当他告诉我这些的时候,我们听到从办公室外面的等候区传来一些杂音。马修停了下来,看起来非常生气。他说:"听着外面的噪音,我根本没有办法思考,我想英国国家健康服务部负担不起隔音材料。"我想到,马修其实是对我生气,他认为我没有为他提供一个确保他不受打扰或侵扰的空间。尽管外面有很多的噪音,也打扰到我们,但是他提到英国国家健康服务部时愤怒的程度以及声音中轻蔑的语调提醒我,在我们的关系中出现了强烈的负性情绪。然而,因为我们仅仅进行了15分钟的评估,所以我没有发表任何评论,因为我还没有足够的证据作解释。

马修恢复了谈话,并继续描述他的第一次婚姻。他讲述的时候,让我觉得震惊的事情是,当提到他的孩子的时候不是说孩子的名字,而是称其为"那孩子"。我感觉好像孩子在他心里是不具有人格的物件,在某种程度上妨碍了他和第一任妻子的关系。当我后来询问他的第二次婚姻的时候,马修对其妻子的描述是:非常漂亮、聪明、有很多兴趣爱好。"太多了,"他补充道。当我复述他这个脱口而出的评论时,他说他发现越来越难把控她忙碌的日程。他讨厌下班之后回到家,发现她没有在家等他。他说完这句话的时候,我的办公室外面响起了一阵轰鸣声。

241

马修突然停下来，一手抓着他的公文包，严肃地看着我说："太差劲了，我听不到自己在讲什么，就好像有个马戏团在外面一样。"

　　这个时候，我觉得马修会离开，除非我跟他讨论为什么他会对我办公室外面的噪音感到如此的烦躁不安和愤怒。尽管探索他的愤怒会有些危险，但是看起来确是唯一能够与他连接的干预方式。在那一刻，指引我的是我们之间互动的特点、他与设置之间的关系、他的故事中展开的主题，以及随着治疗进展在我自己脑海里形成的构想。首先，我指出他显然是被噪音打扰了；其次，他对这个外部现实的态度是生气且忿忿不平，像是在说："你怎么能奢求我在这样的状况下讲话。"第三，他表达"我听不到自己在讲什么"让我思考在那一刻他焦虑的本质：我猜想实际上他是担心我是否能听到他，以及我是否足够专注，让他觉得可以得到全然的关注，也就是说，我能否考虑到他的感受；第四，我推测作为七个孩子之一可能意味着竞争和较劲在他的关系体验中是一个突出的主题，更具体地说，与他想要得到全然的关注的体验有关。

　　这些线索构成了我诠释的基础："我看到外面的噪音干扰到你，你感到非常的生气，太生气了以至于你准备要离开。但是我认为这里有一些值得理解的地方。在我看来每次这里出现噪音的时候你都会觉得好像它们在入侵我的思维，那一刻你害怕失去我对你的关注，把兴趣从你这里转向外面其他吵闹的患者身上。当这些发生的时候，你感到愤怒，你想要走出去。这使我想到你曾经说道，你发现在你的孩子出生之后很难对第一任妻子感到亲近，你对现任妻子有的各种兴趣感到愤怒和怨恨，感觉它们把妻子从你身边带走了。我认为你可能想让我知道，当你不能确定别人心里有你时，会觉得难以忍受。"

## 与移情工作的挑战

　　很典型的是，精神分析治疗实践的新手对于作移情性诠释显得犹豫不决。当鼓励患者直接就移情反应来工作的时候，冲突性的主题被识别出来，患者的焦虑会升高。患者可能会认为我们的行为是具有批判性的、攻击性或侵入性的。在这些情境下，我们可能发现很难扮演一个坏的、迫害性的客体。对移情进行工作时产生的人际关系张力会迫使我们避免在与患者的沟通中探索移情的意义。如果患者愤怒了，可能宁愿将他的愤怒放置在其他某个地方,例如他的过去,而不是在移情中对它进行处理,使我们维持一个有帮助的、有同情心的治疗师的形象,和这样的咨询师在一起患者是不会生气的。我们都喜欢被喜欢,特别是当我们感到自己在尽全力帮助别人的时候。然而,我们的工作不是被喜欢,而是对他人有所帮助。鉴于患者对于揭露潜意识的动机和渴望的普遍的阻抗以及对我们投射一系列感受的需要,这些诠释通常都不大受欢迎。

除了希望避免病人对我们产生负面情绪外,对移情进行工作时,还有一些其他大家普遍关心的问题。我们来看看其中的一些:

• **移情过分强调了治疗师对患者的意义**。将患者所说的一切都还原到一个"你实际是在说我……"之类的干预是刻板且毫无裨益的。以这种方式对移情进行工作,会演变成一种东施效颦,而且直接反映了治疗师想成为患者情感生活的中心的需要。然而,如果深思熟虑地使用移情性诠释,而且以总体考虑患者的冲突和治疗目标为指导,那么移情性诠释就不会过分强调治疗师在患者生命中的意义;它仅仅是承认这样一个事实:治疗师总是会成为患者生命中一个重要的形象,这是因为在心理治疗中重新创建的亲密感引起了强烈的感觉和幻想。治疗师只是利用患者对他的投射,使患者能够修通他的冲突,并能够最终再次收回他的投射。

• **聚焦患者对治疗师的负性感受(例如,负性移情),会在某种程度上妨碍患者积极体验,而积极体验能够证伪患者在关系中的病理性假设**。处理负性移情对患者和治疗师双方都是一种挑战。在治疗的早期对负性移情进行诠释是否有帮助值得商榷。对于那些生怕表达敌意会招致报复的患者进行负性感受的探索,治疗师会觉得太危险。因此时机是至关重要的。在绝好的时机对负性移情作出诠释,病人会觉得很有帮助——能够忍受患者讨厌她的治疗师给患者一种体验,含蓄地驳斥了患者对他人的负面期待(例如,没有人能承受我的愤怒)。它塑造了一种感受到敌对情绪但无须报复就可以处理矛盾情绪的能力。

243 在心理动力取向的支持性治疗中,不大可能诠释负性移情,除非患者的敌对情绪破坏治疗进程,才会诠释。在长程治疗中,不对负性移情进行诠释可能在某种程度上是治疗师在逃避。这是因为我们都有一些矛盾的感觉,而且在治疗的一些阶段,治疗师很难不成为患者敌对的焦点。

• **聚焦于移情会把注意力从患者当下意识层面的忧虑上转移开,而这种眼前的忧虑也是需要讨论的**。更准确地说,有一些分析实践者会过度专注于使用移情,以致于将患者所说的所有的事情都被简化为移情性诠释,从而掩盖了患者当下的担忧。在我的经验里,相比经验丰富的治疗师,这种倾向在经验相对不足的治疗师群体中更为普遍。过度强调这类诠释可能会让患者觉得你没有听到他所说的一切,也就是明显和隐念的意思。这会让患者感到疏远,而且通常会妨碍治疗。

当患者迫切的需要验证以及处理真实的历史性事件的时候,例如,和有过创伤的患者一起工作,过度强调移情可能和负性结果(见下文)以及治疗联盟的削弱相关。在这种情况下,如果我们认为患者会由此得到帮助的话,重要的是首先要确认发生了的事情,然后再去阐明故事中的潜在意义。

- **使用移情会诱发退行,这对一些严重的患者是有害的**。情况正是如此,移情性诠释并不适合所有患者群体,而且可能更难用来处理特定的患者。例如,一些以被害或受虐幻想为主的患者无法与治疗师将进行中的内在或外在的关系保持下去。这类患者可能会使用大量的投射、否认或分裂来削弱(冲淡)或摧毁依恋的证据,往往觉察不到他们和治疗师的关系里的任何感受和想法。在这种情况下,对移情进行工作是将患者的自体—客体表征中的各种潜意识幻想存在心里,不说出来,直到患者自己的心理状态可以接受他对施加给我们的影响是有责任的。这些也是斯坦纳将以患者为中心以及以治疗师为中心的诠释区分开来的一个有用的例子(见第五章)。以治疗师为中心的诠释是探索患者对治疗师思想的看法,例如"你担心我今天坐在这里是在对你进行评判"。以患者为中心的诠释认为患者将他自己批判性的自我投射到了我们身上。

对于精神病患者,除非在专业人士的督导之下,否则不宜使用移情,因为移情取决于患者有能力理解移情中有"似乎好像"的特点,这种"似乎好像"创造出"一个共时的亦真亦幻的体验的错觉"(Ogden,1986:239)。精神病性患者在精神病的控制下失去了这样的能力,尽管也许会在其他方面重新获得。 *244*

所有以上批判性评论都值得注意,因为他们有助于提醒我们,移情性诠释是需要认真评估的有力的干预措施。然而,临床经验反复表明,一个正合时宜且精确的移情性诠释对于引导出患者关系中先前的核心模式是非常有帮助的,可以促使患者改变。尽管移情诠释是精神分析工作的重中之重,这也不应该让我们对其他类型的诠释视而不见。移情性诠释只是我们可以使用的几种干预措施之一。分析性谈话要求我们使用各种不同类型的干预,可能会倾向于移情性诠释,这取决于我们的理论取向。然而,那些已经有过个人治疗的人都会了解,大多数治疗师说的话更多的可能会被列为"移情外"的诠释,比已出版的案例材料中提到的更多。

批判性地使用移情性诠释是很重要的,因为在精神分析圈子中,这种干预方式被高估了，被认为是主要的引起改变的方法。尽管最有效的移情性诠释被公认为和治疗师本人相关的解释，但是没有证据可以证明这一点，因为支持性治疗，以及一些其他的不作移情性诠释的治疗方法，也被证明是有效的。事实上，斯图尔特（Stewart）（1990）也提醒大家注意针对患者生活中其他人的移情性诠释的重要性。尽管这种诠释，和历史性重构一起，也许都会被防御性地用来避免当下的情境，但并不总是这样的。就如布卢姆（Blum）（1994）所警告的，对此时此地的关注也会作为一种防御来对抗"那时那地"的干扰。

重构性诠释是治疗技术中重要的组成部分，一个基于历史性重构的诠释可能会有助于带来连贯性。例如，不安全型依恋患者可能会有一种强烈的幻想，觉得照料者没法安抚他们，觉得自己是难搞的。这种体验在移情关系中占主导地位。对于这类患者来说有些矛盾，亲密也许只能通过愤怒的爆发来体验。这种强度在精神上是至关重要的，患者焦虑的强度不够，那些接近他的人可能没有反应。在治疗中，这类患者的治疗目标是创建能够使其涵容情感的结构。霍姆斯（Holmes）（1998）将这个过程称为"建构故事"，治疗师帮助患者对那些未在情感上处理过的早期经历赋予意义。对于这类患者，移情性诠释也许不是治疗工作中的主要焦点，而重构性诠释可能是非常有帮助的。

要警惕将移情性诠释置于其他诠释类型之上的理想化倾向，我们现在认为各种诠释都是有帮助的、能促进改变的干预手段。

245

- **移情性动力是现场发生的，也因此可以在此地此刻被验证，它比患者报告的过去的体验或治疗室之外的关系都更为直接**。我们在治疗中所使用的材料有两种：患者向我们讲述的真实故事和事件，还有在咨询室里与患者在一起的真实体验。患者告诉我们发生在他身上的事情，存在着记忆的歪曲。因此，尽管这些对于患者遇到的麻烦以及他是怎么管理自己的生活是一个有价值的来源，但是这些信息必然会随着时间的流逝被冲淡。相比之下，和治疗师发展出的关系为患者治疗关系之外发生的一些冲突提供了更为直接的体验。它让我们将这些冲突清楚地呈现给患者，因为正在这个房间中发生着，从而提供了和患者一起反思的原始材料。

- **移情性诠释使治疗师利用治疗关系中情绪上的即时性来面对理智化的阻抗**。一些患者非常擅长讲故事，然而却很难表达情感。对移情工作使我们能够通过抓住患者与治疗师的关系的即时性来帮助患者绕开理智化的阻抗。这种与治疗师的现场互动有助于最终再处理原始焦虑和防御（Roys, 1999）。这种干预的即时性基于更直接的信息来源，能够产生更深远，通常是更有触动性的影响。

• 在移情性诠释中,治疗师展现出和患者当下体验同调的感受,这促进了人际关系亲密度的增加。一个正合时宜且精准的移情性诠释可能是治疗师最有力量的共情表达之一,因为它表明患者在多个不同层面被听到,不仅是就曾经发生过的事情而言,而且是关于现在发生的事情。治疗师将那些只是暗含在他们沟通中的东西反馈给患者,对于没有过这种体验的患者来说,移情性诠释可以是充满包容和变化的。

• **患者对亲密关系的防御出现在治疗关系中的时候,移情性诠释使治疗师能够对其进行处理,这也有助于巩固治疗联盟。**我们看到患者来这里治疗,但是这并不一定就意味着他们想来这里。移情性诠释通过反思治疗关系引发的焦虑,直接聚焦于为什么患者想要逃避这种关系。这种类型的移情帮助患者最大限度地去除这种阻抗。然而,在这方面要谨慎一点:恰恰是那些阻抗最大的患者需要移情性诠释,指望移情性诠释能解决治疗上的僵局。这样的关注可能会适得其反,因为病人会因阻抗被关注而感到困扰,可能会终止治疗。换句话说,如果患者不再感觉到被"理解"的话,过度的聚焦于移情可能会增加阻抗。正如格林森(1967)所注意到的,患者也许需要从洞察中"逃离"出来,我们的干预需要对他的这种感受保持敏感。移情性诠释应该进一步和/或更深入地探索患者的冲突。有时候,移情的现象已经显而易见了,却没有及时予以解释。 *246*

就如我一再提到的,移情性诠释只是我们可使用的几种诠释之一。如果不选择移情性诠释,要考虑是否有特殊原因。选择这种干预方法,有一个重要事项需要考虑,就像我们在第五章中看到的那样,诠释的好坏取决于它的时机。尽管弗洛伊德早期认为,只有在建立了积极的早期关系之后才能诠释的观点过于僵化,因为在初始治疗中对充满敌意的患者进行移情性诠释可以涵容患者,但在诠释之前,通常也要留意治疗关系当下的状态。诠释的时机要求我们从患者的角度看待事物。有时候移情性诠释会得到一个毫无帮助的"被弹回去"的结果。贸然地诠释患者投射了一些他想要否认的东西到我们身上,很容易会让患者感到我们不能忍受他的投射(Mitrani, 2001)。在这种情况下,我们要允许患者把他们的坏客体放在我们身上一段时间,以此来帮助他们。这对那些如果不摆脱掉他们自体中"坏"的部分就会感受到内在迫害的患者来说,尤为重要。通过承受患者"自体"分裂的部分,并且不因为我们需要被看作为一个"好"的治疗师而将其过早的返还给患者,我们可能会促使对坏的内在客体有帮助的移情的出现。有时候我们需要允许移情变得更激烈,即使这种感觉很不舒服,也要克制自己,不要一识别就马上对其进行诠释。

• **通过移情性诠释,治疗师建立了一种处理负性认知的方式。**许多移情性诠释强调患者的负性感知以及治疗师的感受。治疗师作出的诠释承认了这些感觉和幻想的话,就含蓄地向患者传达了一种可能:不必害怕被这些负面感受所摧毁,反思这种感觉是有可能的。通过让患者将治疗师看作潜在对他有帮助的人,而不是在移情中所代表的迫害者的形象,澄清患者对治疗师歪曲的体验可能有助于加固治疗联盟。

## 与移情工作的目的

247

在考虑如何作移情性诠释之前,应该思考最根本的问题,即其功能。如果我们认同这样的观点,与他人的互动是一个如何和他人相处的程序(见第二章),而且如果研究表明这些早期的程序大多无法进入意识中的记忆,那么我们在治疗中真正能工作的就是咨询室里咨访关系中患者的行为。通过我们和患者之间所发生的互动,能够追踪到一些认同的转变、自我和他人期待的改变以及可能启动特定防御策略的情感状态。使用移情帮助我们将当下关系模式中的意义带到意识中,使患者能够学着通过创建内在体验的二级表征来修正这种自动模式。

患者在治疗过程中的每一刻所处的移情位置由特定的客体关系决定。移情追踪自体—他人互动中这些变换的结构,这么做有多重的目的:

• **帮助患者识别且承认自体否认/分裂的部分**,这使患者有更加整合的自我体验。更整合的自我体验的特征是自我有更大的自主性和灵活性。

• **帮助患者觉察到他所认为的治疗师/他人与他们实际情况之间的差异**,这也包括帮助患者理解这种认知是如何被内在状态所影响,又是怎样产生特定的情感体验,并因此转变成行为的。对这些歪曲的影响进行洞察,帮助患者将旧的关系和新的关系分离开来,这也是发展出新关系模式的一个起点。

• **帮助患者修正"坏"的内在客体的力量**。这需要对患者坏的或者迫害性的内在客体以及相关的焦虑和防御进行探索,以帮助患者内化出与他人更为良性的互动体验。

• **总体目标是通过帮助患者理解内部现实和外部现实的辩证本质,建立一个内在和外在人物形象的联系。**

## 移情性诠释:一个应用实例

解构移情性诠释的目的是说明如何形成概念化,捕捉治疗互动中的即时性,这是指导干预行动的关键性的信息来源。此外，移情性诠释不是格式化的，这些指南（见表8.1）只是在我们想要作移情诠释时，有一个可能的框架以指明方向。在这个方面，鲁波斯基和克里茨-克里斯托菲（Crits-Cristoph）（1998）的"核心冲突关系主题方法"（core conflictual relationship theme approach，CCRT）非常有用。在这个方法里，患者所讲述的与他人关系的故事被概念化为反映一种愿望（例如，被照顾）、引起他人的回应（例如，拒绝），从而导致自体产生特定的反应（例如，抑郁性退缩）。该项研究表明，患者在与治疗师互动的过程中表现出的模式，与他所讲述的关于重要他人的故事中的CCRT模式如出一辙，从而支持了移情的概念。有效的治疗与对CCRT模式的精准解释有关（Crits-Cristoph 等，1998）。

**表8.1　构建移情性诠释时通常的考虑**

- 问问自己，诠释的目的是什么？这与治疗目的有什么关系？
- 问问自己，诠释的主题内容和患者的困难以及治疗目标的大体构架是否相符。在短程治疗中尤为重要的是，干预要与已被患者认同的核心议题/冲突相关。
- 要考虑你作出诠释的证据。就像任何其他类型的诠释一样，移情性诠释也仅仅是一个初步假设。
- 在和患者分享诠释之前，要考虑时机：患者是否已经准备好了听取这个假设？患者会有什么样的感觉？你觉得说话以及将患者投射给你的东西还回去有压力吗？如果有的话，在你自己彻底弄明白之前，先不要把你认为发生的事讲出来。
- 特别是对那些不太熟悉精神分析治疗的患者，从患者所说的或所做的（或者没有说没有做的）带给你的特殊感受开始，来构建你的诠释。
- 诠释要相对简单，不要有太多的子条目！也不要给出参考文献来说明你是怎么作诠释的，引经据典没必要。
- 提供诠释的时候，需要清晰地指明此时此刻的互动。特别是在短程治疗中，将更系统化的此时此刻的经验和患者生活中的平行关系联系起来是很有帮助的。
- 在适当的情况下，要承认刺激患者产生移情性认知和反应可能有一部分源于你所说的或所做的（或是没有说没有做的），这一点很重要。
- 当患者即刻的需要是去核实和处理实际的历史性事件（例如，与有过创伤的患者一起工作）时，过于强调移情性诠释可能会导致一个负性结果和治疗联盟的弱化。
- 如果移情程度太过强烈，患者无法忍受（例如，如果患者处于精神病性的状态不能理解移情的"似乎好像"的特征）时，那么当移情程度降低时，可以作出重构性诠释。与自体力量羸弱的患者进行一周一次的治疗时，重构性诠释会更有支持性，也会特别有用。

使用移情要求我们关注患者沟通的各个不同层面。当我们着手作出移情性诠释的时候，要提醒自己诠释的目的是为了将患者的情感和行为与在治疗关系中呈现出来的内化的客体关系联系起来。移情性诠释使患者在咨询的特定节点活现出来的关系原型变得清晰起来——无论它是正性的还是负性的，只能捕捉到病人在特定时刻与人连接的方式。换句话说，一个治疗时段内可能会出现多重移情，这取决于患者在治疗中发展出的心理状态以及对干预的回应。

当我们倾听患者叙事的时候，要留意以下内容：

• **谁对谁做了些什么？** 识别患者以为的他人对自己的意图以及自己对他人的意图（好意和/或恶意）。

• **谁对谁有什么感觉？** 识别出现在叙事中的主要情感。

• **倾听的时候我们的感觉是什么？** 识别我们的反移情（例如，这个故事有没有让我们感到被淹没、被诱惑，或者很兴奋）。

一旦形成关于行为或情感的框架性的模式，就可以接着考虑是否和此时此刻的情境有关。我们依靠专业能力来维持内在的督导过程（Casement，1985），并试着去识别我们可能会影响到患者体验的方式。因此，我们的目标是**识别那些激活特定移情反应的触发点**——触发点可能是内在的（例如，一个有意识或潜意识的幻想），也可能是外在的，也就是说，一个真实的事件。

移情性诠释汇集了以上的信息。通常是一步一步来的，因为很难一次性获得全部的信息。[8] 比如说，我们可能对反移情有一个清晰的感觉，但是对于在反移情中正在上演的客体关系却没有那么清楚。在临床实践中，我们构建出一个完整的诠释，最终要向患者描述"此刻发生了什么，并解释我们为什么认为发生了这样的事情"（Riesenberg-Malcom，1986：75）。

为了更好地说明这一点，想象一下假如我们在街上遇见某个患者，那时我们正在和一个朋友讲话。我们谨慎地向他点头致意，但是没有进一步的交流。一周后的咨询，患者迟到了，并在咨询开始的时表达对治疗矛盾的心理。他说运动能帮助他释放紧张情绪，认为如果可以努力地定期运动的话一切都会好起来，然后患者讲述了很长
一段，他对一位密友很失望，因为最近几周朋友都没有给他打电话，听到这个的时候，在我的脑海里，假设迟到和对治疗产生的矛盾心理可能与这周我们偶遇以及由此引发的感受和幻想有关。最后的诠释包括以下的内容（我用**加粗**字说明形成一个完整的诠释的想法和假设是怎样的）：

- 如何引出这个构想（例如："今天你迟到了，你告诉我你看不出来治疗的意义，然后你告诉我 X 没有时间理你。……**我认为你是想让我知道……**"）；

- **患者的自体表征**（例如："今天你迟到了，你告诉我你看不出来治疗的意义，然后你告诉我 X 没有时间理你。……**我认为你是想让我知道，你那天在街上遇见我，看见我在和其他人谈话，你觉得被排斥在外，就好像这也证实了在你我关系之外我还拥有另一种生活。当然，在某种层面上你是知道的，但是在另一层面上我没有停下来走过去向你打招呼，这让你感觉自己像是一个没有被注意到的小孩子。**"）；

- **客体表征**（例如："今天你迟到了，你告诉我你看不到来治疗的意义，然后你告诉我 X 没有时间理你。……我认为你是想让我知道，你那天在街上遇见我，看见我在和其他人谈话，你觉得被排斥在外，就好像这也证实了在你我关系之外我还有另一种生活。当然，在某种层面上你是知道的，但是在另一层面上我没有停下来走过去向你打招呼，这让你感觉自己像一个没有被注意到的小孩子，**就好像我在忽视你。**"）；

- **与自体以及客体表征相关的某种特定的情绪或焦虑**（例如："今天你迟到了，你告诉我你看不到来治疗的意义，然后你告诉我 X 没有时间理你。……我认为你是想让我知道，你那天在街上遇见我，看见我在和其他人谈话，你觉得被排斥在外，就好像证实在你我关系之外我还拥有另一种生活。当然，在某种层面上你知道，但是在另一层面上我没有停下来走过去向你打招呼，这让你感觉自己像一个没有被注意到的小孩子，就好像我在忽视你，**这让你对我非常生气**）；

- 上述的解释很有可能被进一步阐述，补充描述与内在客体相关的冲突及其焦虑和防御，还有为避免心灵痛苦而采取的行动（例如："**你感到被忽视，这种感觉是如此之痛苦以至于你对自己说，'我不需要治疗师，我可以通过更多的运动来帮助自己'**"）。

每个人都会发展出特有的治疗风格，这影响我们如何向患者提出我们的诠释。*251* "怎样"传达对患者移情的理解——特别是对之前没有接触过精神分析治疗的患者来说——这是值得考虑的。如果说移情性诠释基本上是描述活跃在患者心里的某种特定的客体关系，我发现对有些患者来说，以一种"内在对话"的方式提出这种动力是非常有帮助的。比如说，我们认为在治疗中的某个特定时刻患者感到被我们批判，以及他对此处理的方式是对我们的干预表现出蔑视，在这种情况下，可以分享我们的构想："**你觉得我是在批评你，我不再是那个与你站在一边的人，而是攻击你的人。你觉得能保护自己的唯一方式就是放下我，就像对我说，'我不再需要你。你提供给我的东西一文不值'。**"

马克(Mark)是一个快 30 岁的男人,他提到自己从青春期开始就很难建立长期的人际关系。他从来没有成功地维持过一段长期的亲密关系。他描述了他从小到大艰难的家庭生活:爸爸患有躁郁症,妈妈似乎是通过努力工作和外遇来处理这样不快乐的婚姻生活。马克是家里的独子,他回忆起童年要么是一个人孤单地玩耍,要么是家里其他成员照顾他,他们为不得不照顾他感到很恼火。他描述他早年被照顾的经历,就像是"击鼓传花"。渐渐地,我们开始理解他早年生活的不稳定,这是他强迫症的来源,是他处理生活的一种特征性行为。马克喜欢按部就班,任何形式的改变都会让他生气。具体到治疗中,就关系到物理环境。如果这个房间和他上次治疗离开时一模一样的话,他会很喜欢,如果他注意到发生了任何变化的话,无论是多么小的变化,他都会变得很焦虑和/或愤怒。

一次圣诞节休假后回到治疗中,他非常安静地躺在沙发上。这对他来说很不常见,我心里留意到这一点。时间一分一分地过去,沉默中我开始有些心神不宁。五分钟之后,马克开始说话:"你房间外面的墙上有一副新画,"他评论说。"是一副很有趣的画,我不确定我对它的想法,"他补充道。马克很快转回话题告诉我他的假期。所有的一切都很好,除了妈妈"一贯都这样",他有些尖刻地说,他向我描述了圣诞节吃午餐时经历的一幕极具戏剧化的场景。他指责她总是把自己的需要放在第一位,从来不考虑其他人的感受。他说:"那个蠢牛表演完后迅速离场,说她要去拜访年老的姨妈。"但是马克知道,他强调说,她只是沿着街道往下走,去见她生活中新出现的男人。他说爸爸经常在手扶椅上睡着,打鼾,而他被丢在饭桌旁,盯着一本印着他出生地的旧印刷品,那是妈妈送给他的圣诞节礼物。他最后告诉我,妈妈应该知道他不喜欢彩色印刷品,而不在乎他的愿望是她的典型特征。

为了完成一个诠释,我在脑子里渐渐形成一系列这样的过程:

- **第一步:确定主题**。马克给了我一个散漫的圣诞节午餐的生动画面。他讲到这样一个故事,他被困在餐桌前,盯着妈妈给他的礼物——马克告诉过妈妈,而妈妈应该知道他不喜欢这幅画——同时他知道妈妈已经离开,去会情人了。这里有两个主要议题:一个是他觉得母亲没有把他放在心上,她应该知道他的喜好;而且还有一个被竞争对手,即妈妈的情人取代的主题——这是在母亲心目中他不是最重要的人的另一个版本。

- **第二步：识别触发点**。内化的客体关系通过患者对外在事件特殊的感知而被触发。使用移情不仅要将马克的叙事当作他对圣诞节发生的事情的感受来处理，还要作为移情中特殊的内在客体关系来处理。这种客体关系激活的诱因是两件与治疗相关的事。马克不喜欢印刷品的事，以及他觉得妈妈应该知道他不喜欢，这使我想到了休假之后新购的画。我猜想休假以及物理环境的改变点燃了他对我的敌意。

- **第三步：注意反移情**。我意识到马克说话时大量的情绪反应。我觉得自己像是一个没把他放在心上的自私的母亲/治疗师。这种感觉有助于我将识别出来的上述两个触发点可能存在的意义联系起来。我推测，走廊里新挂的画是休假期间我满足自己的需要而把他一个人丢下的证据。那幅新画象征着我投入于我的兴趣爱好并且与生活中的其他人在一起。马克的叙述提示我开始认同他心里的那个妈妈——把他丢在晚饭的桌旁，去见情人。就好像我休假时把他丢下，把他排斥在外，去过我的私人生活一样。

- **第四步：识别患者的自体表征**。马克看起来在叙述中把自己定位成在妈妈的情感生活中被对手取代的、被忽视、被拒绝的小男孩。这个假设不仅仅是从所有上述的思考中获得，还有马克对爸爸睡觉、打鼾的描述。这个描述让我想到一个没用的男人的形象，在马克的心里，他并不是一个能让妻子感兴趣的、有力量的男人。根据这些，我推测，马克认同了一位阉割的父亲，他觉得他没有足够的吸引力来维持我休假期间对他的兴趣。

- **第五步：识别客体表征**。叙事的焦点在马克的母亲身上。她被描述为一个自私的，对他的需要和表现毫不敏感的一个人。这个向我提示，马克内化了一个自私的，把自己的需要放在比他重要的位置上的客体，而且，重要的是，她不知道他的想法。也就是说，就像马克告诉我的那样，他的妈妈应该知道他不喜欢彩色的印刷品。我听到这个，就好像在移情中他告诉我，作为治疗师我应该知道他不喜欢咨询室的物理环境有变化一样，还有他觉得假期中断对他来说很困难。我假设新画是在他之外我有私人生活的证据，更具体地来说，它象征着一个对手的存在——在他幻想里的我的伴侣。

- **第六步：识别占主导地位的情感**。马克表达了大量的情感。对于妈妈的愤怒和蔑视（例如，她是一头蠢牛），我推测这是一种防御，他体验到被抛弃感以及觉得自己的吸引力不足以维持妈妈兴趣。尽管这可能是对的，但是这些情感都不

*253*

是最直接的,因此只能到后期阶段再作解释,这取决于马克对聚焦于他的愤怒的第一个解释有怎样的反应。

• **第七步:形成诠释**。考虑到以上所有的内容,可能会是这样:"圣诞节在家里挺不容易的,我意识到对你来说今天过来治疗也挺不容易的。你可能想让我知道休假对你来说挺困难的,就好像我走廊里挂的新画成为了你痛苦的证据,在你的脑海里,我有了其他的兴趣,这些兴趣入侵了你在我心里的领地。我不在的时候,你觉得我好像迫不及待地要去见我更喜欢的人,把你一个人丢下。对于那个印刷品,我应该知道你的喜好。这些让你对我很生气。"

在作诠释的时候,我试图帮助马克识别在他和客体的关系中他自己的定位。我的诠释是否有用取决于马克能否"运用它"。也就是说,它能否促使他阐述我在诠释中识别出来的模式,以及有关的情感,是否能予以扩展,觉察到他以这种模式与其他人的互动。

## 处理反移情

254　　　我们可以借鉴的重要信息来源之一是我们的反移情。目前,大多数治疗师把他们对患者的反应和感受视为反移情,这样可以使我们理解患者至今还未言语化的感受,有时候是前语言期的感受。当患者将大量不想要的感觉投射给我们的时候,在我们的反移情中,要理解它是感受和体验患者可能有的感受的机会。

和移情一样,反移情主要的部分也是潜意识的。反移情是我们对患者的投射性认同的回应,桑德勒(1976)提出过"角色反应",来表示患者可能会和治疗师一起活现一个内在的场景,而治疗师被招募来扮演患者内在世界编好的特定的角色。这种潜意识的沟通是非常强大的,我们可能在那一刻重现潜意识地指派的角色。大部分活现在本质上对分析过程没有好坏之分:它们的价值在一定程度上取决于它们的用途。毋庸置疑的是,这永远不能用来证明治疗师以潜意识压力为名,以特殊的方式回应患者的不当行为是合理的。

我们如何识别出我们已经成为投射性认同的接受者? 不幸的是,没有一个程式化的东西。通常我们通过内在和外在督导,发现正在参与患者的潜意识脚本中的场景。大多数情况下,我们体验反移情时会脱离努力保持的中立的分析角色,在与患者的关系中扮演着一个特定的角色:

大多数当代分析师都会同意,有时候患者在分析关系中活现出的内部场景,会使分析师卷入其中,扮演患者内部世界脚本里的角色。然而,分析师自己的主观性,以及患者投射的内容与分析师的内在表征世界之间的匹配度,影响着这一角色的准确性。

(Gabbard,1995:481—482)

　　甘博得(Gabbard)提醒我们注意一个重要的事实,即我们自己的脆弱性或盲点会使我们对特定投射较敏感。督导是必不可少的,督导会使我们监督这些潜意识的牵拉。如果患者投射来的东西,与我们自己相应的、尚未完全消化的部分太过紧密的时候,反移情就会成为一种阻碍。最好提醒自己,我们的冲突和移情从来都没有被完全解决过。通过自己的个人分析,也许会更好地理解自己,但是在日常的私人生活中以及和患者的关系中,冲突总是可能会重新出现。我们对于嫉妒、恐惧、愤怒等原始感觉的应对能力一直要在工作中严密监控(Searles,1979)。莫尼-克尔(Money-Kyrle)详细阐述了"修通的过程",这是一个让咨询师弄清楚哪些属于谁的过程:

*255*

　　首先,治疗师有他的情感困扰(需要注意到),在他能够充分地脱离自己去理解咨访双方之前,他可能不得不在自己内心默默地处理情绪。然后理解病人在促成这一点上的作用,最后是它对病人的影响。

(1956:361)

　　当我们的分析功能出现中断时,西格尔(Segal)建议我们必须:

　　试图去理解这种中断的本质以及它传递出来的与患者互动的信息。当这些中断发生的时候,总是有内在压力促使我们认同反移情,重要的是我们要意识到反移情是最好的仆人,却是最糟糕的主人,用显而易见的或不易察觉的或隐藏的方式认同反移情并付诸行动的压力总是很强大的。

(1993:20)

　　由于认同反移情的压力,就如西格尔所说的,"总是很强大的",我们必需掌握的建设性地使用反移情的最重要的技巧就是学会保持耐心。从反移情中得到的诠释是渐进式检验假设的漫长过程中的最后一站。当我们认同反移情并对投射性认同付诸行动的时候,诠释的过程包括以下步骤(见表8.2的说明):

- 被投射的内容。

- 投射的防御性目的是什么,也就是说,什么样的感觉,或心理状态,或自体的部分是患者希望从自己身上摆脱的,以及为什么。

- 我们是否促进了活现,也就是说,我们是否被推进某种行动中去,而没有思考治疗关系中发生了什么。

假设我们认为患者的心理状态能够收回投射,那么可以把不同的线索整合进我们的诠释中,这包括两个阶段:

- 与患者一起探索投射性认同中的幻想成分,并将它当作与现实情境分离的结构。这可能要求大量的工作和时间,但是确实很重要,因为除非我们将投射具体化,否则诠释对患者会毫无意义。

- 一旦患者能够认识到他歪曲了现实的某个方面,投射性认同的防御性功能就可以被谈论了。

256

## 表 8.2 　处理反移情的指南

- 要习惯性地注意自己对患者的言语和非言语行为的情绪反应。
- 当你倾听患者时,不要忽视出现在你脑海里的看起来无关的联想(比如一首歌或者某本书的一个章节)。
- 你所体验到的这些感觉和你那时候在自己生活中遇到的问题有关系吗?
- 即使你认为这些感觉和你个人有关,你可能同时也在对患者的投射做出回应,你那时候可能对这个特定的投射特别的敏感。小心监控哪些是属于你的,以创建出足够的心理空间反思你的情绪反应,而你的情绪反应可能也在告诉你患者的感受。
- 避免出手干预,特别是觉得迫切要这么做的时候,想去作诠释通常意味着存在投射的力量;因为感到被侵犯,所以你想要还击。
- 努力与被唤起的感受待在一起。注意是什么让你想这么做,或者是什么让你对自己有这样的感觉(例如,无能、强大、有吸引力)。如果你感觉有压力促使你去说什么,那可能是投射性认同在运作的进一步的指征。
- 内在反思的过程会减轻心理压力,因为你获得了重要的情感距离并因此有了新的视角。当你的内在到达这个阶段的时候,可能已经准备好开始形成一个可能的假设,并且判断患者的接受程度。

安妮(Anne)是一个冰雪聪明的年轻女性。她在工作上相对比较成功,但是在个人关系里却不怎么幸福,与妈妈关系非常矛盾。她从妈妈那里寻求建议,然后却断然拒绝她提出的所有可能性。她有诸多理由,因为自己的低自尊以及无法建立持久关系而责备妈妈。她觉得妈妈总是很焦虑地回应她提出的所有问题。

我们一起工作的过程中,她在治疗中提出了一个怎样才能遇到男人的问题。她说她想要一段关系,但是由于高负荷的工作安排,没时间遇见什么人。她大部分时间都和女性一起工作,以致于遇见男人的机会非常有限,这也是无奈的事实。

在正在进行的治疗中,我心想,像安妮这样聪明机智的女性一定知道现在有很多的相亲机构,这是遇见男人的可能的方式。然而,我并没有暗自反思为什么我会有这些想法,而是发现自己有些偏离通常的诠释性的位置,问她为什么没有去考虑那些相亲机构。

当我这么说的时候,我感觉我好像已经化身为她的妈妈,并试图用一个男人来拯救她了。当然,在那个时候,已经太晚了。安妮抓住这点,批评我提的这个提议。她对我说,相亲机构都不可信,她认为只有那些不正常的人才会加入。她说她感觉我想不惜一切代价地帮她找到一个伴侣,然后在我们的关系里我就完成使命了。

安妮对我的建议的回应非常有趣。当然,在一定程度上她指责我提出建议是对的:作为治疗师提出如何遇见一个男人的建议不是我这个角色应该做的。在那个时候,更准确地说,安妮觉得我是一个"功能不良的治疗师",因为我直接付诸行动了,而不是反思我想要提建议的愿望。提建议,特别是提关于如何遇见男人的建议时,我转而扮演了她妈妈,安妮在一段关系失败时,经常去求助妈妈。这样一来,看起来构建了类似于安妮经常描述的和妈妈一起的场景:她带着问题来到治疗中,我给她提供建议,然后她适时地回绝了。在她的感觉里,我迫切地想要解决问题,好像我不能承受和问题待在一起似的,这也印证了安妮对妈妈的描述,妈妈总是很焦虑地回应她的问题。我心里毫无疑问地知道我做错了,但是安妮的回应本身是值得探索的,即使这是因我重现了一个熟悉的角色而被激发出来的。

我向安妮描述了这样的模式,承认我确实给了她建议。当我们一起探索这点的时候,我们开始明白安妮投入了大量的情感去证明她的妈妈/我错了。这也是因为如果我们的建议是对的或是有帮助的,她就再也不能就她的窘况去责备她的妈妈/我。换句话说,接受妈妈的帮助似乎等同于让妈妈脱身。随着情况越来越好,安妮意识到她不能再用她的问题作为提醒妈妈缺点的方式了。因此,我的活现帮助我们进一步理解阻抗,她的阻抗曾干扰治疗工作,妨碍她好转。这个活现在某种意义上是一个错误,但是我们却能够建设性地使用它来推进治疗工作。

## 使用移情和移情性诠释

移情性诠释,还有谨慎地使用反移情,是精神分析工作明显的特点之一。在我的个人分析中,我发现分析师的这种干预让我思考我在心里设定的关系类型,以及它是怎样深深地影响着我在与他人的关系中的体验。移情的情绪即时性使这种诠释即充满挑战又非常的撼动人。

然而,我做督导的时候,总有这样的感觉,通常我的同事们似乎内化了这样的观点:"恰当的"精神分析工作被定义为侧重于移情性诠释,特别是对此时此地的移情性诠释,有时候甚至不管患者的反应如何,只是一味地追求这种干预。"作诠释"在临床医生的脑海中变得势在必行,而患者对于过程的回应则几乎成为顺带考虑的事(Lemma,2013)。

例如,一个很聪明的同事以道歉的方式开始了一个督导时段:"我害怕我对患者所说的话真的没什么用。我知道我应该利用这个移情,但是我没有,只是不停地问患者问题。我知道这样不对。"甚至在我开始质疑这个"错误"的假设之前,她继续说:"我想过是什么让我这么做。我认为患者发现很难思考问题,我被陷进去了,最后问了一些愚蠢的问题。"

当我听到这样的陈述的时候,我很好奇,在治疗师和患者之间究竟发生了什么(例如,出现了怎样的活现)**和/或**在她的脑海里作为客体的分析师和患者之间正在发生着什么,也就是说,她对"对移情进行工作"这一概念的移情。在治疗师明显偏离了"合适"的分析技术时,经常会出现明显的焦虑和内疚,这不可避免地干扰到批判性思考的能力,不能创造性地思考精神分析过程的目的以及怎样才能有效地支持目标的达成。

回到前面的督导小节中:正如被督导者和我一起对她的干预进行反思的那样,她对于没有"做正确的事情"的焦虑干扰了她倾听患者的能力,这点变得清晰起来。在患者报告同她交流困难的情境下,她承认了自己的错误——这是简单却恰到好处的、有助于澄清的方式,促使患者对这个事件进行深入的探索。事实上它帮助患者停下来,去关注当他谈及此事时"此时此刻"的情感体验。这不是移情性诠释,但有助于这个过程,不管怎样,这个诠释使患者对他的体验做出了重要的阐述,很富有情感,促进了治疗工作。我不是暗示提问题总是比起解释移情更有帮助,但在这样的情况下可能是这样的,也确实是这样的。

当我的同事为她的干预道歉的时候,她激发了我许多想法,尤其是用词的选择,对于她预计我会如何看她的干预,我想到一个词"pedestrian"(行人),在拉丁语里**"pedester"**[9]的意思是"乏味"或"朴素",作为一个行人,标志着"实际,平淡无奇"。在拉丁语里这个词与**"equester"**正相反,"equester"的意思是"在马背上"——一个引人注目的存在:甚至人们必须仰头才能看到骑手。此外,骑手可以得益于"俯瞰"的视角(从上面往下看的视野),这是从行人走过或居住的繁忙的街道上无法欣赏到的。

对我而言,行人的视野和骑手的视野的比照是分析工作最重要的特征。治疗师需要在这两者之间找到正确的平衡,一方面沉浸在分析的场域里——在那里患者和治疗师共同工作,是"在街上"——另一方面,同时要保持"俯瞰"的视野,以便我们和患者一起思考在街上发生了什么,当然,也不要剥夺患者按他的步子看展现在他面前的风景,或在他心里被丑化的风景。俯瞰的视野是不可或缺的,这要求我们时刻监督自己不会站在"高高在上"的、优越的位置上与病人分享从俯瞰的角度得到的观点。

259

我想象着在寻找自我的道路上我不是孤独的,有时候长时间与病人静静地走在街上,或迷路,或者误读路标。最好的时候,是做了精辟的干预,就像是在旅途中做了标记。比如说这些干预措施可能有助于邀请患者关注我们正在经历或有时候深陷其中的心理景观的某一特定特征,或者它们是陪伴患者自身过程的情感呈现。这些干预共有的特点是在某种意义上"不显眼",也就是说,它们不会向患者提供治疗师对心理景观所揭示的内容的更为饱和——或更引人注目的处理(俯瞰的视角),而这更像是一种"这就是我认为在你头脑中正在发生的事情"的诠释类型。

然而,因为我们担心同事们会怎么想,所以不愿分享我们更为平庸的评论(Bolognini, 2005),我在这里想说的是,澄清病人的陈述和描述病人的精神状态,解决前意识体验(也就是说不处理潜意识的幻想)。重要的是,这些干预的信息来源通常是治疗师对移情—反移情动力或多或少的内隐的理解,有时可能只是一种直觉。

我现在想分享一些临床资料来说明精神分析治疗师从事的这种内在工作,我对移情的理解为这种内在工作提供了信息,但这并不仅仅以一种诠释的形式的呈现:[10]

F 先生——一个年近 40 岁的成功的商人——因为生病的缘故取消了周一和

周二的咨询。在他的关系戏码中,这种取消是司空见惯的:他一点点地接近他的客体,结果却会放弃。他精心设计了一段属于自己的异地恋,F 先生来寻求治疗是因为他总是会想到死亡,而且经常会出现可怕的噩梦,这让他对睡觉产生了恐惧。

他来寻求帮助的最直接的触发因素是他母亲的死亡,七岁时父亲去世,母亲独自一人将他抚养成人。他们之间的关系非常紧密,他一直非常依赖母亲,但是在这段关系里,他也体验到了被侵入、苛刻和窒息感。母亲的去世对他影响很大——他突然感到孤单和失落,也重温了早期父亲的丧失。

F 先生一直努力建立亲密关系,他害怕重复和母亲的那种诱惑且幽闭的体验。尽管有着深刻的焦虑,F 先生仍然渴望有一段感情——对于那位安静地出现在他身边的父亲的记忆渲染了这种渴望。丧父对他来说是一个灾难,把 F 先生留给母亲,母亲不惜一切代价地需要他以减轻自己的焦虑。在我们一起工作的 18 个月来,他试图和一个女人建立一段更稳定的关系,考虑和她一起生活,尽管这样的预期让他再一次地陷入危机。

这次咨询是本周的第三次,F 先生开始谈到他要做许多决定,感觉要被"冗长的清单"淹没了。他在考虑买间更大的房产,以便和伴侣一起搬过去住,但是这就提出了组建家庭的问题,可他根本不想考虑这个。他指责伴侣给他施加压力,逼他直面自己的拖延。他想要的,只是"内心的宁静"而已,他用力且愤怒地说。他说他的伴侣在母亲在场的时候提醒他那些事,还有自己是如何把他"拴在裤腰带"上的——这个表达他曾经用来描述他的母亲,他感觉母亲时时联系他,告诉他要做什么并且干涉他的私人事务。

我听到这个的时候,我感觉他在警告我,我不应该让他去思考外在的情况或者他旷掉的咨询,我应该简单地倾听,不应该在他已经"冗长的清单"上再添乱了。这是并不陌生的指令:F 先生被客体控制得很厉害,这是移情中的主要体验。

F 先生说,在他的一生中都觉得没有什么空间,然后他提及一件他很喜欢做的事情,在过去的几天里唯一让他觉得高兴的事情(就是他缺席的那几天,对缺席他也没有作意识层面的解释)——他在家里建了一个"工作站"。几个月的犹豫不决之后,他终于腾出时间创建了自己的办公空间。现在他完成了,又要把工作站抛下,去跟伴侣建立新家庭,对此他忿忿不平。然后他细数了他如何采购工作站的所有材料,自己如何设计建成它。他讲述的时候将这一过程描述为"从无到有",他非常满意这个结果。在他"百忙之中"的时候,他最亲密的朋友打过电话给他,对于这种干扰他表示非常的愤怒,事实上,朋友做了一个"小小的观察",现在他意识到这与他心中的设计"有些关联"。他的朋友说话很"内敛",他很喜欢这点。有时候他希望自己也可以像他那样,但是很担心如果自己不缠着别人,就像他通常做的那样,就会有被"替代"的危险。

我听他这么说的时候,注意到他的话里有移情性暗示。我很强烈地感觉到,他需要给我留下深刻印象的是,他创建了一个安全领地,用来替代治疗(以及和他的伴侣共同生活的前景),这是他可以撤回去的地方——一个"站点",在我脑海里出现一个比我们治疗工作的空间更高级也更坚固的地方。显而易见,他自己已经建好了,只有他可以进入,这样他能够控制客体/我,尤其是通过取消治疗时段来达到控制的目的。

我也注意到,对于取消咨询的原因 F 先生似乎在撒谎,因为显然他身体很好,足以建立他的工作站。撒谎是他在许多关系中的特点,是用来"滴定"亲密度的方式。我也意识到另外一种交流:F 先生进入了一种"没有"的心理状态,感受到一种失落的体验("缺少主心骨",就像他在其他场合说的那样),他在创建工作室时细致入微("白手起家"),这些体验占据了他。我觉得我要小心地处理,在接受构建的同时,不能忽视建造师的困境。换句话说,我认为我需要干预,但是我不认为此时此刻的移情性诠释会有用。相反,在这个节骨眼上,我认为可以预见到的是移情性诠释只会产生这样的动力:我把与我一起工作的要求强加给他,他只会推开我,坚持认为不需要我的帮助,可以靠自己来更好地做分析工作。

考虑到他前两次不来咨询,从某种意义上来说缺席是有意义的,这是对的,他和我现在在治疗中连接的方式,在他心里是另一个如何将我"拴在裤腰带"上的例子。但是我怀疑所有这些是否能帮到他:好像我要他关注我那"冗长的清单"似的。

同时,不干预也感觉不合适。这对治疗师来说是一个两难困境:沉默可能会有帮助,且经常是有必要的,但是这也可能会使那些需要陪伴而不是引导的患者感到被抛弃。这里,我受到 F 先生的朋友的启发,他的朋友实际上"做了小小的观察",现在他意识到这和他工作站的设计"有关"。我认为这是一种他能够从客体那里获得一点东西的迹象,尽管他需要控制感和优越感(毕竟,他说朋友的观察是"小小的",对于他伟大的设计也只称之为"有关"而已,不会给朋友太多赞许,但是至少承认他）。我感觉我需要找到我之前提到的那种沟通方式，和他一起走在大街上，这样的话我就可以做一点小小的贡献，而不是带着我的解释，骑马踏入。

对他的移情我先做了内在处理后，我做了一个简单的描述性的观察，旨在描述 F 先生建造工作站时的心理状态（例如，他在没有任何人的帮助之下自力更生，建造了一个安全的避难所），我觉得他此时此地也是这种心理状态："你为自己精心打造了这个工作站，靠自己从头做起，在这个空间里，你会觉得更美好、更安全。"我的目的只是简单地与 F 先生"白手起家"的体验做连接，承认它在心理经济学上的功能。

F 先生愤怒地回应说，**当然**，他是从头开始建的，因为他更喜欢自力更生，有钱也买不到"质量"。我立刻感受到了他突如其来的轻蔑，我小心挑选的词语似乎入侵了他的安全领地，迫使他承认我的存在，这使他不得不立刻反击。

然而，在随之而来的漫长的沉默中，我感觉到 F 先生或许已经开始和我一起工作了。当他再说话的时候，他告诉我几天前他做了一个噩梦，在梦里他最喜欢的奶妈（他还是小孩子的时候奶妈照顾了他许多年）给他唱"简单而舒缓的摇篮曲"，梦里他非常想睡觉，但是内心有些东西——就"好像一颗剧痛的牙齿在愤怒中颤动着"——让他无法入眠。他的思绪在梦里是不合逻辑（不连贯）的，他很害怕自己会疯掉。他在大汗淋漓中醒来，去抓他的伴侣，却意识到她不在那里。然后他说有时候很担心他的拖延会使这位伴侣离开他。她是一个好女人，但是有时候他心里很难把她和他母亲区别开来，然后会油然生出一种被困住的感觉。他意识到有时候他很渴望她的存在，感到需要她，但是如果她在那里的时候，又想让她离开，想要挣脱她的怀抱。这种模式始终折磨着他，让他找不到出路。

我什么都没有说，虽然有很多事情可以说，但是我不认为这里需要进行什么干预。因为 F 先生看起来正在通过对噩梦的陈述和加工来表达他对我的攻击，我想他在尚未意识化的层面上，理解到我试着用简单而舒缓的方式接近他，就好像梦里的奶妈一样；理解到他是怎样用他愤怒的牙齿咬我的。攻击了我，就留下了他自己。重要的是，这种咬——也困扰着他：他知道这是一种疯狂的方式，会使他失去他人的安慰（就像从噩梦中醒来的时候，他伸手去抓他的伴侣，但是她不在那里，这也是他缺席咨询的体验：他知道他需要分析，却剥夺了自己需要的东西）。

有一个风险就是，在这个阶段没有干预，他可能从我这里体验到那种他伸出手来却没有人在的感觉。在那个时刻，房间里生动的情感体验无形中指引着我，使我相信 F 先生在我没有主动干预的情况下，也能够继续：他既想伸出手来，又警告我，他可能会离开。

F 先生稍停了片刻，然后他说他女朋友前天有点不高兴，因为他们说好一起准备晚饭，结果他一个人就开始做饭了，说是为了给她一个惊喜。他注意到这确实让她很不高兴，他也很困惑。"我省去了她做饭的麻烦，我不能理解为什么她会不高兴！然后她怒气冲冲地走了出去，我弄完了，自己一个人吃了饭。"他最后补充了一句说，她错过了"美妙的晚餐"。他的语调带着惯有的蔑视，但是他用的是过去式（"我之前理解不了为什么"，而不是"我不能理解为什么"），这引起了我的好奇，就好像这意味着一种可能性，尽管很微弱，也许他现在没有完全被自己对事件的构建所迷惑。在那个节点，我根据我在移情中的感受问了他一个问题，他需要让分析成为他自己的创作，而不受我的任何干预。在具体的和象征性意义的指引下，我问道："你在为谁做饭？"

片刻的沉默之后，F 先生饶有兴致地回答说，我的问题让他想起了一个本地超市里的一个"一个人的便当"的广告，他从来不买，因为他认为那种食物里全是防腐剂。现在他也只从本地健康的食物商店购买有机食物，但是这也意味着他想要的时候不能靠它们得到他需要的。他认为最好还是坚持这个新的习惯。

又一阵漫长的沉默之后，他说（现在是以一种更加反思的语气），他看得出他已经把女友排除出去，违背了一起做晚饭的约定，女友可能已经看出他没办法和她一起生活，这也是为什么她会感到难过失落。他补充道："在某种程度上她是对的——就像我的**工作台**（我特别注意到）一样，是为我而建的，我自己做的，别人不能干涉……我在这里也经常这样做。……如果你告诉我一些事情，我经常会有一种叫停的冲动，而我的声音……我脑子里的声音，听起来很可怕……听起来好像……好吧，我想不出来还能怎么表达，它就像是一种喉咙里发出的声音，近乎残酷，就好像关乎生死似的。"

而后，他生动地讲述他几周前看了一个野生动物记录片，它以"慢镜头"的方式展示一只鳄鱼是如何"袭击"一头在河边喝水的犀牛的，好像他自己被咬到似的。F 先生说他觉得很奇怪的是，这个场景居然对他产生这么大的影响，因为这是一个很平静、美丽的"日常场景"——水牛"也只是在为了生存在觅食"——这却令它遭到了残忍的攻击。

F 先生开始潸然泪下。F 先生在咨询中一路走来的历程以及他所领悟到的让我突然觉得很感动。在我看来，有两个细节对我的触动挺大，在没有我积极干预的情况下，他的心理状态是怎样从一个比较抑郁的功能水平逐步发展进步的。第一，他的"工作站"，在治疗开始的时候他感觉更安全，也觉得它更优于他做分析的这个环境，现在被更温和的称为"工作台"。第二，F 先生提到深深打动他的那一幕野生动物的场景，这个场景是以"慢动作"呈现出来的——我注意到的一个细节是，他现在居然可以以"慢动作"（例如，全神贯注地）的形式回应和观看自己被攻击的场景：在某种程度上他意识到他搞砸了日常的交流，和我在分析中，尤其是和他的女友在一起的时候，他总是觉得她会因为这个离开她。

此时，我认为时机成熟，可以作移情性诠释了，因为 F 先生以自己的方式充分阐述了自己的体验，在我并没有太多干预的情况下：所有的片段都在那里，可以以俯瞰的视角来分享那些他为之挣扎的事情。但我还是问了一下自己：为什么治疗进展到这一步，我会作诠释？为什么不可以让他知道我一直在跟随他，让他继续为脑海里形成的那些东西找出意义？因此我只是说："你既是鳄鱼又是水牛。"

F 先生回答说，他不是太清楚我的意思——为什么他两个都是？ 他能够看到他是怎么对他人扮演鳄鱼的，"喂我的时候我会咬他的手"，他说道："我对人可能会有攻击性，特别是当我觉得受到威胁的时候……就像不接受你的帮助，不让你走进我心里一样。"F 先生就这样沉思了几分钟，然后说："但是我不能理解我怎么能成为水牛……我很好奇……所有我能看到的是他的脸紧贴着水面，安静地喝着水……我从来都不会那么安静。"

现在我认为 F 先生正在很积极地邀请我"一起做饭"：他需要我的帮助。我将这个看作线索，可以用更强烈一点的方式干预："你有一个明确的观点，在我们的脑海里顺着河流看那个毫无防备的水牛，它正在做着最普通不过的事情——当它被袭击的时候他正为了生存喝着水。我认为你意识到你是怎样袭击那些你需要的人的，因为你害怕他们会掌管你，因此你过来见分析师，带着你准备好的'一个人的便当'，自从我们上周见面之后你就用这个填饱肚子。"

F 先生先沉默了一会，然后继续说他意识到我们没有讨论错过的治疗，我没有如他所"预期"的那样提出这个议题，这让他觉得很惊讶。错过咨询让他觉得内疚，因为事实上他没有不舒服：他只是不想来，因为他全神贯注于建立他的工作站,他不想丢下这个。他现在能够看到他退回到他的 DIY 中,逃避思考女友提出的共享空间的事情。然后他以一种几近悲伤的语调说:"我想我不太擅长和人一起做饭。"

F 先生现在的心情显得很悲伤,也很孤寂,我认为他需要我非常积极的参与来保持这种体验,因此我把它当作一个干预的线索:"令人悲伤的是,你知道'一个人的便当'对你不好,简单的事情也有价值,但你不能靠自己为自己提供这些——你不得不依赖他人。所以你也是啃咬自己的受害者,你也是一头水牛,你的一部分心智警告你有危险,不让你对情感生存所必需的东西有渴望,不要从'日常'的场景中得到安慰,那'日常'的场景就好像是和我一起在这里工作或者是和女友一起做饭。"

我不会再深入讨论这次的治疗,现在我想利用这个片段来说明如何在没有作移情性诠释的情况下,只是通过四个其他的利用移情构想的干预,来达成这样重要又令人感动的洞察。

我将第一种干预类型称为"被动中的主动",另外三种干预从某种角度上看是非常"主动的",尽管它们都有相对的不足,然而它们都"扰动"了患者自己的进程,因为它们明确地将治疗师的注意放在患者所关注的事情上。"被动中的主动"干预——这是我特别想提醒大家注意的一个干预——是在治疗师脑子里形成的内在建构(即分析性"工作"),提醒我们不要作过多的移情性诠释。随后是更积极的干预措施,其形式是基于对移情信息的观察(**"你小心翼翼地为自己建造了一个工作站,靠自己从头做起,在这个空间里你觉得更舒适、更安全"**,然后**"你既是鳄鱼也是水牛"**),以及以移情中得到的信息为基础的问题(**"你在为谁做饭啊?"**)。所有这些干预措施都是为了将患者的注意力引向客体关系,在他的心里主要是伴侣关系以及在移情中与治疗师的关系。就这样,当患者从情感层面意识到他在生活中"为一个人做饭"时,就为他找到自己的解释铺平了道路,在治疗中也是这样,因为他害怕以鳄鱼攻击水牛的方式攻击客体和他自身。

治疗师的技能在于能够消化大量的信息和感觉(例如,破译自己的躯体反移情),并在其中找到意义。这个过程通常要求我们和患者一起前行,有时候甚至要走在他**身后**,为了确保我们不会因了解他还不知道(和/或者害怕知道)的事情而超过他,况且我们也可能还不足够了解。我们必须注意不要在移情中通过解释来诱惑、控制患者,或

*265*

是获取竞争的快感。无论什么时候，都必须要对利用移情获取信息和积极地对其解释加以区分，并且承认后者可能会剥夺患者自己解释的机会。**不解释**(Bonaminio，1993，2008；Gabbard，1989)或者以一种我之前描述过的以"行人"的方式去干预，是一种有助于分析进程但却被低估了的分析技术。

### 移情性诠释有用吗?

当移情性诠释之类的干预在治疗中产生如此强劲的效果时，我们可能很难对其产生什么非议。在分析的圈子里，移情性诠释确实有些"神圣化"，以致于让人觉得像异端邪说，甚至会提出这样的问题："它比其他的干预方式更有意义吗?"毫无疑问，阅读本章可以看出，我相信移情性诠释是非常强大的，通常也是很有用的干预措施。然而，重要的是我们要在临床实践中觉得"有用"的东西和从研究中学到的东西之间找到平衡。

珀·霍格兰(Per Høglend)及其同事(2008，2010)在一系列有趣的实证研究中，对一个已经被广为接受的观点进行了试验：随着时间的流逝，移情性诠释会带来更好的洞察(Kuutmann & Hilsenroth，2011)。他们在采用心理动力学治疗的患者中随机抽选了两组：聚焦移情的和不聚焦移情的，并对其进行比对。他们发现那些以"低质量客体关系"为终身模式以及病理性人格障碍的患者从以移情性技术为主的治疗中获益更多。[11] 关于这个讨论，更有趣的是，对于那些客体关系质量分值较高的患者而言，关注于移情并没有得到预期的结果。霍格兰等人对这个发现做了一个有趣的观察：

> 人们也许会推测，更健康的患者的移情性线索更微妙，迫使治疗师做移情性诠释的基础更多的是推理而不是具体证据。

(2010：445)

这项研究在许多层面上都很有趣，不仅仅是因为它为移情性治疗提供了实证研究的证据，而且还因为它也提醒了我们这样一个事实：移情越"明显"(Glover，1955)(通常病得更严重的病人移情更明显，因为他们对拒绝或者依赖都很焦虑)，那么移情性诠释越是能通过治疗室里的现场证据来测试。因此，我想补充一点，推理的部分少一些可能更有必要。当患者没有那么严重的时候，存在这样的风险：治疗师有可能过度延伸推测，也许是因为他觉得他应该做，而不是因为患者能从中受益。

另一项最近的研究发现,对于那些存在更严重的人际关系问题的患者,较早期治疗的重点是患者与治疗师的关系,在该研究中被称为"治疗的即时性"。对人格障碍,特别是边缘性人格障碍的移情性治疗以及门诊治疗所做的研究也发现,与辩证行为治疗以及动力学支持性心理治疗相关的是,移情焦点疗法同样是很有意义的。然而,对于非症状结果变量,诸如元认知以及社会认知能力(依恋模型和反思功能),移情焦点疗法更胜一筹(Clarkin 等,2007;Levy 等,2006)。

霍格兰及其同事(2014)随机抽取了 100 名患者进行为期一年的动力性心理治疗:低至中水平的移情治疗和同时长非移情治疗。相同的治疗师在大量的培训之后来执行这两个治疗。结果显示:移情治疗并没有什么整体上的影响,但是对于具有低质量客体关系的患者来说,在移情治疗中的受益会明显多于非移情治疗(Høglend 等,2006)。疗效持续至三年的随访,有成熟关系以及较好的心理资源的患者从这两种治疗中的获益是相当的。此外,对于移情治疗,女性患者的反应明显优于男性(Ulberg 等,2009,2012)。

霍格兰及其同事也探索了在治疗联盟和患者的客体关系质量的背景下,移情治疗的长期影响。治疗联盟是独立于移情治疗的结果预测的积极因子。对于那些治疗联盟不怎么牢固,客体关系质量又差的患者来说,移情工作对心理动力功能的具体影响是更积极的。相反,对于那些拥有成熟的客体关系以及坚固的治疗联盟的患者,移情治疗产生负性效果。这一发现与主流的临床理论相冲突,临床理论认为只有那些治疗联盟牢固的患者才能从移情治疗中获益。如何理解? 更严重的患者在建立信任的治疗关系上是有问题的。对移情问题和联盟破裂进行深入的探讨,可以消除消极的人际期望,强化治疗联盟,有利于自我理解以及最终的治疗结果。对于高功能的患者来说,当治疗进展顺利的时候,关注治疗关系会觉得尴尬,或者像是治疗师这一方在自说自话。

有趣的是,这项研究也发现治疗师的父母性反移情与患者的人格障碍病理之间的互动,可以预测移情治疗的长期结果(Dahl 等,2014)。当治疗师的父母性的感觉更强烈的时候,对于人格障碍病理程度较高的患者来说,移情性治疗的结果是非常积极的;但是对于人格障碍病理程度较低的患者来说,影响是消极的。有人推测,更偏向父母性的角色对于病理程度低的患者来说,是侵入性的、婴儿化的或是不必要的,而对人格障碍病理程度更严重的患者来说,治疗师的父母性角色提供了支持、滋养和移情验证的源泉,这些都是患者在其他关系中感到缺失的体验。

移情也被引入到非动力性治疗中。卡斯顿圭（Castonguay）及其同事（2006；Newman 等，2004，2008）开发了聚焦于联盟破裂的整合性认知治疗。在一个试点研究中，他们发现与先前的认知治疗相比，这个模式的结果要好一些。在一项对于小型整合性治疗和认知治疗的随机临床实验中发现，整合性治疗对抑郁和总体症状方面有着更大的改善。研究显示，移情性诠释是一种活性成分，移情治疗与人际关系的改变，以及心理动力性的改变之间有显著的相关性。实验研究中组间效应平均值为 0.8（大），268 支持了以移情为基础的治疗。

## 结论

在我看来，精神分析工作的独特性在于治疗师**系统地使用**移情，其中包括分析性立场，立足于治疗师对移情的体验，以便理解患者的心理状态以及如何干预会最有效。从这个意义上来说，我们应该一直"使用"移情，对不同的方法感到好奇，我们可以参与并支持患者对自己的想法的好奇，尤其是（但不仅是）通过对移情的言语化的诠释。

## 延伸阅读

Olsner，R.（2013）*Transference Today*. London：Routledge.

Roth，P.（2001）Mapping the landscape：levels of transference interpretation. *International Journal of Psycho-Analysis*，82：533 - 543.

### 注释

1. 弗洛伊德相信所有的人类关系的底色都是婴儿化移情。综述日常生活中移情的实验室证据超出本章的目的。有足够的证据证明，重要他人的心理表征会因为遇见一个新人被触发，这就让我们可以推断事实上事先不了解的那个人的情况。这种触发的过程是潜意识的（见 Glassman & Andersen，1999）。

2. 总的来说，经典弗洛伊德派和自我心理学家倾向于这个观点。

3. 移情性神经症是在移情中退行到婴儿神经症，从而抵达神经症症状的起源。

4. 比昂认为记忆具有误导性，因为它受到潜意识过程的歪曲，而（治好病人的）欲望会妨碍观察和理解患者的能力。

5. 潜意识的动作、情感、记忆和幻想的过程之间的极其复杂的关系不在本章的讨论范围之内。

6. 屏蔽记忆不同于幻想，它包含了一些客观感知的材料(Britton，1998)。

7. 这和他最初的"事后性"的概念有关，指过去发生的事件，从现在起具有追溯意义(Good，1998)。

8. 重要的是要注意到这一点，因为我在整本书中给出的例子可能会给人误导：我们要等到形成完整的解释之后再进行诠释，而且几秒钟内就得出了这样的诠释。事实远非如此，参与了解他人潜意识的过程事实上是煞费苦心且相当缓慢。

9. Douglas Harper，在线词源词典(2010)。

10. 这个案例研究也出现在拉玛(2013)的文献中，经过 Routledge 的许可被转载到这里。

11. 有趣的是，相关研究发现女性患者对移情焦点疗法的反应要比男性患者好。

# 第九章　治疗结束

是时候抵达本书的最后一站了,在治疗中探索结束。这一章甚至比其他任何一章都更具个人倾向性。如何结束,也就是说,接近尾声时应该对治疗关系做哪些调整,也许这更多反映了个人的治疗风格,而不是任何特定的理论偏好。这意味着我们必须要更加注意:在结束阶段应该怎样继续治疗我们的患者。

结束咨询大大减轻了我们对治疗目的所做的假设,因此也降低了我们评估结束是否恰当的标准。在这一章,我们会将注意力放在从患者和治疗师的视角来看治疗结束的本质以及如何结束,还有如何管理治疗后的接触。

## 结束:患者的视角

克莱茵将结束治疗的过程比喻为一个断奶的过程,其他人将其比喻为成长的情感需求及痛苦。这些描述的核心是这样一种假设:结束会再次刺激明显的分离体验,诸如丧亲、变化(例如,离开家)或者其他重要关系的结束。这些体验的调整方式至少部分决定了患者对治疗结束的处理方式。

"精神分析的目标,"拉普朗什(Laplanche)写道,"就是结束治疗开始新的生活"(1998:23)。这就是说结束承载着希望和恐惧。然而,悖论的是,这是治疗师和患者唯一可以把握的确定性。结束是心理治疗过程中很关键的部分。治疗是有时限性的,就如奥格尔(Orgel)所说的,"每一个分析都是多路径朝向结束的旅行"(2000:723)。即使是长程的、开放式的治疗方式,也是在知道有一天治疗关系会结束的条件下展开的。分析框架中这一不可避免的特点对于展开治疗是至关重要的。当然,长程治疗会造成一种永恒的错觉,但是治疗师和患者依然会在严格的时间范围内治疗,尽管双方通常会尽力避开这个事实:

这是一种盘旋在所有分析性心理治疗上空的永恒的诱惑，它使治疗的结束变得如此的困难。永恒的感觉带走了我们对时间有限的恐惧、对结束的恐惧，最终是对死亡的恐惧。

(Molnos，1995：1)

时间是一个终极现实，因为它驱使我们永不停息地走向死亡。当然在日常生活中我们都不会把这样的事实放在意识的中心。我们都找到了管理这种现实的不同的方式。只有在面对丧失和结束的时候，这种原始焦虑才会被唤醒，并如洪水一般涌入我们的意识中。因为治疗结束通常是一件清楚明白的事情，它会引发一种感觉：几周或者几个月之后有些东西就不复存在了。因此，对于一些患者来说，治疗的结束会被体验为一种与永恒体验的正面撞击。

鉴于患者独特的发展历史以及他们与时间的关系，结束唤起的特定的情感底色是相当不同的。我们把时间视为理所当然，很少停下来思考对时间的情绪体验，以及是什么造就了我们个人对它的态度。例如，有时候我们感觉时间是站在我们这边的，或者飞逝的时间是在迫害我们。心理治疗为探索对时间的主观体验提供了独一无二的机会，特别是在"虚幻的永恒转换为一种真正的暂时性"的时候(Grinberg，1990)。

对于一些患者来说，结束不会激活对死亡的焦虑，只是迫使患者接受分离的现实。时间是两个人之间的距离。时间和分离有关，每一个治疗小节的结束都像是不受欢迎的提醒：治疗师和患者是两个独立的存在。当治疗师提醒患者时间到了的时候，患者会有不同的体验，他听到和感受到的东西是不一样的：可能会觉得被拒绝和被抛弃。治疗最后的结束只会进一步强化这种感觉以及相关的幻想。

我们对时间的个人体验承载了早期的养育体验以及从过去来的幻想的特点(Molnos，1995)：

关于持续时间的第一个直觉是，像一种横在孩子及其欲望实现之间的阻隔。

(Whitrow，1988：5)

在需要和需要得到满足或受挫或被忽略之间的冲突中，我们了解时间和等待。延迟满足在孩子身上唤醒了一种时间感和现实感。然而，忽视孩子的需要可能会带来被迫害焦虑，使等待有一种难以忍受的特点，其中时间被体验为一种剥夺自体的残酷的他人。

　　阿曼达(Amanda)做了两年半的治疗,由于工作原因,她不得不移居国外,所以她不得不结束治疗。六个月前我们就知道了这个调动,因此我们有时间来探索我们关系的结束。

　　当阿曼达第一次开始治疗的时候,她正苦苦挣扎于进食问题。她在严格节食和暴饮暴食之间来回摇摆。她的早年生活经济条件非常优越,但是在情感上很匮乏。她的父母生活在一起,但是双方都有婚外情。阿曼达八岁的时候就被送到寄宿学校,十四岁的时候她开始患上厌食症。她的哥哥比他大八岁,他们之间的关系也比较疏远。

　　阿曼达和食物的关系,更普遍地来说,与需求满足之间的关系,成为治疗的焦点。正如她对自己非常苛刻那样,她在治疗中也保持克制。许多次治疗都充满了紧张的沉默,我会觉得她充满敌意。阿曼达躺在沙发上,非常的安静,几乎没说几句话。我经常感觉好像我在渴望只言片语,就如我想象中阿曼达剥夺自己食物时所感受到的那样,但是还是坚定地拒绝每天多吃几片水果。

　　和阿曼达的工作进展得很慢,这常常令人沮丧。当她发现必须要搬到国外去的时候,她一方面挺高兴的,认为这是职业进一步发展的机会,同时也是结束治疗的"合理的"借口。一开始她很兴奋,对结束治疗感到如释重负。在这个阶段,她的进食变得更加混乱。她频繁地暴饮暴食,然后每天迫使自己进行剧烈且过度的运动。她似乎在说:"我非常饿/需要。"然后通过三小时的马拉松练习安慰自己可以摆脱食物/需要,来强烈(近乎躁狂地)地否认这种需要。在健身房做完这些马拉松练习课程之后,阿曼达精神愉悦地来到治疗室,说话速度很快,几乎没有给我干预的机会。

　　显而易见的是,越接近结束的日子,阿曼达就越多地使用躁狂的防御机制来应对。当她谈到正在进行的运动时,她描述了她在划船机或跑步机上对移居国外感到一种突如其来的兴奋。我隐喻性地让她走下跑步机或是在治疗中放慢速度,反思我们之间发生了什么,对此她表现出愤怒的抗议。我经常觉得我和一个非常全能的阿曼达待在一起,她告诉我她不需要我或任何东西/任何人。

　　在这一刻,我想起了阿曼达在治疗初期的描述,她等待父母来寄宿学校接她,当他们没有出现或来得很晚时,她有多么的伤心,甚至在去寄宿学校之前,她也描

272

述过她总是不得不去"等待"她的父母，因为他们忙着生计而忽略了她。她说起她妈妈偶尔开玩笑会讲起一件事情，妈妈曾经把躺在婴儿车里的阿曼达忘在一家小商店里，等回到家才想起来。等妈妈找回阿曼达的时候，妈妈说她当时哭得停不下来。阿曼达将这件事情告诉我，进一步佐证母亲对她的忽视。

在阿曼达停止治疗前的最后两个月中，我们开始可以对她那个非常僵硬的防御体系做一些工作。我能够跟她谈谈，她是如何通过狂热拥抱海外新生活以及全情投入运动，设法忘掉任何关于我们即将分离的想法。她好像给了我一种被忘在婴儿车里的感觉，不得不等着她，而她在忙着自己的生活。正是这种联系最终使阿曼达停止她在治疗中近乎狂躁的谈话，可以给自己一些空间来反思，并连接她婴儿的那部分，那部分的她经常感到被抛弃，但是内心毅然决定以后再也不会这样想了。


结束治疗不是只有说再见的痛苦。患者如何结束治疗之旅，囊括了他当时的心理功能水平，在许多情况下，是评估患者治疗进展的良好指标，这是因为建设性地结束包括大量相关的过程：

· **结束需要哀悼**。哀悼的工作要求患者能够将治疗师当作不完美的完整的客体，这令人沮丧，却并没有掩盖那些会让他们想念的优点和品质。结束要求患者接受和治疗师的分离以及可能因此引发的痛苦。修通这种丧失会促进对治疗关系的内化，使患者能够在内心建立一种结构式的分析过程，也就是说，患者会更善于自我反思。这种内化只有在患者接受与治疗师分开，并哀悼随之而来的丧失时才会发生。

· **结束包括重新收回投射**。在治疗过程中，我们通常会成为患者投射的容器——自我分裂出去的那部分的容器。结束涉及放弃这个容器，因为患者必须要重新承认原本属于他的部分并学习如何自己去承担。

· **结束涉及一种被下一位患者取代的幻想**。这要求患者管理这种被唤醒的嫉妒和对抗的感觉，而不是贬低自己的治疗体验，进行破坏性的攻击，从而使他自己能够防御性地面对丧失。

· **结束涉及感谢**。感激的能力代表着最有意义的心理成就，包括承认我们对他人的依赖，同时认识到自己的分离和自主性。患者只有在能够做到这些的时候，才能吸收治疗师给予他的东西，并将它们变成己有，这样就可以使患者内化分析关系，使得治疗结束时一面能够体验丧失，一面觉得治疗关系丰富了自己。

# 结束：治疗师的视角

结束不仅对患者来说是一种挑战，对治疗师也是如此。米尔纳（Milner）（1950）恰到好处地对此进行了强调：作为治疗师，我们经常绕过大部分患者必须要经历的体验，由于职业关系，我们很少对自己的培训治疗师很明确地说再见。因此，米尔纳认为事实上我们可能"并不太知道结束究竟是什么感觉［因为］……我们已经选择了认同分析师的职业并将这种认同付诸行动"（1950：1950）。

就好像患者在我们身上投入很多，发展出对我们的依恋，我们同样在治疗过程中，和在患者的生命中有情感上的投入。这种投入从很多方面上看是自然发生的，也有助于治疗，但也可能让我们陷入自恋满足中，以自己为中心，认为自己是必不可少的人物。在这种情况下，结束可能会变得问题重重。

治疗的结束对我们来说代表着一种丧失，就如它对于患者的意义一样。丧失囊括着各种不同的意义，例如，可能是失去一个我们真心喜欢的人，或是丧失认同患者的某部分自我，或是丧失作为一个特别的、有力量的存在的体验，或是丧失治疗理想（Viorst，1982）。正如每个患者对结束有不同的反应，我们自己对结束的回应也形式各异，这部分取决于我们自身对分离和丧失的动力，另外与每一位患者的特别的关系也会有影响。

我们会想念某些患者，发现不再见他们很困难。而对一小部分患者，停止和他们的工作，可能会觉得如释重负。这两种反应都值得探索，我们迫不及待地想要终止的患者可能是牵动了我们自己的冲突，使我们想起了宁愿忘记的自己的某部分。我们会想念那些成为我们自恋的延续的患者。凭这些感觉决定是否结束可能会使我们误入歧途或毫无裨益。这就是为什么在接近结束时要密切关注自己在分离方面的动力，因为这可能会影响我们帮助患者结束的能力。督导是监督这一过程的关键：督导会指出，我们可能在不经意间与病人共谋，在有结束的指示或同意结束的时候不结束，而病人需要的是，我们理解他希望结束的愿望是一种付诸行动的方式。

结束不仅是患者回顾他的进步的时刻，也是我们评估帮助是否有效的时刻。如果患者有所改善，我们间接地分享成功，并在工作中体验到满足感。有些患者会让我们觉得自己做得很好，同时也会有一些患者让我们觉得自己失败，或者应该另谋职业。有时候我们体验到的这种失败感可以理解为患者对我们的攻击，其实是他对丧失的防御：我们变成患者心目中失败的无用的治疗师，这使他的丧失变得微不足道，因此缓解了分离的痛苦。在这种压力下，我们有可能会质疑自己的能力。

在某些情况下，我们必须认识到，很不幸，我们确实在某些来访者身上失败了。这种可能会让我们觉得难以承受，特别是在职业生涯伊始，职业认同尚待形成且很脆弱。一些所谓的失败是可以避免的，但是我觉得寻常的失败是难以避免的，因为作为一名治疗师不管我们做得有多好，都不可能超越"足够好"。有时在较重要的方面，我们让患者失望了。就好像足够好的妈妈有时候也会出错一样，此外，治疗决不能奢望"校正"某些患者所遭受的"损失"。治疗让患者理解过去，却永远不会抹杀过去。我们应该理性地认识到，在失败的个案中我们体验到治疗的局限性。精神分析治疗的不可避免的局限性对我们来说也可以体现为自恋受损，如果不承认，就可能会努力留住患者，试图全能地否认我们不能帮到患者这个事实（Dewald, 1982）。无论我们做过多少个人体验，自己婴儿式的全能幻想从来都不曾完全摒弃，会顽固地阻碍我们。

作为治疗师，我们会有深厚的回报，同时也有情感上的支出。做得好的时候渴望得到一些认可，这也是相当合理的。然而，当治疗接近尾声的时候，不去指望得到感谢或出现奇迹是有帮助的，这里有两个原因。首先，结束唤醒了高度矛盾的感觉，这种感觉可能会遮蔽患者的感激之情。其次，通常只有在治疗结束之后，治疗的价值才会浮出水面。结束时发生的事情与治疗中所发生的事情一样重要（Klauber, 1981）。这是因为结束的是分析性的关系，而精神分析的过程是无止境的，希望这一部分能被患者内化（Grinberg, 1990）。牢记这一点有助于我们理解结束治疗是困难的，否则就会多此一举地怀疑自己的能力。

因为结束充满矛盾性，所以对于患者在治疗结束时表达的感谢，我是充满了好奇地去看待，而不是流于表面形式。我希望大多数患者是真诚地感谢他们得到的帮助。感谢的基础是一个现实性的评估：治疗不是魔法性的治愈，我们也不完美，但患者仍然感受到我们提供给他们一些有帮助的东西。然而，有些患者会过度地表达意识层面的感激：我们被称为救世主或者从未有过的父母形象。治疗接近尾声的时候，要意识到，理想化的诱惑和贬损的危险不相上下。这两种状态都无法帮助患者处理更加困难的心理任务：和那个他爱恨交织（爱她为自己所提供的一切，恨她不能校正一切）的治疗师说再见。

感激的形式和程度各异。一位给我们买昂贵礼物的患者以及一位能够和你说谢谢而不送礼物的患者看起来都是充满感激之情的。礼物有时候是一份表示感激的心意,但是也可能掩盖一些无法表达的巨大的愤恨。尽管在治疗的进程中收到礼物,通常都需要被解释,但是到治疗的最后,接受通常是恰当的,除非礼物本身不合适,或赠予方式暗示一些未能直接表达出来的东西。

由于一些"愤怒管理"的问题,卡尔(Karl)由医院转介给我。他意识到他的愤怒使人们疏远他,尤其是他的伴侣简,在他被转介的前几个月离开了他。一开始卡尔不怎么想治疗,但他一直担心自己可能会毁掉生命中的美好事物。他的关系不断遭受考验,他认为别人都不在乎他。

在为期一年的治疗的最后一次,卡尔带来了一个礼物。他在走近门口的时候交给我,我当时觉得非常的唐突。他坐下来并有些挑衅地问我:"你不打算打开吗?"我停下来,等着看卡尔接下来会再说些什么,但是他开始保持沉默,等着我的回应。我发现我对他非常地生气,他唐突的举动让我觉得受到了伤害。最后我终于说:"如果我打开它的话,我想知道你其实想让我看到的是什么。"卡尔拖了下椅子,然后说:"一切都是错的。"他掩面而泣了几分钟,然后说:"今天早上我醒来,决定想要创造一个美好的结束,而不是像简离开我时,我在马路上追着大喊。但是当我走进来看到你的时候,我觉得你看起来好像无所谓,而且迫不及待地想要抛弃我。然后我就想,在经历了这么多麻烦后,我打赌你甚至都不会打开它。"

卡尔和我能够理解,当他给我买礼物的时候,他觉得治疗师/我是在以积极的方式与他连接的人。但是当他最后一次来咨询,并将礼物交给我的时候,他那种"别人都对他没兴趣"的预期裹挟了他,通常这一点可以引起他的愤怒爆发。在我们的共同努力下,我们认识到"分离"是一个典型的人际互动事件,激活了特定的客体关系。当卡尔走进咨询室开始最后一次治疗的时候,他被那熟悉的、分离的内在场景所笼罩,他所赠送礼物的对象不再是一个对他有帮助的治疗师/客体,而是一个冷漠的治疗师/客体。

如果我只是感谢他的礼物或同意打开它,这会剥夺卡尔表达对结束的愤怒的机会,因为他觉得我想要抛弃他。在这种情况下,一旦这些感觉被发现或探索,卡尔就有可能说他确实希望我能收下礼物。我也会接受,卡尔会觉得治疗体验是有帮助的,只是因为要离开而感到遗憾。

**解释"结束"的潜意识意义**

丧失的体验往往是促使我们寻求心理帮助的一个刺激点。丧失可以是真实的，比如某人去世，但是通常会是象征性的丧失，例如，我们感觉失去了对"我是谁"的感知。治疗的过程本身一开始就可以被解读为一个激活丧失的过程，其目标是促进各种各样的丧失的修通，因为患者要面对他曾经期望的可能永远都不会有的东西。结束治疗囊括了早期丧失，激活了强烈的分离焦虑，还有不可能与客体在一起的焦虑。例如，我们很容易就能推测出，一个特定的患者表现得很愤怒，通常只是掩盖被抛弃的焦虑。

如何讨论结束，至少会部分影响结束的体验。有时限的治疗通常由公共服务需求确定，或由治疗师评估需要多少时长，时限性会唤起患者一系列的幻想，他们是被动地接受他人的决定，这个决定可能是治疗师做的，也可能是匿名组织做的。在长程治疗中，结束通常由双方共同协商，但受到双方都无法控制的外部紧急情况的影响。即使在双方都同意的情况下，患者还是可能会被一系列的幻想所俘获：为什么我要同意结束呢？

在短程治疗中，患者一开始就知道治疗会结束这个事实，这并不能避免结束带来的幻想被激活。对于结束，不论患者意识层面的反应是多么的顺从甚至积极，最好不要被这种表现所迷惑。提前预设的复杂的反应总是会更接近真相，哪怕工作进展顺利，或患者从中受益匪浅。因此，在结束过程中关键的任务是识别患者对于治疗走向终结的原因的潜意识的幻想。[1] 无论结束是不是在计划内的，这种幻想都会存在。然而，很可能出现的状况是：治疗师提出终止，患者呈现出失控的情况。广义上讲，这些幻想有两种，几乎每种类型都和边缘性/精神病性或是神经症性的人格组织水平相关，但不仅限于这些类型。

**偏执/躁狂幻想**

● **偏执幻想** 治疗师被患者体验为恶意的、漠不关心的、将患者晾在一边的不想再见到患者的人。在这些情况下，患者自己把与结束有关的敌意投射给治疗师，他们认为治疗师通过离开来伤害他们。

● **躁狂幻想** 将失败和无能的感觉归咎于治疗师，通过这种原始防御机制来处理结束（例如，患者将结束看作治疗师没有能力处理他的问题的一个证据，因为他太难治），或者通过退回到全能否认中，抹杀治疗师在患者生命中的意义（例如，否认任何丧失的感觉，弱化或贬低治疗师的帮助）。

### 神经症性幻想

- **抑郁性幻想** 患者关注自己对治疗师的影响,例如,幻想治疗师结束工作或至少没有挽留患者,是因为治疗师觉得患者很烦或者要求多。在这种情况下,病人可能会因为治疗结束而引发对治疗师的愤怒,会害怕他的愤怒和焦虑在幻想层面伤害治疗师,由此会有内疚,还会产生没有足够时间修复关系的焦虑。

- **俄狄浦斯的幻想** 患者关注治疗师心里还有谁,以及对治疗师来说谁比患者更可爱、更有趣或更让人兴奋。这两种性质不同的幻想都有俄狄浦斯的味道,在第一种版本中,治疗师被认为心里有更特别的患者,因而要结束治疗;在第二种版本中,治疗师有更需要她的患者(例如,我理解我们必须要停下来,还有比我更严重的患者)。后者反映了对存在竞争对手的防御的方式——这是一种"放弃",把自己的位置让给他人,通常掩盖的是怨恨。

### 结束的临床迹象

通常批评精神分析治疗师的一个普遍的声音是,他们将患者置于无休止的治疗之中并造成不必要的依赖。[2] 公平地来说,与其他形式的治疗方式相比,我们怎么判断分析治疗接近尾声的问题更值得系统地探索。总的来说,患者不太可能某天来咨询的时候说:"我已经修通了抑郁位,现在准备离开了。"大多数患者都不会以这样的方式来表达他们的进展,但是也许他们已经准备好了结束。通常患者提出是否可以结束,但不确定是不是对的。他们倾向于转向我们并征询我们的意见。大多数情况下,我们会将此作为进一步探索其背后意义的邀请。换句话说,我们倾向于将患者结束的想法的自由联想作为基础来讨论。但是除非很清楚我们用什么标准决定什么时候结束,否则无法确定我们为什么同意或者不同意患者自认为的最佳结束时间。[3]

当我们回应患者想要结束的愿望时,需要审视自己的需要,因为它可能会变成无法结束的阻碍。鉴于分析过程是一个持续性的过程,也就是说,没有办法以一种什么都做好的感觉结束治疗,作为治疗师要有能力与患者一起承担治疗过程中的不完美以及冲突在生活中的不可避免性。

结束的标准和定义与精神卫生的理论模型有关。决定结束部分与目标以及初始协议有关,尽管在许多情况下,随着治疗进程发生变化,有时候会与初始的想法大相径庭,特别是在长程治疗中。而在短程治疗中,咨访双方一开始就明确地关注冲突的部分,这也可以用来对变化进行追踪并对治疗以及结束的适宜性进行评估。

众所周知,精神分析治疗的目标不是太具体,其范围更大,更具发展性,因此对结束设一个明确的标准会有些画蛇添足。帮助患者理解自己这一主要目标很难用简单的形式评估,这可能也解释了为什么治疗师多少会对结束采用模糊的标准,就如费伦茨(1927)所说的那样,治疗应该在"精疲力竭而亡"时结束。

有相当数目的案例表明,长程治疗的结束是因为有外部事件作为触发点,例如,结婚、生子、搬家、换工作,这些事件中的任何一个都可以是协商结束的节点,以促进核心冲突的有效修通。

在《分析的结束和终止》(analysis terminable and interminable)中,弗洛伊德(1937)概括了两种结束的情况:患者不再有症状以及被压抑的东西意识化,并且内部的阻抗已经被克服。值得注意的是,弗洛伊德并没有轻视症状的改善。事实上,将改善症状视为无意义不予理会的态度是不合理的。然而,大多数治疗师认为症状的改善不能成为结束治疗的证据。就如温尼科特明智地警告一般,因为"你可以治愈你的患者,却不知道是什么让他继续活下去……没有精神神经疾病可能是健康的,但不是生活"。

克莱茵(1950)概述了与弗洛伊德不同的结束标准,也有重叠的部分,这与她的心智模型一致。她提出当来访者表现出有能力处理异性关系、爱以及工作,被迫害以及抑郁焦虑减少,自我力量和稳定性增加时,治疗就可以准备结束了。其中一些标准显然是有用的。其他标准,比如处理异性关系的能力,疑似将性取向视为精神异常,这是标准价值观,而不是合理的治疗目标,因此也不是结束的标准。

一些治疗师认为当来访者能够将治疗师视为一个真实的人,而不是通过各种移情歪曲其形象的时候,就可以准备结束了。然而这个标准也不是太令人满意,因为我们都清楚,一旦治疗结束,移情就会继续出现。来访者在解决了他的移情后准备结束的想法,最好只当是粗略的指导,不能成为绝对的标准,因为就好像生活中的所有关系一般,和治疗师的关系将会在一部分幻想的基础上继续存在,除非达到一种内在世界无法再影响我们的状态。

一般来说,患者结束治疗也不能免除冲突。正如哈特曼所说:"一个健康的人必须拥有受苦以及抑郁的能力。"(1964:6)如果再进一步阐述的话,可以说健康的人是具有这种能力的人,因为他会反思自己的精神状态。对自身心理状态反思的能力使我们能够思考遭受内在和外在刺激时的冲突情感或状态。它给了我们一个洞悉自己内心的视角,使我们能够容忍不断变化的情绪,因为我们可以思考自己为什么会有这种特别的感受。这种视角让我们能够有效地管理情感体验的起伏。事实上,许多当代治疗师认为自我反思的能力可以作为终止治疗的非常重要的标准,类似于分析功能的内化。

在我自己的临床实践中,我认为有几个指标在思考分析性治疗的进展上是有用的。我在这里考虑的是如何评估长程治疗的患者以及有弥漫性问题的患者的治疗工作。在短程治疗中,目标更具体,与冲突限定区域更相关,冲突是工作的重点。

我使用的标准是广义的,需要结合起来考虑,不能孤立地看。此外,这些标准都是相对的而不是绝对的,这些标准只有针对正在讨论结束的特定患者才有意义:

• **患者是否在忍受折磨?** 虽然症状表征只是冰山一角,但当我们接近结束的时候,不能忽视患者是否仍有最初促使他进入治疗的症状。我们并不是要彻底根除症状:在有压力的时候,我们可能都会向症状妥协。然而,可以预期症状或问题在强度或频率上有变化。

• **患者的关系整体质量怎样的?** 健康的关系不是没有冲突的关系。相反,健康的关系可以在冲突中存活下来,在不诉诸于僵化的防御机制的情况下建设性地处理冲突。因此,我们基本上都会对患者维持完整客体关系的能力感兴趣。有完整的客体关系的患者,可以体验他人的感受,承认他人有不同于自己的自主性,这取决于病人拥有攻击性的能力,并在关系里呈现出体验内疚和悔悟的能力以及修复的愿望。

• **患者能否容忍三角关系?** 最重要的发展性挑战之一就是从二元到三元关系的变化。因此,患者如何管理三角关系是重要的考虑因素。正如在前几章中所说的那样,俄狄浦斯情结的本质就是它用我们在这个世界上的真实位置与愿望之间的差距来向我们面质,父母关系的现实是:无论我们多么想要进入父母关系中,我们都只是旁观者,不是参与者。这种关系原型带来的被排斥感和竞争感,必须要在内在处理,否则会引起人际关系的损毁。

• **患者能面对现实吗?** 其实不是只有精神病患者无法面对现实。神经症性患者总是能找到千万种方法来歪曲或逃避现实。面对现实[4] 代表了一种内在承受自己的不完美和局限性的能力——还有其他人的不完美和局限性——以及管理生活的赠予、挫折和失望的能力。发展的一个重要的方面就是放弃全能感:通过放弃这种幻想(不管幻想有多么的舒服),我们都能和他人建立连接,也就是说,在现实层面与他人连接,他人身上有不完美,也有引起我们嫉妒的特质。

• **患者能对他的感受进行反思吗?** 是否存在冲突从来都不是问题,但是冲突有多少,内在和外在的冲突怎样管理是个问题。我们得寻求证据,证明患者能在不用冲动行事来摆脱焦虑的情况下，思考内在的情绪状态。

● **病人与工作的关系是怎样的?** 鉴于我们有太多清醒的时间都给了工作，患者在工作设置下的功能是重要的考虑因素。对于患者专注于手头工作、和同事相处的能力，以及成为团队的一员并去处理不可避免的竞争以及由此产生的竞争的能力，都是我们所感兴趣的。考虑患者与"不工作"的关系也很重要，因为工作也可以用来防御。换句话说，我们观察的是患者在不沉浸于工作或者不将工作作为一种避免和他人亲密的方式的情况下，容忍自己的想法和焦虑的能力。

● **患者和玩乐的关系是什么?** 据温尼科特所说，健康取决于爱、工作和游戏的能力。正如弗洛伊德所指出的，游戏可能是好玩的，也是孩子发现什么是现实的方式。游戏被认为是情绪发展的核心，因为它架起了潜意识幻想和外部现实之间的桥梁。患者的游戏能力非常重要。它隐含地反映了患者如何理解内在现实和外在现实之间辩证的相互作用，这样一来他就能够使自己进入一个过渡空间，在那里可以在不引起过多焦虑的情况下处理想法和感受。

评估患者有多大的自由进行创造是一个相关标准。创造性的能力取决于在意识到强加给我们的局限性的情况下，能够满足未来的愿望和可能性的能力（Caper，2000）。而且，这也和摒弃全能感的能力有关。

● **患者是否有幽默感?** 在治疗过程中能观察到的一个最令人满意的变化就是患者幽默感的发展。承认缺点的能力以及宽恕的能力，与面对自己的困境时采取幽默态度的能力密切相关。反过来说，这也取决于我们能够管理抑郁性焦虑的程度。

*282*

# 讨论结束

## 计划内的结束

在短程治疗中，结束日期是在治疗一开始就商定好的，从治疗伊始就成为治疗工作的一部分。相比之下，在开放式治疗中，结束通常是由治疗进程及患者的目标所主导。结束日期最终是在工作过程中与病人一起制定的。日期最好设定在已决定结束日期之后的几个月。然而，结束日期最好不要排得太远，太远的话会阻断患者真正地与分离即将到来的这个现实做连接。对一些患者来说，只有当终止日期确定了，治疗才能真正开始。终止的情绪可以非常有效地带出之前的冲突和焦虑感，而这些冲突和焦虑是迄今为止难以分析的。因此，终止不只是一个悲伤和丧失的时刻，也是一个治疗的时机。

　　一旦确定了结束日期,就应该坚守。如果病人生活中的事件导致病人精神状态明显恶化或出现病人想要解决的重要问题,有可能需要推迟定好的终止时间。然而,需要注意的是,有些病人会尽其所能地避免结束,并且能够非常熟练地找到推迟结束的令人信服的理由。通常情况下,推迟预定时间的决定反映了一方或双方试图避免分离带来的痛苦。因此,探索病人避免结束的愿望,并检视我们自身对于同意延迟终止日期的倾向是很重要的。

### 计划外的终止

　　计划外的终止也出乎意料的常见。一些意想不到的生活事件造成的提前结束会令双方都感到困难。治疗师或患者身患疾病,或移居海外都可能会突然缩短治疗进程,而本来治疗师和病人都预期这是一个长期的、持续的过程。这种突然的终止可能会留下一连串未完成的工作,但这也可能会是一个机会。在精神分析领域里,我们习惯于一种长程的思考,以至于忘记了大多数人都很少有机会进行长程治疗。然而,我们也可以在短程治疗中获得大量的益处,短程治疗协议中不允许持续数月的工作。时间的压力可能会很有建设性地挑战患者,让他们面对核心的焦虑和冲突,因为他们不得不去忍受强制分离。

　　雅思敏(Yasmin)已经接受了四个月的治疗,每周两次。开始咨询时,我们商定的是开放式治疗,这反映了雅思敏想要对她的生活进行评估的愿望。年届五十,生活的许多方面都是她想要回顾的:她没有家庭,丈夫已经离开她两年了。母亲在她六岁的时候离家出走,从那时起她就没有见过母亲。父亲没有再婚,她对父亲有很深的依恋。她告诉我,小时候每次爸爸带女朋友回家都会让她觉得非常不舒服,因为她总是担心父亲会再婚。她的嫉妒也一度贯穿在成年之后的婚姻生活中,对她产生困扰。

　　雅思敏是理想的精神分析病人。她的自由联想自动自发,常常反思我在治疗中的解释。她经常表扬我,让我觉得自己是一名很好的治疗师。对雅思敏而言,治疗一直很顺利。然而,我越来越觉得我的诠释无果而终,感觉五个月来我们都原地踏步,而雅思敏看起来在这种一无所获中却怡然自得。

　　当我们进入治疗的第五个月时,治疗前雅思敏在我的自动答录机上留了一条信息,说她可能无法参加第二天的治疗了。她的声音听起来很脆弱,快要哭出来的感觉。她没有对取消治疗作任何解释,她的语气中明显传递出一种沮丧,我感到既担心又困惑。之前每次取消,她总是会有一个解释。两天后,她又留了第二次信息,取消了那一周的第二次治疗。声音听上去依然很郁闷,但还是没有对她不能来作任何解释。这一次,我觉得她好像在持续放我鸽子,我注意到了自己对此愤怒。

在接下来的一周,雅思敏回来时告诉我她不能继续接受治疗了,她的父亲被诊断出绝症,只有几个月的时间了。作为家中独女,她觉得自己有义务照顾父亲。因为父亲住在国外,于是她辞去了工作,两周后就要和父亲一起出国了。对于不得不结束治疗,她感到非常难过,但在这种情况下她别无选择。因此,我们只有四次治疗就要结束了。虽然我们的治疗时间不算长,但是对于结束而言,四个治疗小节看起来也是非常短的。

父亲的病情让雅思敏备受打击,这是她第一次直面自己的情绪,不像往常那样,只挑对的好的事情来讲。相比于父亲患病这个沉痛的消息,让我惊讶的是,我发现我竟然还在纠结她在两次电话留言中对缺席不作任何解释,并没有仅仅关注于她父亲生病对她造成的影响。一方面我感觉电话留言的事在这样的大背景下没什么意义,另一方面我又觉得,如果我忽视了直觉,可能会错过一些对雅思敏有帮助的东西。这种情况下,我决定进一步探索雅思敏在最近事件中对我的处理方式,我从她在我的答录机上留下的信息开始。这似乎是一个机会,可以对她的另一面进行探索。这与她一直以来努力成为理想病人的那一面形成鲜明对比。

在我进行这样的干预之后,雅思敏起初对我的探索感到愤怒和阻抗。她的愤怒让我有点质疑自己这样的干预,她说她已经记不得她在留言里说了些什么,接着又说,无论怎样,这些都不重要了。当她这么说的时候,我再一次发现自己被拒之门外了,好像她心里只容得下父亲,别人都不应该出现或介入这段特别的关系,因为她现在是如此地害怕失去他。尽管我对自己的直觉有犹疑,但我还是继续用自己的反移情,以及我从治疗中了解到的雅思敏与父亲的关系,作了一个试探性的诠释。

作为诠释的出发点,我反思了雅思敏留的信息对我的影响:我感觉自己像一个被排除在外的第三者一样,没有被告知正在发生的事情。我一直处于等待的状态,不知道雅思敏身上发生了什么严重的事情。从之前的治疗中我意识到,她的母亲是不辞而别的,雅思敏从来没有真正弄明白她为什么离开她。我用这一点做

*284*

了一个试探性的干预：我向雅思敏提示，她的某部分自己也许想让我了解"不被告知"的滋味，这与她母亲不辞而别是有密切关系的。为回应我的诠释，雅思敏第一次向我讲述了，在母亲离开的前一晚她是如何在已经睡着的情况下被父母的争吵吵醒的。她回忆道，她起身走进他们的卧室，看到让她感到非常害怕的一幕。她说，他们的声音是"如此的不同寻常"，她几乎都辨识不出。当她打开门的时候，她的母亲推走她说："这和你无关，睡觉去。"当她告诉我这个故事时，雅思敏变得非常的痛苦。

在剩下的三个治疗小节中，我们进一步探索这些感觉。突如其来的父亲重病的消息，和治疗的戛然而止，起到了催化剂的作用，使她在情绪上重新回到早年那个重要的场景中。在我们的关系中，我变成了小雅思敏，被排除在画面之外，不得不独自处理我在她的留言中所感受到的痛苦，就像她在母亲离开前一晚听到父母争吵的时候所做的那样。因此，在这种情况下，意想不到的终止促成了我们探索迄今为止一直无法接近的事实。

终止的决定可以作为一种阻抗出现。例如，患者可能觉得自己和治疗师之间存在着不可调和的分歧，并表达了自己想要结束的愿望。患者由于感到被误解而决定离开治疗，这会使大多数治疗师倾向于从移情的角度来考虑这个决定，并试图与病人合作，使他能够继续咨询。在我的经验里，大多数这样的案例都是通过敏感地理解移情及诠释移情来解决的，这样的理解涵容了患者，避免了过早的结束。如果病人坚持要结束，在我们看来这是见诸行动的一种形式，和患者分享这种理解是很重要的。问题不在于要迫使患者待在治疗中，而是在理解性的分析立场上保持真实，协助来访者在充分理解这个决定的动力性驱力的情况下做出决定。我们在专业上有责任与患者分享我们对于可能正在发生什么的想法。然而，如果患者坚持这个决定的话，即使我们不赞成，也要尽可能地支持他，直到治疗结束。

通常，患者感觉被治疗师误解的体验是负性移情的表现，需要被解释。然而，治疗有时会因为病人与治疗师之间不"匹配"而意外终止，而这种终止不应主要或完全归因于病人的病理或特定的移情。我们都知道，"匹配"是治疗中一个重要的变量，虽然大家对它知之不多。我们没有理由想当然地认为，只要是心理治疗师，她就会以同样有效的方式与各种患者接触。事实上，大多数治疗师都意识到他们治疗某些患者要比另一些患者更有效。因此重要的是，我们要对以下这种可能性保持警惕：患者想要和我们结束治疗的想法不总是对诠释的阻抗或病理性反应。这需要自我整合和督导,因为任何患者的拒绝都会让我们受伤,可能会以一种防御性的方式来解释。

患者永远都不可能做好准备的一种结束是治疗师的死亡。我们很难预知死亡,但是当我们选择将治疗师作为职业的时候,就承担了一项重要的承诺,就是死亡发生时需要从患者的角度出发从长计议。许多的培训机构现在都有相关的政策,要求我们对此做好安排。通常最有用的方法就是将来访者的姓名和联系方式托付给一位同事,由他负责在我们死亡或发生严重事故时联系患者,受托的同事也有责任为患者做出相应的安排。因此,在与患者的关系中受托者的位置很重要,选择这样一个人需要多加考虑,他一定是我们信任的人。

## 结束阶段的阻抗

每名患者都以其独特的方式对结束作出反应,通常绝大多数人多少都会感受到分离和丧失的焦虑,这种感觉并不总是被直接地表达出来。由于结束会激起大量矛盾的感受,因此在治疗临近结束时催生出许多付诸行动的现象也不足为奇。严格意义上来说,付诸行动绕过某种感觉的次级表征(例如,无法思考某种感受),这种感觉间接地通过行动表达出来。在治疗结束阶段最常见的付诸行动的形式如下:

*286*

* **病人错过治疗**(尤其是最后一次)。这是患者的一种方式,变被动为主动,他才是那个离开的人。特别是对一些患者来说,主动帮助他们把对于结束的矛盾感受与错过咨询(结束的一种方式)联系起来,事先避免他们错过最后的治疗小节,这一点很重要。

* **患者在最后几次咨询中几乎不太说什么**。这通常也是患者释放攻击性的方式,让治疗师感到无力并觉得自己多余,她才是那个必须更加努力才能与他连接的人。

* **患者的症状复发或恶化**。在终止阶段患者通常会重复旧模式,这么做是想表达希望再次开始治疗的愿望。症状的重现也可能用来攻击治疗师,告诉她,她的工作有多么的糟糕以至于症状根本就没被"治好"。

* **患者在生活中拒绝所有的人**。想要"好好"结束的愿望会影响患者对治疗表达矛盾的情感。这种对治疗师的敌意可能会移置到他生活中的其他人身上。

* **患者通过更换治疗师或者另一个帮助他的人来逃避结束**。这样在治疗结束时就可以翻转那种自己被取代,不再被治疗师关注的预期体验,从一个治疗师到另一个治疗师的无缝过渡委实是一种否认分离和丧失的方法。

# 结束阶段的技术和治疗风格

结束治疗不需要任何特殊的技术，它只要求我们时刻关注结束对于患者和我们的意义。我们需要尽可能地帮助患者面对随之而来的所有矛盾和焦虑。

关于结束，一个常见的问题是：当临近结束的时候，我们的治疗关系是否会发生变化。例如，是否会变得让人更舒服或更开放。就像任何一种关系一样，随着时间的流逝，在治疗关系中，治疗师和患者渐渐找到他们独特的节奏，患者显露出他与人连接的特点，而我们对他回应的方式也一样，会随着时间的流逝为患者所熟悉。治疗师和患者双方对彼此都会更有信心：患者敢于说出自己的想法，而我们在干预中也不那么瞻前顾后了。在临近结束的时候，我们对彼此的怪癖和特点都了如指掌了。

随着治疗的过程中移情被修通，患者希望与"真正"的治疗师相遇，而不是幻想中的那个。结束的任务之一就是帮助患者与我们发展出一种更现实的关系，这是患者更好地觉察自己的投射后自然会有的副产品。临近治疗结束的时候，我们可以通过一起回顾治疗工作[5]，以及我们的自我与来访者的反思性自我的结盟来支持这种与现实同调的关系。两个成人一起对治疗工作进行衡量评估并思考发生了哪些变化，以及哪些可能还需要改变，这种体验是一种合作性活动的形式，强化了咨访双方更成人性的、更现实性的自我。

一些治疗师通过放宽治疗边界来帮助病人发展更现实的关系，例如，可能会做不同程度的自我暴露。任何对分析态度以及分析性框架的偏离，尤其是在治疗临近结束的时候，都需谨慎考量，因为我们要时刻考虑一种可能：患者在不久的将来可能还会需要我们的帮助。换句话说，我们需要有一种弹性的认识：一方面两个真实的人告别，可能会更直接地表达特定的感受和态度；另一方面要保持足够的距离感，让患者在不久的将来可以重新回到治疗中，而没有那种我们现在"更像是朋友"的感觉，平衡这两方面是很难的。

毫无疑问，在治疗的过程中我们和患者之间发展出了真实且深刻的情感依恋。治疗互动的某些方面满足了患者，比如说得到另一个人五十分钟全神贯注的关注，但是治疗也唤起其他渴望，这是患者和治疗师都没法得到满足的，这就是为什么在治疗体验中痛苦和挫败感是不可避免的，双方都会感受到强烈的冲突。我能想到几个我十分喜欢的患者，如果不是在咨询场合遇见的话，我是很愿意和他们发展友谊的。可是，因为成为治疗师，我们做出了一个选择，排除了获得这种满足的可能性。我们对患者的温暖和情感安全地传递给他们的方式是：理解分离的痛苦，允许他们离开，在享受他们的成功的同时不去满足自身需求。治疗结束时，完全一改之前的习惯，更多自我暴露可能会强化患者有意识的和潜意识的幻想——这种关系可以成为他所希望的那样。如果我们允许这种情况发生，就会弱化对丧失的哀悼工作，用幻想来代替痛苦。

虽然我们需要监控自己的行为，避免陷入非分析性的角色，但根据我的经验，在治疗关系中确实会发生微妙的变化，通常是随着终止的临近，自发和潜移默化的变化会发生。例如，在我的临床实践中，我很少会在治疗过程中直接给患者反馈，但随着终止来临，我发现对治疗的进展提供一些现实的评估、分享患者的成就、不回避没有做到的部分，这些是有帮助的。和患者一起承受治疗的不完美是结束工作很重要的部分，同时要帮助患者与我们发展出真实的关系。在最后的治疗小节中，因为即将到来的分离，在共同的工作体验中我会放入一些私人化的成分，并衷心地祝福他。

## 治疗后的接触

治疗结束后的接触可以包括一系列的互动：信件、电话、电子邮件、面对面的会谈和社交性会谈。我们是否会做这样的接触，这最有可能受到个人体验的影响。事实上，沙赫特（Schachter）和布劳尔（Brauer）（2001）最近对分析师的研究证实了这一点：那些在治疗结束后对患者提供帮助的分析师，对自己的分析师也有着强烈的依恋。在这项研究中，那些频繁地、有意识地想着自己的分析师的分析师，患者与他们的接触也更频繁，这是终止后治疗师的影响，而不是病人的一种功能性接触。

我们应该在治疗结束后与病人保持怎样的接触（如果有接触的话），是一个有争议的话题。从某种意义上说，在治疗结束后不与患者有任何接触，这一点并没有合理的理由。如果我们有接触的话，需要考虑清楚的是，我们为什么会这样做，因为这可能反映出放手的困难——双方的困难。治疗后的阶段双方都充满着付诸行动的机会，正如库比（Kubie）所说的：

> 即使是完全单纯的非正式接触也为分析师把自己的需求转向患者提供了机会。……潜意识中他（分析师）觉得"我曾经是一个施予者，现在轮到我做一个接受者了"。……我曾不止一次看到，由于这种看起来纯洁且柏拉图式的社交关系

侵入分析结束后期,一个出色的分析工作被破坏。

(1968:345)

如何管理治疗后的接触是我们每个人都需要考虑的非常重要的问题。在我自己的工作中,如果患者在最后一次咨询中向我表达想给我写信,让我了解他的生活,我会热情地表示我很高兴收到他的消息。根据我的经验,有一些患者害怕被拒绝,所以不会问我这样是否可行。通常这些患者都曾经受到剥夺和忽视,而且他们对于"客体会对他感兴趣"这件事情几乎不抱什么希望。这是为什么如果他们非常希望让我知道他们的近况时,我通常都会明确地向他们表达,我有兴趣听到他们的消息。

大多数患者都想要在临近结束时给自己留后路。一些人要求随访,并希望在最后一次咨询中做安排;而有些人发现他们最终还会再联系,尽管在治疗结束时可能没想到有这样的需要。如果患者要求提前安排随访,我倾向于在同意之前就此进行广泛的探索,因为这通常表明患者对于结束有相当大的焦虑,最好去修通它,而不是通过一次后续咨询这种表面的安慰去缓解它。然而对于一些严重的患者来说,随访可能是很有价值的,它会使患者觉得如果事情不顺利他还有个安全基地,确实事情可能会不顺利。在这种情况下,我可能更愿意在治疗终止的几个月后见一下患者以回顾他的进步。

在随访中,我会试图保持专业性,但互动会更多一些。例如,如果我有段时间没有见某位来访者了,他对我的咨询室或我的变化评头论足的时候,我可能会承认是有一些不同,他可能会感觉有些迷茫,但我不会像在治疗进程中那样,对这样的评论保持沉默或作出解释,这是因为我不希望鼓励任何形式的退行,除非患者表现出一些问题。随访的目标是强化患者的成人化的、现实化的自我。尽管如此,我还是会尽量言简意赅,然后迅速把注意力转到患者身上。

随访一般是面对面的。我通常会让患者来主导,让他告诉我他想让我知道的一切。我的提问也比普通的治疗更自由一些。我不会对患者所报告的材料进行解释,除非看起来患者正在考虑重新回到治疗中,或者明显对某些事情感到焦虑。我基本的立场是对患者治疗结束后的发展表示兴趣:这是一种支持性的而非探索性的态度。

即使在治疗结束时没有和患者安排任何见面,我们也可能会偶遇。问题又来了,我们应该如何处理这种情况呢?如果我在咨询室外遇到某个患者,无论是在治疗期间还是在治疗结束后,我都会节制且亲切地和他打招呼。治疗结束后,患者明显表现出想要接近我或想和我说两句话,我会很高兴地回应。在公共场合表现得几乎不认识他,会让患者感到被拒绝。

　　治疗结束后其他类型的接触,会带来潜在的重要问题,尽管这对患者或治疗师来说可能会比较有吸引力。在治疗结束后是否可以和患者保持一种社交性的接触,这是一个极具挑战性的问题。就如同治疗框架的许多方面一样,如何接触或者是否应该和患者接触,永远都不可能被简化成操作指南。由于每个个案都值得区别考虑,所以在这类事情上制定具体的规则是徒劳无功的。作为持续参加培训的治疗师,我们更容易290在一些专业场合,甚至是社交场合遇到我们的个人分析师。这种从一个患者到同事的转变很容易唤起一些强烈的感受。对于那些不是治疗师,但是和他的前任治疗师保持社交性接触的患者也是如此。[6] 尽管意识层面上可能会带来很愉悦的感觉,但是从另一面来看也是会付出代价的。一个友好的、社交性的亲密关系一旦建立起来,双方就不可能再回到医患关系中了。这两种关系的边界是不一样的:你总不能一边和他把酒言欢,一边和他讨论着性幻想吧。

### 表 9.1　准备结束

- 在一开始就签订明确且具体的协议。
- 在短程治疗中,结束的工作贯穿始末——从中间阶段开始,治疗师就要不停地提醒患者,同时系统地探索患者对此的反应。
- 在长程治疗中,要确保有充足的时间来准备结束(是一年或几个月,而不是几周,这取决于治疗的总时长)。
- 要考虑患者是否有让他对结束格外敏感的背景和经历,而这些早年经历又是如何影响结束体验的。
- 试着用语言表达那些因结束而激发出来的无以言表的感受/幻想。
- 鼓励患者表达与结束相关的情绪。如果患者很挣扎的话,正常化那些愤怒、悲伤和丧失。

　　一些治疗师认为那些没办法应对从治疗关系转到社交关系的患者还没有修通他的移情。在我看来,这绝对是一个严重的判断上的错误。如果正如我们通常所理解的那样,在某种程度上移情无处不在,所有的关系都渗透着不同程度的投射,那么移情从来都不可能完全修通。当然在治疗的最后,我们希望患者可以在最大程度上收回他们的投射,使他们能在更现实的层面上和我们建立连接。但是能够更现实地和我们相处,并不意味着患者能在与我们的社交关系中感到舒服。事实上患者难以转向更社交性的关系可能反映了他很"现实"地认识到:治疗结束但分析关系并未结束,那种假装可以转向社交性关系的人是在否认治疗关系继续存在患者心里这一现实。

治疗的目标不是帮助患者达到在社交场合遇见治疗师时，他可以很轻松的状态，而是帮助患者容忍治疗关系的局限性，而不用诉诸于诋毁或理想化的方式。

一旦治疗结束，无论移情修通到什么程度，我们都在患者心中保持着专业形像：我们曾是被赋予特权去了解他们的人。在治疗结束后，对患者保持兴趣，并在随访中见他们，这是让他们维持和我们联系的一种有用的方式。然而，因为承担着治疗师的责任，即使与某些来访者有特殊的共鸣，也要保持边界，使他们在需要时可以重新回到治疗中来。治疗师的工作要求我们在治疗协议终止后，也要放弃一些愿望，使患者可以再回来找我们治疗。

## 延伸阅读

Molnos，A.（1995）*A Question of Time*．London：Karnac Books．

Schlesinger，H.（2014）*Endings and Beginnings：On Terminating Psychotherapy and Psychoanalysis*．London：Routledge．

### 注释

1. 感谢希瑟·伍德(Heather Wood)这个行之有效的构建治疗任务的方法，使我可以很好地和患者就结束来开展工作。

2. 值得注意的是，在为数不多的几项对高年资的精神分析师的研究中，法尔斯坦(Firestein)(1982)的发现与他的设想相反，他发现在许多情况下，结束的决定是由分析师煽动的。

3. 在公共健康服务设置下工作，协议规定了我们能见患者多久，通常结束时间由外部决定，我们没有必要思考如何评估患者是否准备好了结束。

4. 同样，莫尼-克尔(1971)谈到了在心理上承受"生活事实"的重要性。他坚信精神分析的目标是"将乳房看作一个非常好的客体，将父母的性交看作一个非常有创造性的行为，并意识到时间和终极死亡的必然性"。

5. 我这里指的不是对工作进行直接的回顾，而是对患者尝试自己回顾进展持一种接纳的态度。

6. 我在这里指的仅仅是社交往来。在我看来，无论治疗结束多久，和之前的患者发生性关系都是有害的。

# 总结：精神分析治疗师工作实录

没有一本教科书能够奢望传达出这种真实的生活体验——日复一日、月复一月、年复一年地和另一个想搞明白自己的人共处一室的复杂性；也没有一本教科书能够在治疗师面临困境时为她提供答案，在互动过程中治疗师不可避免地会陷入活现，会有不确定和混乱的时刻。因此，在本书完结之际，对一个分析过程进行简要的概览[1]，看一下治疗师在几年中如何处理几次咨询，这似乎是再合适不过的事了。希望通过分享分析工作的片段，让书中所学可以变得更鲜活，使读者对治疗师如何与患者一起工作以及怎样理解咨访之间发生了什么，有一些**感觉**。

## 背景信息

A女士，独生女，早产。由于分娩并发症，母亲生她冒了极大的风险。记忆中她就是在这些早年事件的阴影中长大的，从父亲那里得知，自打她出生后母亲就变得非常抑郁，而且还休养了一段时间，就如家人所说的那样，有好几个月母亲将A女士留给父亲（经常出差）和年迈的祖父母照顾。因此，在她生命中第一年最好的时间里，母亲没能回应她的需要或享受和她在一起的时光。她用责备的口吻告诉我母亲不能母乳喂养，这段叙述从一开始就提醒我去关注移情的性质，A女士带给我一种焦虑的印象：担心我喂不饱她，担心自己难以吸收我提供的养料。

A女士很清楚自己从未对母亲有过亲近感，而母亲也从没对她有过什么兴趣。尽管她描述的父亲是一个更具有同理心的形象，但是又感觉经常不在身边。

青春期的时候，A认为自己的乳房很小，非常困扰。她觉得自己毫无魅力，并且告诉我她没有办法去想其他任何事情，只有扳着指头数自己哪天才能去做隆胸手术。她讨厌游泳，也讨厌夏天的那几个月，因为她的"缺陷"会暴露无遗。她生动地表达了她的想法，在她看来这个世界到处都是有着硕大而丰满乳房的女人，她们有大把的机会

293

接触到男人和世界上所有美好的事物,而这些对她来说却是遥不可及的。

22岁的时候,也就是离开大学校园不久,她找到了第一份工作,并且去做了隆胸手术。她称之为人生中最美好的时光:她感到很自信,也有了人生中第一段性关系,对母亲根深蒂固的不满也不再让她觉得那么有压力。

A女士三十出头的时候我见到了她,她刚刚成为母亲。转变成母亲引发了明显的抑郁发作。她觉得很难适应宝宝对她的依赖,她没有母乳喂养女儿,据说是有喂养障碍。

她对丈夫的描述和父亲如出一辙:一个可靠的男人,但是对她所经历的困难不是很理解。尽管如此,丈夫支持她来做治疗,但是她却很难相信他那种外表看起来很支持的态度。

虽然A女士一开始来得很规律,但我还是觉得她很难向我求助,就好像对她来说唯一稳定的精神状态是她得觉得自己可以完全自给自足。虽然我从一开始就建议进行精神分析,但A女士只能在我们工作的头两年进行每周两次的心理治疗。在随后的两年半的时间,她把每周两次变成了每周五次,之后她移居海外,治疗分析就此结束了。

在第一年的分析性的治疗中,她频繁地取消咨询,我理解为这是她克制对我的依赖的方式,同时让我直接体验到她在成长过程中被母亲忽视、退居第二位的感觉。

在分析中,我的反移情的显著特点是,我感觉到患者对我进行非常仔细的审视。更具体地说,当她到达和离开咨询室的时候,我感觉她在研究我的全身。有时她明确地指出我穿得如何,比如猜测我可能喜欢的设计师,然后"恶评"道:他们有点过时,但时尚总是周而复始的。数周的治疗后,A女士穿了一件与我的衣服非常类似的衣服(只有颜色不同),但未提及此事。她对我本身的兴趣让人感觉到被控制和受侵犯。

以下摘录自一次星期三的治疗,发生在我休假后的几周,接近第一年结束的时候。正如她在这段时间的特点,她从来没有意识到我休息带给她的影响,并且拒绝与我探讨这一点。在这之前的周二的诊疗中,A女士因为一个朋友决定去做隆胸手术变得心事重重,她描述她的朋友对这个手术有"迫切的需要",因为她已经被小胸折磨够了。A女士自称自己的隆胸手术是一次"积极的进步",哪怕她如此肯定,我却不这么看。在同一次诊疗中,A女士间接提到与她丈夫之间相处的困难:她在两种想法中摇摆不定,一种是她可以离开丈夫,另一种是丈夫可能离开她。在这次诊疗中,由于她的婚姻困难重重,我感到她才是那个"迫切需要"的人,然而她并没有真正谈论这些。

## 周三的咨询时段

P：我的朋友最终预约了手术。我会陪她去——我告诉她这没什么可担心的，一切都会好的，一旦手术过后她会感觉很棒。我昨晚梦到你走在街道上，并且受伤了。……我不知道为什么，但是我早上醒来时想，你最近看上去非常疲劳，你有点**萎靡不振**……你的生活发生了什么事情。……

（她对我的看法引起了我的注意，事实上我几周前才从休假中返回，那次休假显然是充满阳光的。）

A：关于这个你还想了些什么？

P：……几天前我在你住的街上看到一辆搬运车。一个男人在往车上装很多东西。……我之前见过他。……我想那是你的丈夫。所以我想是不是他要搬走了。……我觉得如果X（丈夫）要和我离婚，分割财产会很痛苦，有些东西我觉得是我的，为此我要跟他争夺到底。……我猜如果那人是你丈夫的话，你是不会想要跟我谈论的。无论如何，我知道治疗师有她们自己的治疗师，大量的督导，大量的钱（笑声）……所以你可能是对的！（她的口气相当地不屑。）

A：在你的梦里你看到我受伤，**萎靡不振**，什么都没有了，然而又有另外一个我：强势、有钱、有假期……

（沉默）

P：我的朋友会感到好点——我已经告诉她，跟她最终会有的美好感觉相比，术后痛苦和不适**什么都不是**（她对"什么都不是"进行了强调）——不管怎样，她可以缓解疼痛。……如果找到合适的麻醉师和正确的控制疼痛的方式，不会觉得疼的。

接下来她详细描述了隆胸手术的细节。看上去所有这一切都从我们交流困难的现实中脱离出来，就好像她思想深处有一个地方，在那里她完全掌控着自己，并且能够给自己所需要的乳房。

A：对于你来说，和我一起思考你真正的感受很难。相反，你退回到**"什么都不是"**的状态中，在那一部分心智中，你不需要有任何感觉，并可以自给自足。

P：（当她重新开口的时候，听上去对我很恼火）我感觉很好啊。……这些天所有的事情都很好……正如我之前说的那样（以强调的方式叹息），X（她的丈夫）

*295*

已经变得不可能了——他从我这里要的太多了,但我根本不能给……但是我很好。……一切都会有结果的……有时候他向我要的太多了……现在每个人都想要一部分我,而我想对他们说,"滚开"。

A:你现在对我说的是:"让我一个人待着,你问我太多了。"

(长时间的沉默)

P:我的女儿始终纠结于食物……她一定很饿但是她就是决定不吃……她拒绝吃饭,感觉是……有目的的。……我还需要再带她去看医生。……(接下来是与医生讨论的各种细节,最终结论是没什么帮助。虽然我觉得被推开,我还是惊讶于自己被那个拒绝吃饭的、饥饿的女儿的场景撼动了,我与这个场景保持着连接。)

A:你也很饿,你也需要帮助,但你来这里是决心要证明我提供的帮助对你来说是无用的。就好像你必须拒绝从我这里得到你需要的,拒绝我提供的帮助才可以保证把自己振作起来。

(长时间沉默后病人开始哭泣)

P:我丈夫昨晚告诉我他再也受不了了,他在想他应该搬出去一段时间……(然后详细描述了前一天晚上的争吵,现在她的焦虑在咨询室里呈现得更多了。)

关于这次治疗我就不再多说什么了,但是已充分说明我最终让她在某种程度上认识到她在拒绝我的帮助,又担心我不能再"忍受"她。

## 讨论

这个简短的交流记录了我们工作的早期阶段的移情性质。在咨询一开始,我理解了 A 女士的脆弱性,还有她自我感觉的令人羞耻的"胸小",她把这些投射到朋友身上,还有她梦里的我身上。她自己觉得胸小,感到害怕,需要帮助,这些是明显的,然而她还不允许自己与这些感受连接。她退回到一种被麻醉的心理状态中去,在那里她感觉不到疼痛,她可以不向任何人寻求帮助,可以为自己提供自己需要的。

在她的梦中,我受伤了,我一无所有——反映了她对我的攻击,也反映了她希望从我这儿拿走她觉得应该属于她的东西。她对梦的联想表明,她觉得我已经得到了太多东西了:督导、治疗、钱。我还要补充一点,她认识到我才出去度过假。搬家工人/丈夫的想法可能反应了她想把我有的好东西搬走,将我打回原形,成一个"**萎靡不振**"的影子。

这次治疗的最后，我感到 A 女士偶尔允许自己与我所说的话做一点连接，但暴露脆弱的一面深深威胁到她微妙的平衡。果然，在下一次治疗中，她看到了我诊室外停着的搬运车后，进一步展开联想：她显得得意洋洋，她在心里创造了一个场景，是她在付我咨询费，是她在支持我。在这种有意识地幻想中，我丈夫离开了我，我需要病人来维持按揭还款。换句话说，我才是那个胸小，并且被困住的人。

如果母亲对躯体自我的情感投注不够，就能看到对幻想中的母亲身体及其财富的嫉妒(Lemma，2010)。无论母亲缺乏欲望的原因是什么，自体都可能体验到母亲为了感觉自己被渴望而拒绝给予孩子所需要的。母性客体被体验为不断拒绝给予"令人渴望"的东西。足够的满足被剥夺后，自我感到难以忍受，并可能对剥夺的对象心怀愤恨。对 A 女士来说，她的委屈有非常具体的形式，所以她试图通过隆胸手术来满足她对于乳房的需求。

我理解 A 女士，作为一个年轻女性她想根据自己的设计修正身体，这是一种具体的"活现"，这也主导了她的移情：有一段时间，她不得不坚决否认她对我的依赖，这样她就什么也不欠我。下面这个治疗时段发生在她怀第二个孩子四个月的时候。怀孕，不得不跟孩子共享身体，然后不得不考虑自己的依赖性和孩子的依赖性，这成了她第一次抑郁性情绪崩溃的导火索。抑郁症的威胁再一次笼罩了第二个孕期。

## 周一的咨询小节

接下来的一个星期，A 女士化了妆，看上去很迷人。她的形象让我印象十分深刻，好像我必须要注意到她看上去有多好。她躺在沙发上，用一种相当费力的姿势熨平了她的亮片裙子。她说她很累，没有心情出门，但是那天晚些时候有人请她去看歌剧。她认为她必须参加(治疗是下午 3 点，我忍不猜想她是不是提早打扮了一番好在我面前展示)。

然后她说孕吐有所减轻，这让她松了口气。这几个月很困难，但是她现在感觉身体又属于她了。孕吐让她觉得负担很重，现在她感到轻松了，"就好像我又可以呼吸了……为自己"。

我说现在看上去你的心里、你的身体都没有婴儿的存在。

A 女士笑了，然后重点强调，"**当然**我知道我怀孕了"。她停了下来，然后又说她不是一个享受怀孕的女人。"这对我来说没什么意思。我更愿意看到孩子已经长大了，可以跟你有交流……换尿布的想法……所有这些又一次让我觉得恐怖。这种完全依赖是如此令人窒息。……我看着那些漂亮妈咪，心里想'她们不是真的觉得有那么好吧，或者他们就是觉得好，而是我错过了什么？'"

她说话的时候，我觉得她已经把自己放进内在相当隔离、空洞的地方，在那里她觉得比较轻松，不会被与宝宝共享身体的现实所累（这是一个沉重的身体和心理现实），或者也不用与我待在这个治疗时段里，因此不用依赖我。

我说她想逃离凌乱、乏味的现实，在现实的治疗中她是我的病人，当她感到自己的内在小孩有多么困扰时，她需要我的帮助。

A女士马上回答，好像要抹掉我刚才说话的痕迹。她告诉我她今天来的时候感觉很好，但我有窍门可以让她感觉很糟糕。她有时怀疑来做分析对她来说是不是一件对的事，几个朋友告诉她，她是疯了才会接受治疗，现在她理解了。经过这么多年的治疗和分析之后，她还有什么好展示的呢？也许，现在她感觉不想出去了——她讽刺地说："你可能会喜欢我的歌剧院的票。"

我说她讨厌被提醒，她来见我是因为需要我的帮助——现在看上去是我剥夺了她的美好感觉，因为是我不能忍受她拥有那么多。

A女士说，前一晚她做了一个梦，她独自登上了山顶。当她到达山顶时——她觉得她登的是珠穆朗玛峰——她俯视一切，感到很兴奋。所有的事物都很渺小，然后她在一块大石头上坐下，从口袋里拿出个苹果吃。

当我询问这个梦的时候，A女士说她最近读了一本书——《触摸巅峰》(touching the void)，可能诱发了她做这个登山的梦。她一直在想登山者可能感觉到的兴奋感，偶尔也想知道是什么驱使人们挑战极限。然后她忽然停下来，一阵沉默。然后她笑了，补充说她发现自己爬珠穆朗玛峰就吃了个苹果真是可笑。

我评论说，在梦中她很强，不需要什么东西或什么人，一个苹果足矣……

A女士说她告诉了丈夫自己的梦，他很简单地说这个梦没什么意义，他不接受梦需要解释的观点——他说，"解梦就是为了赚钱"，A的语气充满了挑衅。

我说她带给我一个梦，并不是让我们一起反思梦的意义，它更像是一个诱饵，这样她就可以转过身来，嘲弄我试图理解她的行为，无论怎样她都不会相信是为了她的最大利益——就是为了赚钱，我从她那里拿走什么，是为了满足我的需要。

A女士沉默了，然后说我一定厌烦她了。她觉得人们很快会厌烦她的不安全感,虽然她通过傲慢和强势加以掩盖。她说我帮助她认识到了这一点,她也不想这样表现,但有的时候身不由己。

我观察到她注意到对我的敌意,这让我想到了那个梦,还有她最近读的那本书。那本书讲的是两个人彼此依靠面对可怕的危机,一个人最终选择保全自己而不是对方。我说她之所以能容忍来见我,是因为她在头脑中设定了这样一个场景,她高高在上俯视渺小的、没有存在感的我,她觉得她完全依靠自己来做分析,她不允许自己冒险抓住我,万一我放开她,她就掉下去了。

A女士开始哭泣。擦干了眼泪后,她说她不知道为什么今天要盛装出席治疗——无论如何她得先回家补妆,因为妆都哭花了。她说她看上去糟透了,她的身体因为怀孕的缘故已经失去控制。她觉得自己很丑,她对自己的表现感到羞耻。

她的声音是断断续续的,我看到她的脆弱,跟刚进来时对我耀武扬威的状态判若两人。这唤起了我对她的温情。

我说她今天才进来的时候,想展示给我看她有多么不需要我,她也没有怀上一个需要她的孩子——她什么都有,但是现在她感到很担心,担心我从高处俯视她,担心我以她的耻辱为乐。

A女士泪水涟涟地说,她想我不喜欢跟她一起工作,一定很讨厌看到她,因为她如此难搞。我休假的时候,她想让自己不要想这个,因为如果她想了就会很绝望。

我问她,如果她允许自己想这件事,她会有什么感觉。

A女士说很简单:我再也不回来。

## 讨论

A女士内化的象征性的乳房是一个令人愤恨的存在,比她喂养的婴儿更美好、更令人兴奋。这是她一直试图防御的体验,方法是维持一个完全自给自足的自我表征: 在这方面,在顶峰之上的梦,既捕捉到她想站在俯视别人的优越地位的心态,也捕捉到她想自给自足的愿望,独自一人爬山,几乎不需要任何补给,只有一个苹果。

作为一个孩子,A女士觉得她的母亲把精力都放在自己的活动和朋友上,这对A女士造成了伤害。她也告诉我,母亲经常讲自己在生她的时候差点死掉的事。A女士觉得母亲在用这件事让她感到内疚。治疗经常被A女士对母亲的愤怒所主导。我想

A女士既感到有责任又感到被贬低了，反过来说，责任感取代了感恩之情。感恩只有在自由的接受与给予的关系中才能蓬勃发展。与此形成鲜明对比的是，如果一个人觉得对客体有责任，那么客体被视为是拥有自体的：自体和客体就这样以毁坏性的方式绑在了一起。

治疗分析的第一年的年末，A女士又生了一个女儿。整个妊娠期间，她都对生第二个孩子感到很矛盾，但是仍然觉得可以试试。她的丈夫想要一个大家庭，她看到她的另一个女儿可以从中受益，因为有了一个姐妹。我们花了大量的时间思考她如何看待"给"她女儿和丈夫这个女孩这件事，这在某种程度上强化了她的感觉，她觉得女儿对她有责任，就像她对母亲有责任一样。此外，这让她的被剥夺感空前高涨，就好像她两手空空，什么好东西都没有。这让她感到愤恨，周围的一切都让她难过。她试图满足自己的举动令她羞耻，因此不得不隐藏——这一动力活现在我们之间，在下面的治疗时段里变得明显起来，那时二女儿五个月大，第二年的分析开始了。

在周一的治疗中，A女士说到她对生活中各种人的不满，尤其是她的保姆，不仅让她觉得猥琐，还与她的丈夫调情。到治疗尾声，我已经很难再听进去她讲的东西了，当我问她能不能重复一遍刚才说的话的时候，她生气地回答道，这让她想起了一位年长的婶婶，她总让别人重复说过的事。她说她知道这不是婶婶的错，但是即便如此，她也害怕见到她，因为这使得交流变得非常困难。我发现自己感到压抑，但因为治疗已近尾声，我也不确定该怎么办，所以我没提这件事。她一离开我就意识到我对她有些恼火。

## 周二的咨询小节（分析治疗的第二年）

A女士迟到了10分钟，但是没提为什么。她坐到了沙发上，我发现她穿了一件低胸的上衣，露出了她的胸部。我闪过一个想法，就是这样有些不合适，那一刻我对自己的不满感到不安。

A女士就她的保姆、保姆的易变以及她所认为的"懒惰的"态度发表了长篇大论，然后指责丈夫不站出来反对保姆："他总是逃避，不告诉别人事情的真相。"她补充说，她想另找保姆，但总是忙于工作以致于她根本不能完成面试这一过程，特别是大部分面试者都"一无是处"。

我说，我想到周一咨询结束后，她可能很不安，上次我没有回应她指向我的攻

300

击,就好像她在面对耳聋的无用的婶婶,这位婶婶听不进去她说的话,不能站出来对她说出"事情的真相",帮不到她。

A女士沉默了一小会儿,然后说,上次治疗后她很焦虑,但不知道为什么。她觉得今天不想来治疗,这就是为什么她迟到了,因为拖延。她察觉到她深深地厌烦我,厌烦所有人,包括她的女儿。她说女儿很淘气,无视她的话,并且变得很擅长讨好她的丈夫,丈夫会无条件地给女儿想要的东西,这让她在育儿方面感到孤立无援。

我说她看上有困扰,而我没看出来也没回应,这引发了她两种反应:一方面她高兴地知道我以这种方式待在黑暗中,另一方面她想让我知道她内心的小女孩需要一个人经得起她的考验,这样才能就发生了什么,进行一场直白的、诚实的谈话。

A女士沉默了几分钟,身体僵硬起来就好像要强迫自己告诉我什么事。这段沉默中,我又重新感受到治疗一开始的那种不舒服的感觉。她最后说她知道我不会赞同,这就是为什么她不想提,但是她决定进一步隆胸。事实上,过去的几个月她已经咨询了很多家,因为她想找最好的医院做手术。她的丈夫十分反对,但是他现在也不怎么过问了,所以她觉得可以继续进行。听了她的话,我又重新察觉到她的脆弱,她需要有人帮她思考,而不是帮她诉诸行动。

我说她一方面需要在我面前掩盖什么,因为怕我不同意,另一方面又努力展示给我看她处于困境中,而我没有注意到这个困境。

A女士说她感觉自己的乳房严重下垂。她已经很多年不关注自己的身体了,但是看上去她年少时对身体的焦虑现在又卷土重来了。当我们开始或结束治疗的时候她走进咨询室总觉得很尴尬,因为她觉得我在看她,看她现在有多丑。当她看我的时候,觉得我看起来"聪明而年轻",但是她觉得自己很狼狈,周身都是宝宝的食物。

我说她将我视为可怕的、评判性的:我要么很厌恶地看着她,要么会看不起她想通过隆胸手术让自己变得更好的尝试。无论哪种方式,她都不相信我心里有任何空间可以用来理解她的绝望和不讨喜。

*301*

## 讨论
A女士的心里有一个高傲的、羞辱她的他者,不能用爱的眼光看她。她也潜意识地认同了这样一个客体，反过来把我放在那个乳房小而下垂的人的位置上，而且我的可耻的、"丑陋的"依赖性正与她苛责的目光相对。

做母亲对 A 女士来说太难了，因为对她来说婴儿是一个把所有营养都占为己有的克扣、剥削母亲的人（Lemma，2008）。我认为隆胸的幻想对她而言是让她重新找回了孩子夺走的丰满的胸部。她被剥夺了滋养的、充满爱的乳房，但她自己对乳房的渴望转化成了一种恨。在这个内心脚本中，A 女士作为一个本身被抛弃且没有得到过母乳喂养的孩子，嫉妒孩子依赖的丰沛的乳房。在她心里，孩子不知羞耻地索取。她恨女儿因为女儿对她的需求浑然不觉。换句话说，孩子不是她心里面的孩子；相反，孩子代表的是一个剥夺性母性客体，这位母亲对孩子的需求浑然不觉。在这个移情过程中，可以看出，嫉妒性地攻击好客体，目的是消除她对滋养的、充满爱的乳房的渴望。

## 结论

我希望这个案例报告可以说明，精神分析工作，不仅对病人，而且对治疗师，都有情感上的要求，治疗师需要仔细追踪自己的反移情和病人的移情。教科书和手册在这个旅程中是陪伴我们的最好的向导，帮助我们保持分析性的态度，使我们能够追踪潜意识思维的变化。

**注释**

1. 这个工作来自我作为精神分析师的实践。个案持续多年，一开始是一周两次，后来变成一周五次。

# 参考文献

Abbass, A. , Sheldon, A. , Gyra, J. & Kalpin, A. (2008) Intensive short-term dynamic psychotherapy for DSM-IV personality disorders: a randomized controlled trial. *Journal of Nervous and Mental Disease*, 196(3): 211 - 216.

Ablon, J. & Jones, E. (1999) Psychotherapy process in the National Institute of Mental Health treatment of depression collaborative research programme. *Journal of Consulting and Clinical Psychology*, 67(1): 64 - 75.

Adler, E. & Bachant, J. (1996) Free association and analytic neutrality: the basic structure of the psychoanalytic situation. *Journal of the American Psychoanalytic Association*, 44: 1021 - 1046.

Ainsworth, M. , Blehar, M. , Waters, E. & Wall, S. (1978) *Patterns of Attachment: A Psychological Study of the Strange Situation*. Hillsdale, NJ: Lawrence Erlbaum Associates.

Akhtar, S. (2000) From schisms through synthesis to informed oscillation: an attempt at integrating some diverse aspects of psychoanalytic technique. *Psychoanalytic Quarterly*, 69(2): 265 - 288.

Alexander, B. , Feigelson, S. & Gorman, J. M. (2005) Integrating the psychoanalytic and neurobiological views of panic disorder. *Neuro-Psychoanalysis*, 7: 129 - 170.

Alexander, F. & French, T. (1946) *Psychoanalytic Therapy: Principles and Applications*. New York: Ronald Press.

Allen, J. G. & Fonagy, P. (Eds.) (2006) *The Handbook of Mentalization-Based Treatment*. Hoboken, NJ: John Wiley & Sons.

Alvarez, A. (1992) *Live Company*. London: Routledge.

American Psychiatric Association. (1978) *Diagnostic and Statistical Manual of Mental Disorders: DSM-III Draft/Prepared by the Task Force on Nomenclature and Statistics of the American Psychiatric Association*. Washington, DC: American Psychiatric Association.

Angst, J. & Dobler-Mikola, A. (1985) The Zurich Study. VI. A continuum from depression to anxiety disorders? *European Archives of Psychiatry and Neurological Science*, 235: 179 - 186.

Arizmendi, T. (2008) Nonverbal communication in the context of dissociative processes. *Psychoanalytic Psychology*, 25: 443 – 457.

Bachar, E., Latzer, Y., Kreitler, S. & Berry, E. M. (1999) Empirical comparison of two psychological therapies. Self psychology and cognitive orientation in the treatment of anorexia and bulimia. *Journal of Psychotherapy Practice and Research*, 8(2): 115 – 128.

Bahktin, M. M. (1981) *The Dialogic Imagination*. Austin: University of Texas Press.

Baker, R. (2000) Finding the neutral position: patient and analyst perspectives. *Journal of the American Psychoanalytic Association*, 48(1): 129 – 153.

Balconi, M. & Lucchiari, C. (2008) Consciousness and arousal effects on emotional face processing as revealed by brain oscillations: a gamma band analysis. *International Journal of Psychophysiology*, 67(1): 41 – 46.

Balint, A. & Balint, M. (1939) On transference & countertransference. *International Journal of Psychoanalysis*, 20: 225 – 230.

Balint, M. (1968) *The Basic Fault: Therapeutic Aspects of Regression*. London: Tavistock Publications.

Barber, J., Crits-Christoph, P. & Luborski, L. (1996) Effects of therapist adherence and competence on patient outcome in brief dynamic therapy. *Journal of Consulting and Clinical Psychology*, 64: 619 – 622.

Barry, R. A., Kochanska, G. & Philibert, R. A. (2008) G×E interaction in the organization of attachment: mothers' responsiveness as a moderator of children's genotypes. *Journal of Child Psychology and Psychiatry*, 49(12): 1313 – 1320.

Bateman, A. (2000) Integration in psychotherapy: an evolving reality in personality disorder. *British Journal of Psychotherapy*, 17(2): 147 – 156.

Bateman, A., Brown, D. & Pedder, J. (2000) *Introduction to Psychotherapy: An Outline of Psychodynamic Principles and Practice* (3rd ed.). London: Routledge.

Bateman, A. W. & Fonagy, P. (1999) The effectiveness of partial hospitalization in the treatment of borderline personality disorder a randomised controlled trial. *American Journal of Psychiatry*, 156: 1563 – 1569.

Bateman, A. & Fonagy, P. (2006) *Mentalization-based Treatment for Borderline Personality Disorder: A Practical Guide*. Oxford: Oxford University Press.

Bateman, A. & Fonagy, P. (2008) 8-year follow-up of patients treated for borderline personality disorder: mentalization-based treatment versus treatment as usual. *American Journal of Psychiatry*, 165(5): 631 – 638.

Beck, A. T. & Bhar, S. S. (2009) Analyzing effectiveness of long-term psychodynamic psychotherapy. *JAMA*, 301(9): 931; author reply, 932 – 933.

Beebe, B. & Lachmann, F. (1988) The contribution of mother/infant mutual influence to the origins of self and object representations. *Psychoanalytic Psychology*, 5: 305 – 330.

Beebe, B. & Lachmann, F. (1994) Representation and internalisation in infancy: three principles of salience. *Psychoanalytic Psychology*, 11: 127 – 165.

Benedetti, F. (2010) *The Patient's Brain: The Neuroscience behind the Doctor-Patient Relationship*. Oxford: Oxford University Press.

Berger, B. (1999) Deprivation and abstinence in psychoanalytic psychotherapy. *Israel Journal of Psychiatry and Related Sciences*, 36(3): 164 – 173.

Berlin, I. (1969) *Four Essays on Liberty*. Oxford: Oxford University Press.

Bingham, N. (1996) Object-ions: from technological determinism towards geographies of relations. *Society and Space*, 15(6): 635 – 657.

Bingham, N. (1999) Unthinkable complexity: cyberspace otherwise. In: M. Crang & W.

Bion (1962a) A theory of thinking. *International Journal of Psychoanalysis*, 43: 306 – 310.

Bion, W. (1962b) Learning from experience. In: W. R. Bion (Ed.), *Seven Servants: Four Works*. New York: Jason Aronson.

Bion, W. (1967) *Second Thoughts*. London: Karnac Books.

Bion, W. (1970) *Cogitations*. London: Karnac Books.

Blagys, M. & Hilsenroth, M. (2000) Distinctive features of short term psychodynamic interpersonal psychotherapy: a review of the comparative psychotherapy process literature. *Clinical Psychology Science and Practice*, 7: 167 – 188.

Blass, R. B. & Carmeli, Z. (2007) The case against neuropsychoanalysis: on fallacies underlying psychoanalysis' latest scientific trend and its negative impact on psychoanalytic discourse. *International Journal of Psycho-Analysis*, 88: 19 – 40.

Blatt, S., Auerbach, J. & Levy, K. (1997) Mental representations in personality development, psychopathology and the therapeutic process. *Review of General Psychology*, 1 (4): 351 – 374.

Bleger, J. (1967) Psycho-analysis of the psycho-analytic setting. In: J. Churcher & L. Bleger (Eds.) (2012), *Symbiosis and Ambiguity: A Psychoanalytic Study*. London: Routledge.

Bloch, S., Browning, S. & McGrath, G. (1983) Humour in group psychotherapy. *British Journal of Medical Psychology*, 56: 89 – 97.

Blum, H. (1985) *Defence and Resistance: Historical Perspective and Current Concepts*. New York: International Universities Press.

Blum, H. (1994) *Reconstruction in Psychoanalysis*. New York: International Universities Press.

Bollas, C. (1996) Figures and their function: on the oedipal structure of a psychoanalysis. *Psychoanalytic Quarterly*, 65: 1 – 20.

Bollas, C. (1987) *The Shadow of the Object: Psychoanalysis of the Unthought Known*. London: FAB.

Bollas, C. (1999a) The goals of psychoanalysis. In: *The Mystery of Things*. London: Routledge.

Bollas, C. (1999b) *The Mystery of Things*. London: Routledge.

Bolognini, S. (2005) Il bar nel deserto. Simmetria e asimmetria nel trattamento di adolescenti difficili. *Rivista di Psicoanalisi*, 51(1), 33 – 44.

Bonaminio, V. (1993) Del non interpretare: alcuni spunti per una rivisitazione del contribuito di

M. Balint e due frammenti clinici. *Rivista di Psicoanalisi*, 39: 453 – 477.

Bonaminio, V. (2008) The person of the analyst: interpreting, not interpreting, and coun-tertransference. *Psychoanalytic Quarterly*, 77(4),1105 – 1146.

Bonaminio, V. (2010) Psychoanalysis and virtual reality. *International Journal of Psy-choanalysis*, 91(4): 985 – 988.

Bond, M., Banon, E. & Grenier, M. (1998) Differential effects of interventions on the therapeutic alliance with patients with personality disorders. *Journal of Psychotherapy Practice and Research*, 7: 301 – 318.

Borrill, C.S., *et al.*(1998) *Stress amongst NHS Staff: Final Report*. Sheffield: Institute of Work Psychology, Sheffield University.

Bram, A. & Gabbard, G.(2001) Potential space and reflective functioning: towards conceptual clarification & preliminary clinical implications. *International Journal of Psychoanalysis*, 82: 685 – 699.

Brazelton, B. & Cramer, B.(1991) *The Earliest Relationship*. London: Karnac Books.

Bremner, J.D.(2005) Effects of traumatic stress on brain structure and function: relevance to early responses to trauma. *Journal of Trauma and Dissociation*, 6: 51 – 68.

Brennan, K. & Shaver, P. (1994) Dimensions of adult attachment, affect regulation and romantic relationship functioning. *Personality and Social Psychology Bulletin*, 21: 267 – 283.

Brenneis, C.B. (1999) The analytic present in psychoanalytic reconstructions of the historical past. *Journal of the American Psychoanalytic Association*, 47(1): 187 – 201.

Brenner, C.(1982) *The Mind in Conflict*. New York: International Universities Press.

Brenner, C. (1994) The mind as conflict and compromise formation. *Journal of Clinical Psychoanalysis*, 3: 473 – 488.

Brenner, C.(2000) Observations on some aspects of current psychoanalytic theories (In Process Citation). *Psychoanalytic Quarterly*, 69(4): 587 – 632.

Brewin, C. (1997) Psychological defences and distortion of meaning. In: M. Power & C. Brewin (Eds.), *The Transformation of Meaning in Psychological Therapies*. Chichester: John Wiley & Sons.

Brewin, C., Andrews, B. & Gotleib, I. (1993) Psychopathology and early experience: a reappraisal of retrospective patterns. *Psychological Bulletin*, 113: 82 – 98.

Britton, R.(1989) The missing link: parental sexuality in the Oedipus complex. In: R.

Britton (1991) The Oedipus situation and the depressive position. In: R. Anderson (Ed.), *Clinical Lectures on Klein & Bion*. London: Routledge.

Britton, R.(1998) *Belief and Imagination*. London: Routledge.

Britton, R., Feldman M. & O'Shaughnessy, E. (1989) *The Oedipus Complex Today*. London: Karnac Books.

Britton, R. & Steiner, J. (1994) Interpretation: selected fact or overvalued idea? *International Journal of Psychoanalysis*, 75: 1069 – 1078.

Bronstein, C.(2013) Finding unconscious phantasy in the session; recognizing form. *Bulletin of the British Psychoanalytic Society*, 49(3): 16 – 21.

Brothers, L. (2002) The trouble with neurobiological explanations of mind. *Psychoanalytic Inquiry*, 22: 857 – 870.

Bucci, W. (2008) The role of bodily experience in emotional organization. *New Perspectives on the Multiple Code Theory*, 51 – 76.

Burka, J. B. (1996) The therapist's body in reality and fantasy: a perspective from an overweight therapist. In: B. Gerson (Ed.), *The Therapist as a Person. Life Crises, Life Choices, Life Experiences and Their Effects on Treatment*. Hillsdale, NJ: The Analytic Press, pp. 255 – 275.

Busch, F. (1995) Beginning a psychoanalytic treatment: establishing an analytic frame. *Journal of the American Psychoanalytic Association*, 43: 449 – 468.

Busch, F. (2000) What is a deep interpretation? *Journal of the American Psychoanalytic Association*, 48(1): 237 – 254.

Calef, V. and Weinshel, E. (1972) On certain neurotic equivalents of necrophilia. *International Journal of Psychoanalysis*, 53: 67 – 75.

Caper, R. (1997) A mind of one's own. *International Journal of Psychoanalysis*, 78: 265 – 278.

Caper, R. (1999) *A Mind of One's Own*. London: Routledge.

Caper, R. (2000) *Immaterial Facts: Freud's Discovery of Psychic Reality and Klein's Development of His Work*. London: Routledge.

Carlino, R. (2010) *Distance Psychoanalysis*. London: Karnac.

Carlsson, E. & Sroufe, L. (1995) Contribution of attachment theory to developmental psychopathology. In: D. Cicchetti & D. Cohen (Eds.), *Developmental Psychopathology: Vol. 1: Theory & Methods*. New York: Wiley.

Carrig, M. M., Kolden, G. G. & Strauman, T. J. (2009) Using functional magnetic resonance imaging in psychotherapy research: a brief introduction to concepts, methods, and task selection. *Psychotherapy Research*, 1 – 9.

Caspi, A., Sugden, K., Moffitt, T. E., Taylor, A., Craig, I. W., Harrington, H., *et al.* (2003) Influence of life stress on depression: moderation by a polymorphism in the 5-HTT gene. *Science*, 301(5631), 386 – 389.

Casement, P. (1985) *On Learning from the Patient*. London: Routledge.

Cassidy, J. & Shaver, P. R. (Eds.) (2008) *Handbook of Attachment: Theory, Research, and Clinical Applications* (2nd ed.). New York: Guilford.

Castonguay, L. G., Constantino, M. J. & Holtforth, M. G. (2006) The working alliance: where are we and where should we go? *Psychotherapy: Theory, Research, Practice, Training*, 43(3), 271.

Chartier, R. (1997) *On the Edge of the Cliff: History, Language, Practices*. Baltimore: John Hopkins University Press.

Chasseguet-Smirgel, J. (1989) Reflections on some thought disorders in non-psychotic patients: certain disturbances of thinking in individuals and groups. *Scandinavian Psychoanalytic*

*Review*, 12: 5 - 21.

Chessick, R. D. (2000) Psychoanalysis at the millennium. *American Journal of Psychotherapy*, 54(3): 277 - 290.

Civitarese, G. (2008) The intimate room. *Theory and technique of the analytic field*. London: Routledge.

Clarkin, J.F., Foelsch, P.A., Levy, K.N., Hull, J.W., Delaney, J.C. & Kernberg, O.F. (2001) The development of a psychodynamic treatment for patients with borderline personality disorder: a preliminary study of behavioral change. *Journal of Personality Disorders*, 15(6),487 - 495.

Clarkin, J., Levy, K., Lenzenweger, M. & Kernberg, O. (2007) Evaluating three treatments for borderline personality disorder: a multiwave study. *American Journal of Psychiatry*, 164(6),922 - 928.

Clarkin, J., Yeomans, F. & Kernberg, O. (2006) *Psychotherapy for Borderline Personality: Focusing on Object Relations*. New York: American Psychiatric Press.

Clowther, J. (1968) *Difficulties in the Analytic Encounter*. London: Free Association Books & Maresfield Library.

Clyman, R.B. (1991) The procedural organization of emotions: A contribution from cognitive science to the psychoanalytic theory of therapeutic action. *Journal of the American Psychoanalytic Association*, 39,349 - 349.

Cohen, J. (1962) The statistical power of abnormal-social psychological research: a review. *Journal of Abnormal and Social Psychology*, 65: 145 - 153.

Coles, R. (1992) *Anna Freud: The Dream of Psychoanalysis*. New York: Addison-Wesley.

Cooper, A. (2012) Talk talk: theories and practices for turbulent times. In: A. Lemma(Ed.), *Contemporary Developments in Adult and Young Adult Therapy*. London: Tavistock.

Cooper, A. & Lousada, J. (2010) The shock of the real: psychoanalysis, modernity, survival. In: A. Lemma, & M. Patrick (Eds.), *Off the Couch: Contemporary Psychoanalytic Applications*. London: Taylor & Francis, pp.33 - 45.

Couch, A. (1979) *Therapeutic Functions of the Real Relationship in Psychoanalysis*. Unpublished paper. Revised version of a paper on The Role of the Real Relationship in Analysis given at a scientific meeting at the Boston Psychoanalytic Society on 10 January 1979.

Crits-Christoph, P. & Connelly, M.B. (1999) Alliance and technique in short term dynamic therapy. *Clinical Psychology Review*, 19(6): 587 - 704.

Crits-Christoph, P., Cooper, A. & Luborsky, L. (1998) The measurement of accuracy of interpretations. In: L. Luborsky & P. Crits-Christoph (Eds.), *Understanding Transference: The Core Conflictual Relationship Method*. Washington, DC: American Psychological Association.

Cuijpers, P., van Straten, A., van Oppen, P. & Andersson, G. (2008) Are psychological and pharmacologic interventions equally effective in the treatment of adult depressive disorders? A meta-analysis of comparative studies. *Journal of Clinical Psychiatry*, 69(11): 1675 -

1685; quiz: 1639 – 1641.

Dahl, H. S. J., Røssberg, J. I., Crits-Christoph, P., Gabbard, G. O., Hersoug, A. G., Perry, J. C. ... & Høglend, P. A. (2014) Long-term effects of analysis of the patienttherapist relationship in the context of patients' personality pathology and therapists' parental feelings. *Journal of Consulting and Clinical Psychology*, 82(3): 460.

Damasio, A. (1999) *The Feeling of What Happens*. London: Heinemann.

Damasio, A. (2006) Minding the body. *Daedalus*, 135(3): 15 – 22.

Dare, C., Eisler, I., Russell, G., Treasure, J. & Dodge, L. (2001) Psychological therapies for adults with anorexia nervosa: randomised controlled trial of out-patient treatments. *British Journal of Psychiatry*, 178: 216 – 221.

David, L. & Vaillant, G. (1998) Anonymity, neutrality and confidentiality in the actual methods of Sigmund Freud. *American Journal of Psychiatry*, 155: 163 – 171.

Davies, M. (1989) The body in child analysis. *Journal of Analytical Psychology*, 34: 129 – 141.

de Maat, S., Dekker, J., Schoevers, R., van Aalst, G., Gijsbers-van Wijk, C., Hendriksen, M. ... & de Jonghe, F. (2008) Short psychodynamic supportive psychotherapy, antidepressants, and their combination in the treatment of major depression: a megaanalysis based on three Randomized Clinical Trials. *Depression and Anxiety*, 25(7): 565 – 574.

de Maat, S., de Jonghe, F., Schoevers, R. & Dekker, J. (2009) The effectiveness of longterm psychoanalytic therapy: a systematic review of empirical studies. *Harvard Review of Psychiatry*, 17(1): 1 – 23.

Department of Health. (2011) *No Health without Mental Health*. London: H. M. Government.

De Toffoli, C. (2011) The living body in psychoanalytic experience. *Psychoanalytic Quarterly*, 80: 585 – 618.

Dewald, P. (1982) The clinical importance of the termination phase. *Psychoanalytic Enquiry*, 2: 441 – 461.

Dini, K. (2009) Internet interaction: the effects on patient's lives and the analytic process. *JAPA*, 57: 979 – 988.

Donnet, J. L. (2005) *La Situation Analysante*. Paris: Presses Universitaires de France.

Driessen, E., Cuijpers, P., de Maat, S. C. M., Abbass, A. A., de Jonghe, F. & Dekker, J. J. M. (2009) The efficacy of short-term psychodynamic psychotherapy for depression: a meta-analysis. *Clinical Psychology Review*, 30(1): 25 – 36.

Druck, A. (1998) Deficit and conflict: an attempt at integration. In: S. Ellman, S. Grand, M. Silvan & S. Ellman (Eds.) *The Modern Freudians: Contemporary Psychoanalytic Technique*. Northvale, NJ: Jason Aronson.

Dunn, J. (1995) Intersubjectivity in psychoanalysis: a critical review. *International Journal of Psychoanalysis*, 76: 723 – 738.

Durham, R. C., Murphy, T., Allan, T., Richard, K., Treliving, L. R. & Fenton, G. W.

(1994) Cognitive therapy, analytic psychotherapy and anxiety management training for generalised anxiety disorder. *British Journal of Psychiatry*, 165(3): 315 – 323 .

Edelman, G. M. (1992) *Bright Air, Brilliant Fire: On the Matter of the Mind*. New York: Basic Books.

Edgecumbe, R. (2000) *Anna Freud*. London: Routledge.

Elkin, A. & Rosch, P. (1990) Promoting mental health at work. *Occupational Medicine State of the Art Review*, 5: 739 – 754.

Ermann, M. (2004, On medial identity. *International Forum of Psychoanalysis*, 13: 275 – 283.

Etchegoyen, R. (1991) *The Fundamentals of Psychoanalytic Technique*. London: Karnac Books.

Etchegoyen, R. H. (1999) *Fundamentals of Psychoanalytic Technique* (Rev. Ed.). London: Karnac Books.

Etkin, A., Klemenhagen, K. C., Dudman, J. T., Rogan, M. T., Hen, R., Kandel, E. R. & Hirsch, J. (2004) Individual differences in trait anxiety predict the response of the basolateral amygdala to unconsciously processed fearful faces. *Neuron*, 44(6): 1043 – 1055.

Fairbairn, W. (1954) *An Object-Relations Theory of the Personality*. New York: Basic Books.

Fairbairn, W. (1958) On the nature and aims of psychoanalytical treatment. *International Journal of Psychoanalysis*, 39: 374 – 385.

Falkenström, F., Granström, F. & Holmqvist, R. (2013) Therapeutic alliance predicts symptomatic improvement session by session. *Journal of Counseling Psychology*, 60(3): 317.

Ferenczi, S. (1919) On the technique of psychoanalysis. In: *Further Contributions to the Theory and Technique of Psychoanalysis*. New York: Basic Books.

Ferenczi, S. (1927) *Final Contributions*. London: Hogarth.

Ferris, P. (1997) *Dr. Freud: A Life*. London: Random House.

Ferro, A. (2003) Marcella: the transition from explosive sensoriality to the ability to think. *Psychoanalytic Quarterly*, 72: 183 – 200.

Fiorentini, G. (2011) L'analisi via Internet: variazoni di setting e dinamiche transferali-controtransferali. *Rivista di Psicoanalisi*, 58(1): 29 – 45.

Firestein, S. (1982) Termination of psychoanalysis: theoretical, clinical and paedagogic considerations. *Psychoanalytic Enquiry*, 2: 473 – 497.

Flax, J. (1981) Psychoanalysis and the philosophy of science. *Journal of Philosophy*, 78: 561 – 569.

Fonagy, P. (1982) Psychoanalysis and empirical science. *International Review of Psychoanalysis*, 9: 125 – 145.

Fonagy, P. (1989) On the integration of psychoanalysis and cognitive-behaviour therapy. *British Journal of Psychotherapy*, 5: 557 – 563.

Fonagy, P. (1996) The future of an empirical psychoanalysis. *British Journal of Psy-

*chotherapy*, 13: 106 – 118.

Fonagy, P. (1999a) Relation of theory and practice in psychodynamic therapy. *Journal of Clinical Child Psychology*, 28(4): 513 – 520.

Fonagy, P. (1999b) Memory and therapeutic action. *International Journal of Psychoanalysis*, 80(2): 215 – 224.

Fonagy, P. (2001) *Attachment Theory and Psychoanalysis*. New York: Other Press.

Fonagy, P. (2010) The changing shape of clinical practice: driven by science or pragmatics? *Psychoanalytic Psychotherapy*, 24(1): 22 – 43.

Fonagy, I. & Fonagy, P. (1995) Communication with pretend actions in language, literature and psychoanalysis. *Psychoanalysis and Contemporary Thought*, 18: 363 – 418.

Fonagy, F., Gergely, G., Jurist, E. & Target, M. (2002) *Affect Regulation, Mentalisation and the Development of the Self*. London: Other Press.

Fonagy, P., Kachele, H., Krause, R., Jones, E., Perron, R. & Lopez, L. (1999) *An Open Door Review of Outcome Studies in Psychoanalysis*. London: International Psychoanalytical Association.

Fonagy, P. & Lemma, A. (2012) 'Does psychoanalysis have a valuable place in modern mental health services?' The Maudsley Debate. *British Medical Journal*, 344: e1211.

Fonagy, P., Roth, A. & Higgitt, A. (2005) Psychodynamic psychotherapies: evidence-based practice and clinical wisdom. *Bulletin of the Menninger Clinic*, 69(1), 1 – 58.

Fonagy, P., Steele, H., Moran, G., Steele, M. & Higgitt, A. (1991) The capacity for understanding mental states: the reflective self in parent and child and its significance for security of attachment. *Infant Mental Health Journal*, 12: 201 – 218.

Fonagy, P. & Target, M. (1996) Playing with reality, 1: theory of mind and a normal development of psychic reality. *International Journal of Psychoanalysis*, 77: 217 – 233.

Fonagy, P. & Target, M. (2000) Playing with reality, 3: the persistence of dual psychic reality in borderline patients. *International Journal of Psychoanalysis*, 81(5): 853 – 874.

Fonagy, P. & Target, M. (2007) The rooting of the mind in the body: new links between attachment theory & psychoanalytic thought. *Journal of the American Psychoanalytic Association*, 55(2): 411 – 456.

Fonagy, P., Target, M. & Gergely, G. (2000) Attachment and borderline personality disorder: a theory and some evidence. *Psychiatric Clinics of North America*, 23(1): 103 – 122, vii-viii.

Fornari-Spoto, G. (2011) *The Bulletin of the British Psychoanalytical Society*, 47: 7 – 11.

Forrester, J. (1997) *Truth Games*. Cambridge, MA: Harvard University Press.

Fotopoulou, A., Conway, M. A. & Pfaff, D. (2012) *From the Couch to the Lab: Trends in Psychodynamic Neuroscience*. Oxford: Oxford University Press.

Frayn, D. (1992) Assessment factors associated with premature psychotherapy termination. *American Journal of Psychotherapy*, 46: 250 – 261.

Freedman, N., Hoffenberg, J. D., Vorus, N. & Frosch, A. (1999) The effectiveness of psychoanalytic psychotherapy: the role of treatment duration, frequency of sessions and the therapeutic relationship. *Journal of the American Psychoanalytic Association*, 47(3): 741 –

772.

Freud, A. (1936) *The Ego and the Mechanisms of Defence*. London: Karnac Books.

Freud, A. (1954) The widening scope of indications for psychoanalysis. *Journal of the American Psychoanalytic Association*, 2: 607 – 620.

Freud, A. (1965) *Normality and Pathology in Childhood: Assessments of Development*. London: Penguin Books.

Freud, S. (1899) *Screen Memories*. Standard Edition 3.

Freud, S. (1900) *The Interpretation of Dreams*. Standard Edition 4.

Freud, S. (1905) *Studies in Hysteria*.

Freud, S. (1910) *The Future Prospects of Psychoanalytic Therapy*. Standard Edition 11.

Freud, S. (1912) *The Dynamics of Transference*. Standard Edition 12.

Freud, S. (1913) *On Beginning the Treatment: Further Recommendations on the Technique of Psychoanalysis*. Standard Edition 12.

Freud, S. (1914) *Remembering, Repeating & Working Through*. Standard Edition 12.

Freud, S. (1915a) *Repression*. Standard Edition 14.

Freud, S. (1915b) *Observation on Transference Love*. Standard Edition 12.

Freud, S. (1919) *Lines of Advance in Psychoanalytic Therapy*. Standard Edition 17.

Freud, S. (1920) *Beyond the Pleasure Principle*. Standard Edition 18.

Freud, S. (1921) *Group Psychology and the Analysis of the Ego*. Standard Edition 18.

Freud, S. (1923a) *Two Encyclopaedia Articles*. Standard Edition 18.

Freud, S. (1923b) *The Ego and the Id*. Standard Edition 19.

Freud, S. (1926) *Inhibition, Symptoms and Anxiety*. Standard Edition 20.

Freud, S. (1930) *Civilization and Its Discontents*. Standard Edition 21.

Freud, S. (1937) *Analysis: Terminable and Interminable*. Standard Edition 23.

Freud, S. & Breuer, J. (1895) *Studies on Hysteria*. Standard Edition 2.

Friedman, L. (1999) Why is reality a troubling concept? *Journal of the American Psychoanalytic Association*, 47: 401 – 425.

Friedman, L. (2000) Modern hermeneutics and psychoanalysis. *Psychoanalytic Quarterly*, 69 (2): 225 – 264.

Frosh, S. (1997a) *For and Against Psychoanalysis*. London: Routledge.

Frosh, S. (1997b) Most modern narratives: or muddles in the mind. In R. Papadopoulos & J. Byng-Hall (Eds.) *Multiple Voices: Narrative and Systemic Family Psychotherapy*. London: Routledge.

Gabbard, G. O. (1989) On 'doing nothing' in the psychoanalytic treatment of the refractory... *International Journal of Psycho-Analysis*, 70: 527 – 534.

Gabbard, G. (1994) *Psychodynamic Psychiatry in Clinical Practice*. Washington, DC: American Psychiatric Press.

Gabbard, G. (1995) Countertransference: the emerging common ground. *International Journal of Psychoanalysis*, 76: 475 – 485.

Gabbard, G., Horowitz, L., Allen, J., Frieswyk, S., Newsome, J., Colson, D. & Coyne,

L. (1994a) Transference interpretation in the psychotherapy of borderline patients: a high risk high gain phenomenon. *Harvard Review of Psychiatry*, 2: 59 – 69.

Gabbard, G., Horowitz, L., Allen, J., Frieswyk, S., Newsome, J., Colson, D. & Coyne, L. (1994b) The effect of therapist's interventions on the therapeutic alliance of borderline patients. *Journal of the American Psychoanalytic Association*, 36: 697 – 727.

Gabbard, G. & Westen, D. (2003) Rethinking therapeutic action. *International Journal of Psychoanalysis*, 84(4), 823 – 841.

Gallese, V. (2007) Before and below 'theory of mind': embodied simulation and the neural correlates of social cognition. *Philosophical Transactions of the Royal Society B: Biological Sciences*, 362(1480), 659 – 669.

Gallese, V. (2009) The two sides of mimesis: Girard's mimetic theory, embodied simulation and social identification. *Journal of Consciousness Studies*, 16(4), 21 – 44.

Gallese, V., Eagle, M. N., & Migone, P. (2007) Intentional attunement: mirror neurons and the neural underpinnings of interpersonal relations. *Journal of the American Psychoanalytic Association*, 55, 131 – 176.

Gaston, L. (1990) The concept of the alliance and its role in psychotherapy: theoretical and empirical considerations. *Psychotherapy*, 27: 143 – 153.

Gay, P. (1988) *Freud: A Life for Our Time*. New York: W. W. Norton.

Gedo, J. (1986) *Conceptual Issues in Psychoanalysis: Essays in History and Method*. Hillsdale, NJ: The Analytic Press.

Gergely, G. (1991) Developmental reconstructions: infancy from the point of view of psychoanalysis and developmental psychology. *Psychoanalysis and Contemporary Thought*, 14: 3 – 55.

Gergely, G. & Watson, J. (1996) The social bio-feedback model of parental affect mirroring. *International Journal of Psychoanalysis*, 77: 1181 – 1212.

Gill, M. (1954) Comments on neutrality interpretation, therapeutic intent. Letter to the Editor. *Journal of the American Psychoanalytic Association*, 42: 681 – 684.

Gill, M. (1979) The analysis of transference. *Journal of the American Psychoanalytic Association*, 27( Suppl.): 263 – 288.

Gill, M. (1994) Comment on "Neutrality, interpretation and therapeutic intent". Letter to the Editor. *Journal of the American Psychoanalytic Association*, 42: 681 – 684.

Giovacchini, P. (1985) Introduction: counter-transference responses to adolescents. *Adolescent Psychiatry*, 12: 447 – 467.

Gitelson, M. (1952) The emotional position of the therapist in the psychoanalytic situation. *International Journal of Psychoanalysis*, 33: 1 – 10.

Glass, R. M. (2008) Psychodynamic psychotherapy and research evidence: Bambi survives Godzilla? *JAMA*, 300(13), 1587 – 1589.

Glassman, N. & Andersen, S. (1999) Activating transference without consciousness: using significant-other representations to go beyond what is subliminally given. *Journal of Personality and Social Psychology*, 77: 1146 – 1162.

Glenn, J. (1980) Notes on psychoanalytic concepts and style in Freud's case histories. In M. Kanzer & J. Glenn (Eds.) *Freud and His Patients*. New York: Jason Aronson.

Glover, E. (1955) *The Technique of Psychoanalysis*. New York: International Universities Press.

Goldberg, L. (1979) Remarks on transference-countertransference in psychotic states. *International Journal of Psycho-Analysis*, 60: 347 – 356.

Goldfried, M. & Weinberger, R. (1998) Towards a more clinically valid approach to therapy research. *Journal of Consulting and Clinical Psychology*, 66: 143 – 150.

Good, M. (1998) Screen reconstructions, traumatic memories, communication and the problem of verification in psychoanalysis. *Journal of American Psychoanalytic Association*, 46: 149 – 183.

Goodyer, I. (1990) *Life Experiences, Development and Childhood Psychopathology*. Chichester: John Wiley & Sons.

Graham, R. (2012) Where internet was, there ego shall be: community and well-being in a digital world. In: *Contemporary Developments in Adult and Young Adult Therapy: The Work of the Tavistock and Portman Clinics* (Vol. 1). London: Karnac Books.

Green, A. (2000) What kind of research for psychoanalysis? In J. Sandler, A. Sandler & R. Davies (Eds.) *Clinical & Observational Psychoanalytic Research: Roots of a Controversy*. London: Karnac Books.

Greenberg, J. (1996) Psychoanalytic words and psychoanalytic acts. *Contemporary Psychoanalysis*, 32: 195 – 203.

Greenberg, J. (2001) The analyst's participation. *Journal of the American Psychoanalytic Association*, 49(2): 359 – 381.

Greenberg, V. D. (1997) *Freud and His Aphasia Book: Language and the Sources of Psychoanalysis*. Ithaca, NY: Cornell University Press.

Greenfeld, S. (2014) *Mind Change: How Digital Technologies Are Leaving Their Mark on Our Brains*. London: Rider.

Greenson, R. (1967) *The Technique and Practice of Psychoanalysis*. London: Karnac Books.

Greenson, R. & Wexler, M. (1969) The non transference relationship in the psychoan-alytic situation. *International Journal of Psychoanalysis*, 50: 27 – 39.

Greenspan, S. (1977) The oedipal-pre-oedipal dilemma: a reformulation in the light of object relations theory. *International Review of Psychoanalysis*, 4: 381 – 391.

Gregory, R.J., Virk, S., Chlebowski, S., Kang, D., Remen, A.L., Soderberg, M.G. *et al*. (2008) A controlled trial of psychodynamic psychotherapy for co-occurring borderline personality disorder and alcohol use disorder. *Psychotherapy: Theory, Research, Practice, Training*, 45(1), 28 – 41.

Grinberg, L. (1990) *The Goals of Psychoanalysis*. London: Karnac Books.

Hamilton, V. (1996) *The Analyst's Preconscious*. Hillsdale, NJ: The Analytic Press.

Hanly, C. (1999) On subjectivity and objectivity in psychoanalysis. *Journal of the American Psychoanalytic Association*, 47: 427 – 444.

Hartmann, H. (1950) *Egopsychology and the Problem of Adaptation*. New York: International Universities Press.

Hartmann, H. (1964) *Essays on Egopsychology*. New York: International Universities Press.

Heimann, P. (1943) Some aspects of the role of introjection in early development. In P. King & R. Steiner (Eds.) *The Freud-Klein Controversies 1941 - 1945*. London: Routledge.

Heimann, P. (1950) On countertransference. *International Journal of Psychoanalysis*, 31: 81 - 84.

Heimann, P. (1960) Countertransference 2. *British Journal of Medical Psychology*, 33: 9 - 15.

Hesse, E. & Main, M. (2000) Disorganised infant, child and adult attachment: collapse in behavioural and attentional strategies. *Journal of the American Psychoanalytic Association*, 48: 1097 - 1127.

Hilliard, R. B., Henry, W. P. & Strupp, H. H. (2000) An interpersonal model of psychotherapy: linking patient and therapist developmental history, therapeutic process and types of outcome. *Journal of Consulting and Clinical Psychology*, 68(1): 125 - 133.

Hinshelwood, R. (1989) *A Dictionary of Kleinian Thought*. London: Free Association Books.

Hinshelwood, R. (1991) Psychodynamic formulation in assessment for psychotherapy. *British Journal of Psychotherapy*, 8(2): 166 - 174.

Hinshelwood, R. (1995) Psychodynamic formulation in assessment for psychoanalytic psychotherapy. In C. Mace (Ed.) *The Art & Science of Assessment in Psychotherapy*. London: Routledge.

Hinshelwood, R. (1999) Countertransference. *International Journal of Psychoanalysis*, 80: 797 - 818.

Hirshberg, L. (1993) Clinical interview with infants and their families. In C. Zeanah (Ed.) *Handbook of Infant Mental Health*. New York: Guilford Press.

Hobson, J. A. (2005) In bed with Mark Solms? What a nightmare! A reply to Domhoff. *Dreaming* 15: 21 - 29.

Hobson, P. (2002) *The Cradle of Thought*. London: Macmillan.

Hoffman, L. (1992) Some practical implications of the social constructivist view of the psychoanalytic situation. *Psychoanalytic Dialogues*, 2: 287 - 304.

Høglend, P. (1993) Suitability for brief dynamic psychotherapy. *Acta Psychiatrica Scandinavica*, 88: 104 - 110.

Hløglend, P. (1996) Long term effects of transference interpretations: comparing results from a quasi-experimental and a naturalistic long-term follow-up study of brief dynamic psychotherapy. *Acta Psychiatrica Scandinavica*, 93(3): 205 - 211.

Høglend, P. (2014) Exploration of the patient-therapist relationship in psychotherapy. *American Journal of Psychiatry*, 171(10): 1056 - 1066.

Høglend, P., Amlo, S., Marble, A., Bøgwald, K. P., Sørbye, Ø., Sjaastad, M. & Heyerdahl, O. (2006) Analysis of the patient-therapist relationship in dynamic psychotherapy: an experimental study of transference interpretations. *American Journal of Psychiatry*, 163(10): 1739 - 1746.

Høglend, P., Bøgwald, K., Amlo, S., Marble, A., Ulberg, R., Sjaastad, M. Sørbye, O., Heyerdahl, O. & Johansson, P. (2008) Transference interpretations in dynamic psychotherapy: do they really yield sustained affects? *American Journal of Psychiatry*, 165: 763 - 771.

Høglend, P., Bøgwald, K., Amlo, S., Marble, A., Ulberg, R., Sjaastad, M. Sørbye, O., Heyerdahl, O., Johansson, P. (2010) The mediating role of insight in long term improvements in psychodynamic therapy. *Journal of Consulting and Clinical Psychology*, 78(3): 438 - 448.

Høglend, P., Fossum, A. & Sorbye, O. (1992) Selection criteria for brief dynamic psychotherapy. *Psychotherapy and Psychosomatics*, 57: 67 - 74.

Holmes, J. (1998) Defensive and creative uses of narrative in psychotherapy: an attachment perspective. In G. Roberts & J. Holmes (Eds.) *Narrative in Psychotherapy and Psychiatry*. Oxford: Oxford University Press.

Horvath, A. & Symonds, B. (1991) Relation between working alliance and outcome in psychotherapy: a meta-analysis. *Journal of Consulting and Clinical Psychology*, 38: 139 - 149.

Horvath, A.O., Del Re, A.C., Flückiger, C., & Symonds, D. (2011) Alliance in individual psychotherapy. *Psychotherapy*, 48 (1), 9.

Horwitz, L. (1974) *Clinical Prediction in Psychotherapy*. New York: Jason Aronson.

Huber, D., Denscherz, C., Gastner, J., Henrich, G. & Klug, G. (Submitted) Psychodynamic long-term psychotherapies and cognitive-behavior therapy in comparison.

Hurvich, M. (1998) The influence of object relations theory on contemporary Freudian technique. In C. Ellman, S. Grand, M. Silven & S. Ellman (Eds.) *The Modern Freudians: Contemporary Psychoanalytic Technique*. Northvale, NJ: Jason Aronson.

Iacoboni, M. (2008) *Mirroring People: The New Science of How We Connect with Others*. New York: Farrar, Straus & Giroux.

Inderbitzin, L. B. & Levy, S. T. (2000) Regression and psychoanalytic technique: the concretization of a concept. *Psychoanalytic Quarterly*, 69(2): 195 - 233.

Isaacs, S. (1943) The nature and function of phantasy. In: M. Klein, P. Heimann, S. Isaacs & J. Riviere (Eds.) (1952) *Developments in Psychoanalysis*. London: Hogarth Press, pp. 67 - 121.

Isaacs-Elmhirst, S. (1988) The Kleinian setting for child analysis. *International Review of Psychoanalysis*, 15: 5 - 12.

Jackson, C. J. & Smillie, L. D. (2004) Appetitive motivation predicts the majority of personality and an ability measure: a comparison of BAS measures and a re-evaluation of the importance of RST. *Personality and Individual Differences*, 36(7), 1627 - 1636.

Jackson, M. & Williams, P. (1994) *An Imaginable Storm: A Search for Meaning in Psychosis*. London: Karnac Books.

Jacobs, T. (2001) On misreading and misleading patients: some reflections on communications, miscommunications and counter-transference enactments. *International Journal of Psychoanalysis*, 82: 653 – 670.

Johnson, M. (1987) *The Body in the Mind: The Bodily Basis of Meaning, Imagination and Reason*. Chicago: University of Chicago Press.

Jones, A. (1997) Experiencing language: some thoughts on poetry and psychoanalysis. *Psychoanalytic Quarterly*, 66: 683 – 700.

Jones, E. (1997) Modes of therapeutic action. *International Journal of Psychoanalysis*, 78: 1135 – 1150.

Jones, E., Cumming, J. & Horowitz, M. (1988) Another look at the non specific hypoth- esis of therapeutic effectiveness. *Journal of Consulting and Clinical Psychology*, 56: 48 – 55.

Jones, E. & Pulos, F. (1993) Comparing the process in psychodynamic and cognitive behavioural therapies. *Journal of Consulting and Clinical Psychology*, 61: 306 – 316.

Joseph, B. (1981) Defence mechanisms and fantasy in the psychoanalytical process. In B. Joseph (Ed.) *Psychic Equilibrium and Psychic Change*. London: Routledge.

Joseph, B. (1983) On understanding and not understanding some technica lissues. *International Journal of Psychoanalysis*, 64: 291 – 298.

Joseph, B. (1985) Transference: the total situation. *International Journal of Psychoanal-ysis*, 66: 447 – 454.

Joseph, B. (2000) Agreeableness as obstacle. *International Journal of Psychoanalysis*, 81(4): 641 – 650.

Joyce, A. & Piper, W. (1993) The immediate impact of transference interpretation in short term individual psychotherapy. *American Journal of Psychotherapy*, 47: 508 – 526.

Kandel, E. (1999) Biology and the future of psychoanalysis: a new intellectual framework for psychiatry revisited. *American Journal of Psychiatry*, 156: 505 – 524.

Kaplan-Solms, K. & Solms, M. (2000) *Clinical Studies in Neuro-Psychoanalysis*. London: Karnac Books.

Katz, E. (1999) When is enough enough? The process of termination with an older patient. In S. Ruszczynski & S. Johnson (Eds.), *Psychoanalytic Psychotherapy in the Kleinian Tradition*. London: Karnac Books.

Kazdin, A. E. (2006) Arbitrary metrics: implications for identifying evidence-based treatments. *American Psychologist*, 61(1): 42 – 49; discussion: 62 – 71.

Kazdin, A. E. (2008) Understanding how and why psychotherapy leads to change. *Psychotherapy Research*, 1 – 11.

Kernberg, O. (1965) *Countertransference in Borderline Conditions and Pathological Narcissism*. Northvale, NJ: Jason Aronson.

Kernberg, O. (1976) *Object Relations Theory and Clinical Psychoanalysis*. New York: Jason Aronson.

Kernberg, O. (1984) *Severe Personality Disorders: Psychotherapeutic Strategies*. New Haven, CT: Yale University Press.

Kernberg, O. (1985) *Internal World and External Reality: Object Relations Theory Applied*.

New York: Jason Aronson.

Kernberg, O. (1986) Institutional problems of psychoanalytic education: *Journal of the American Psychoanalytic Association*, 34: 799 – 834.

Kernberg, O. F. (1997) The nature of interpretation: intersubjectivity and the third position. *American Journal of Psychoanalysis*, 57(4): 297 – 312.

Kernberg, O. (1999) Psychoanalysis, psychoanalytic psychotherapy and supportive psychotherapy: contemporary controversies. *International Journal of Psychoanalysis*, 18 (6): 1075 – 1092.

Kernberg, O. F. (2000) The influence of the gender of patient and analyst in the psychoanalytic relationship (In Process Citation). *Journal of the American Psychoanalytic Association*, 48(3): 859 – 883.

Kernberg, O. (2002) Present challenges to psychoanalysis. In M. Leuzinger-Bohleber & M. Target (Eds.) *Out Comes the Psychoanalytic Treatment*. London: Whurr Publishers.

Kernberg, O. F. (2004) Psychoanalytic affect theory in the light of contemporary neurobiology. Paper presented at the 6th International Psychoanalytic Symposium, Delphi, Greece, October.

Kernberg, O., Burnstein, E., Coyne, L., Appelbaum, A., Horowitz, L. & Voth, H. (1972) Psychotherapy and psychoanalysis: final report of the Menninger Foundation's Psychotherapy Research Project. *Bulletin of the Menninger Clinic*, 36: 1 – 275.

Kernberg, O. F., Yeomans, F. E., Clarkin, J. F. & Levy, K. N. (2008) Transference focused psychotherapy: overview and update. *International Journal of Psychoanalysis*, 89(3),601 – 620.

Kihlstrom, J. (1987) The cognitive unconscious. *Science*, 237: 1445 – 1452.

Kihlstrom, J. (1997) Consciousness and me-ness. In: J. Cohen & J. Schooler (Eds.) *Scientific Approaches to Consciousness*. Mahwah, NJ: Lawrence Erlbaum.

Kilborne, B. (2011) Personal communication.

Kim-Cohen, J., Caspi, A., Moffitt, T. E., Harrington, H-L., Milne, B. J. & Poulton, R. (2003) Prior juvenile diagnoses in adults with mental disorder: developmental follow-back of a prospective longitudinal cohort. *Archives of General Psychiatry*, 60: 709 – 717.

King, P. (1977) Affective responses of the therapist to the patient's communication. *International Journal of Psychoanalysis*, 61(4): 451 – 573.

Kirkpatrick, L. & Davis, K. (1994) Attachment style, gender and relationship stability: a longitudinal analysis. *Journal of Personality and Social Psychology*, 66: 502 – 512.

Kirsner, D. (1990) Mystics and professionals in the culture of American psychoanalysis. *Free Associations*, 20: 85 – 104.

Kirsner, D. (2000) *Unfree Associations: Inside Psychoanalytic Institutes*. London: Process Press.

Klauber, J. (1981) *Difficulties in the Analytic Encounter*. London: Jason Aronson.

Klauber, J. (1986) *Difficulties in the Analytic Encounter*. London: Free Association Books and

Maresfield Library.

Klein, M. (1946) Notes on some schizoid mechanisms. In M. Klein, M. Heimann, S. Isaacs &. J. Riviere (Eds.) *Developments in Psychoanalysis*. London: Karnac Books.

Klein, M. (1950) On the criteria for the termination of a psychoanalysis. *International Journal of Psychoanalysis*, 31: 78 – 80.

Klein, M. (1952) The origins of transference. In: *Envy and Gratitude and Other Works*. London: Virago.

Klein, M. (1957) *Envy and Gratitude*. London: Virago.

Knekt, P., Lindfors, O., Harkanen, T., Valikoski, M., Virtala, E., Laaksonen, M. A. *et al*. (2008) Randomized trial on the effectiveness of long- and short-term psychody-namic psychotherapy and solution-focused therapy on psychiatric symptoms during a 3-year follow-up. *Psychological Medicine*, 38(5): 689 – 703.

Kohut, H. (1984) *How Does Analysis Cure?* Chicago: University of Chicago Press.

Kopta, S. M., Lueger, R. J., Saunders, S. M. &. Howard, K. I. (1999) Individual psychotherapy outcome and process research: challenges leading to greater turmoil or a positive transition? *Annual Review of Psychology*, 50: 441 – 469.

Korner, A., Gerull, F., Meares, R. &. Stevenson, J. (2006) Borderline personality disorder treated with the conversational model: a replication study. *Comprehensive Psychiatry*, 47: 406 – 411.

Kradin, R. (1999) Generosity: a psychological and interpersonal motivational factor of therapeutic relevance. *Journal of Anatylical Psychology*, 44(2): 221 – 236.

Kris, A. (1994) Freud's treatment of a narcissistic patient. *International Journal of Psychoanalysis*, 75: 649 – 664.

Kris, E. (1956) The recovery of childhood memories in psychoanalysis. *Psychoanalytic Study of the Child*, 11: 54 – 91.

Kriston, L., Holzel, L. &. Harter, M. (2009) Analyzing effectiveness of long-term psychodynamic psychotherapy. *JAMA*, 301(9): 930 – 931; author reply: 932 – 933.

Krupnick, J., Sotsky, S., Elkin, I., Watkins, J. &. Pilkonis, P. (1996) The role of the therapeutic alliance in psychotherapy and pharmocotherapy outcome: findings in the National Institute of Mental Health treatment of depression collaborative research programme. *Journal of Consulting and Clinical Psychology*, 64(3): 352 – 539.

Kubie, L. (1968) Unsolved problems in the resolution of the transference. *Psychoanalytic Quarterly*, 37: 331 – 352.

Kuutmann, K. &. Hilsenroth, M. J. (2012) Exploring in-session focus on the patient- therapist relationship: patient characteristics, process and outcome. *Clinical Psychology and Psychotherapy*, 19(3): 187 – 202.

Lachmann, F. &. Beebe, B. (1996) Three principles of salience in the patient/analyst interaction. *Psychoanalytic Psychology*, 13: 1 – 22.

La Greca, A. M., Silverman, W. K. &. Lochman, J. E. (2009) Moving beyond efficacy and effectiveness in child and adolescent intervention research. *Journal of Consulting and*

*Clinical Psychology*, 77(3): 373 - 382.

Lakoff, G. &. Johnson, M. (1999) *Philosophy in the Flesh: The Embodied Mind and Its Challenge to Western Thought*. New York: Basic Books.

Langs, R. (1998) *Ground Rules in Psychotherapy and Counseling*. London: Karnac Books.

Laplanche, J. (1998) Time and the other. In: *Essays on Otherness*. London: Routledge.

Laufer, E. (1981) The adolescent's use of the body in object relationships and in the transference. *Psychoanalytic Study of the Child*, 36: 163 - 180.

LeDoux, J. (1994) Emotion, memory and the brain. *Scientific American*, 270: 32 - 39.

LeDoux, J. (1995) Emotion: clues from the brain. *Annual Review of Psychology*, 46: 209 - 235.

LeDoux, J. (1998) *The Emotional Brain: The Mysterious Underpinnings of Emotional Life*. New York: Simon and Schuster.

LeDoux, J., Romanski, L. &. Xagorarise, A. (1989) Indelibility of subcortical emotional memories. *Journal of Cognitive Neuroscience*, 1: 238 - 243.

Leichsenring, F., Rabung, S. &. Leibing, E. (2004) The efficacy of short-term psychodynamic psychotherapy in specific psychiatric disorders: a meta-analysis. *Archives of General Psychiatry*, 61: 1208 - 1216.

Lemma, A. (1999) Starting from scratch: developing clinical psychology services in Bangladesh. *Psychodynamic Counselling*, 5(2): 193 - 204.

Lemma, A. (2000) *Humour on the Couch*. London: Whurr Publishers.

Lemma, A. (2008) Keeping envy in mind. In: P. Roth &. A. Lemma (Eds.) *Envy and Gratitude Revisited*. London: IPA/Karnac.

Lemma, A. (2010) *Under the skin: A psychoanalytic study of body modification*. London: Routledge.

Lemma, A. (2013) Transference on the couch. *Transference and Countertransference Today*, 127.

Lemma, A. (2014) *Minding the Body*. London: Routledge.

Lemma, A. &. Johnston, J. (2010) Editorial. *Psychoanalytic Psychotherapy: Applications, Theory and Research*, 24(3): 179 - 182.

Lemma, A. &. Patrick, M. (2010) Introduction. In: *Off the Couch: Contemporary Psychoanalytic Interpretation*. London: Routledge, pp. 1 - 14.

Lemma, A., Roth, A. &. Pilling, S. (2008) The competencies required to deliver effective psychoanalytic/psychodynamic therapy. Available at: www. ucl. ac. uk/CORE

Lemma, A., Target, M. &. Fonagy, P. (2010) The development of a brief psychodynamic protocol for depression: Dynamic Interpersonal Therapy. *Psychoanalytic Psychotherapy: Applications, Theory and Research*, 24(4), 329 - 346.

Lemma, A., Target, M. &. Fonagy, P. (2010) *Dynamic Interpersonal Therapy: A Clinician's Guide*. Oxford: Oxford University Press.

Lemma, A., Target, M. &. Fonagy, P. (2011) *Brief Dynamic Interpersonal Therapy: A Clinician's Guide*. Oxford: Oxford University Press.

Lemma, A. , Target, M. & Fonagy, P. (2011) The development of a brief psychodynamic intervention (Dynamic Interpersonal Therapy) and its application to depression: a pilot study. *Psychiatry: Biological and Interpersonal Processes*, 74,41 - 48.

Levine, H. B. & Friedman, R. J. (2000) Intersubjectivity and interaction in the analytic relationship: a mainstream view. *Psychoanalytic Quarterly*, 69: 63 - 92.

Levy, K. N. , Meehan, K. B. , Kelly, K. M. , Reynoso, J. S. , Weber, M. , Clarkin, J. F. & Kernberg, O. F. (2006) Change in attachment patterns and reflective function in a randomized control trial of transference-focused psychotherapy for borderline personality disorder. *Journal of Consulting and Clinical Psychology*, 74(6),1027.

Levy, K. N. & Scala, J. (2012) Transference, transference interpretations, and transference-focused psychotherapies. *Psychotherapy*, 49(3),391.

Levy, S. T. & Inderbitzin, L. B. (2000) Suggestion and psychoanalytic technique (In Process Citation). *Journal of the American Psychoanalytic Association*, 48(3): 739 - 758.

Levy, S. & Lemma, A. (Eds.) (2004) *The Perversion of Loss: Psychoanalytic Perspectives on Trauma*. London: Whurr Publishers.

Lichtenberg, J. (1978) The testing of reality from the standpoint of the body self. *Journal of the American Psychoanalytic Association*, 26: 453 - 484.

Lingiardi, V. (2008) Playing with unreality: transference and computer. *International Journal of Psychoanalysis*, panel report 91: 985 - 958.

Liotti, M. & Mayberg, H. S. (2001) The role of functional neuroimaging in the neuropsychology of depression. *Journal of Clinical and Experimental Neuropsychology*, 23: 121 - 136.

Lipton, S. (1977) The advantages of Freud's technique as shown in his psychoanalysis of the Ratman. *International Journal of Psychoanalysis*, 58: 255 - 273.

Lipton, S. (1979) An addendum to the advantages of Freud's technique as shown in his analysis of the Ratman. *International Journal of Psychoanalysis*, 60: 215,216.

Little, M. (1951) Countertransference and the patient's responses to it. *International Journal of Psychoanalysis*, 32: 32 - 40.

Loewenstein, R. (1958) Remarks on some variations in psychoanalytic technique. *International Journal of Psychoanalysis*, 38: 202 - 210.

Lombardi, R. (2005) On the psychoanalytic treatment of a psychotic breakdown. *Psychoanalytic Quarterly*, 74: 1069 - 1099.

Lombardi, R. (2009) Through the eye of the needle: the unfolding of the unconscious body. *Journal of the American Psychoanalytic Association*, 57(1): 61 - 94.

Lombardi, R. & Pola, M. (2010) The body, adolescence, and psychosis. *International Journal of Psychoanalysis*, 91(6),1419 - 1444.

Lopez-Corvo, R. E. (2000) Self-envy and intrapsychic interpretation. *Psychoanalytic Quarterly*, 68(2): 209 - 219.

Louw, F. & Pitman, M. (2001) Irreducible subjectivity and interactionism: a critique. *International Journal of Psychoanalysis*, 80: 747 - 765.

Lowental, U. (2000) Defence and resistance in the psychoanalytic process. *Psychoanalytic Review*, 87(1): 121–135.

Luborsky, L. & Crits-Christoph, P. (1998) *Understanding Transference*. Washington, DC: American Psychological Association.

Luborsky, L., Diguer, L., Seligman, D. A., Rosenthal, R., Krause, E. D., Johnson, S. *et al*. (1999) The researcher's own therapy allegiances: A 'wild card' in comparisons of treatment efficacy. *Clinical Psychology: Science and Practice*, 6: 95–106.

Lucas, R. (1992) The psychotic personality: a psychoanalytic theory and its applications in clinical practice. *Psychoanalytic Psychotherapy*, 6: 73–79.

Lyons-Ruth, K. (1999) The two person unconscious: intersubjective dialogue, inactive relational representation and the emergence of new forms of relation organisation. *Psychoanalytic Enquiry*, 19(4): 576–615.

Maier, G. J., Van Rybroek, G. J. & Mays, D. V. (1994) A report on staff injuries and ambulatory restraints: dealing with patient aggression. *Journal of Psychosocial Nursing and Mental Health Services*, 32(11), 23–29.

Main, M. (1995) Adult attachment classification system. In M. Main (Ed.) *Behaviour and the Development of Representational Models of Attachment: Five Methods of Attachment*. Cambridge: Cambridge University Press.

Malan, D. (1976) *The Frontier of Brief Psychotherapy: An Example of the Convergence of Research & Clinical Practice*. New York: Plenum Press.

Malan, D. (1979) *Individual Psychotherapy and the Science of Psychodynamics*. London: Butterworth.

Malan, D. (1980) *Towards the Validation of Dynamic Psychotherapy*. New York: Plenum Press.

Malcolm, R. R. (1989) As-if: the phenomenon of not learning. *International Journal of Psychoanalysis*, 71(1989): 385–392.

Mason, A. (2000) Bion and binocular vision. *International Journal of Psychoanalysis*, 81: 983–989.

Mayes, L. C. (2003) Partnering with the neurosciences. *Journal of the American Psychoanalytic Association*, 51: 745–753.

Mechelli, A. (2010) Psychoanalysis on the couch: can neuroscience provide the answers? *Medical Hypotheses*, 75: 594–599.

Meehl, P. (1994) Subjectivity in psychoanalytic inference: the nagging persistence of Wilhelm Fliess' Achensee Question. *Psychoanalysis Contemporary Thought*, 17: 3–82.

Meissner, W. W. (2000) On analytic listening. *Psychoanalytic Quarterly*, 69(2): 317–367.

Menzies-Lyth, I. (1959) Social systems as a defence against anxiety: a report on a study of a nursing service of a general hospital. *Human Relations*, 13: 95–121.

Michels, R. & Roose, S. P. (2005) Editorial. *Clinical Neuroscience Research*, 4: 289–290.

Milner, B., Squire, L. & Candle, E. (1998) Cognitive neuroscience and the study of memory. *Neuron Review*, 20: 445–468.

Milrod, B, Busch, F. , Cooper, A. &. Shapiro, T. (1997) *Manual of Panic-Focused Psycho-dynamic Psychotherapy*. Washington, DC: American Psychiatric Association Press.

Milton, J. ( 1997 ) Why assess? Psychoanalytic assessment in the NHS. *Psychoanalytic Psychotherapy*, 11(1): 47 - 58.

Mitchell, S. ( 1995 ) Interaction in the Kleinian and interpersonal tradition. *Contemporary Psychoanalysis*, 31: 65 - 91.

Mitrani, J. (2001) Taking the transference: some technical implications in three papers by Bion. *International Journal of Psychoanalysis*, 82(6): 1085 - 1104.

Modell, A. H. (1989) The psychoanalytic setting as a container of multiple levels of reality: a perspective on the theory of psychoanalytic treatment. *Psychoanalytic Inquiry*, 9: 67 - 87.

Mollon, P. (2002) *Shame &. Jealousy*. London: Karnac Books.

Molnos, A. (1995) *A Question of Time*. London: Karnac Books.

Money-Kyrle, R. (1956) Normal countertransference and some of its deviations. *International Journal of Psychoanalysis*, 37: 360 - 366.

Money-Kyrle, R. ( 1971 ) The aim of psychoanalysis. *International Journal of Psycho-analysis*, 52: 103 - 106.

Moore, B. &. Fine, B. (1990) *Psychoanalytic Terms and Concepts*. New Haven, CT: Yale University Press.

Morehead, D. ( 1999 ) Oedipus, Darwin &. Freud: one big happy family? *Psychoanalytic Quarterly*, 68(3): 347 - 375.

Newman, M. G. , Castonguay, L. G. , Borkovec, T. D. , Fisher, A. J. &. Nordberg, S. S. (2008) An open trial of integrative therapy for generalized anxiety disorder. *Psychother-apy: Theory, Research, Practice, Training*, 45(2): 135.

Newman, M. G. , Castonguay, L. G. , Borkovec, T. D. &. Molnar, C. (2004) Integrative psychotherapy. *Generalized Anxiety Disorder: Advances in Research and Practice*, 320 - 350.

Northoff, G. &. Boeker, H. (2006) Principles of neuronal integration and defense mechanisms: neuropsychoanalytic hypothesis. *Neuro-Psychoanalysis*, 8: 69 - 84.

Novick, J. &. Novick, K. K. (2000) Love in the therapeutic alliance. *Journal of the Amer-ican Psychoanalytic Association*, 48(1): 189 - 218.

Ogden, T. ( 1986 ) *The Matrix of the Mind: Object Relations and the Psychoanalytic Dialogue*. Northvale, NJ: Jason Aronson.

Ogden, T. H. (1989a) Playing, dreaming, and interpreting experience: comments on potential space. In: M. Fromm &. B. Smith ( Eds. ) *The Facilitating Environment: Clinical Applications of Winnicott's Theory*. Madison, CT: International University Press.

Ogden, T. (1989b) *The Primitive Edge of Experience*. Northvale, NJ: Jason Aronson.

Ogden, T. (1994) The analytic third: working with intersubjective clinical facts. *International Journal of Psychoanalysis*, 75: 3 - 19.

Ogrodniczuk, J. S. , Piper, W. E. , Joyce, A. S. &. McCallum, M. (1999) Transference inter-pretations in short-term dynamic psychotherapy. *Journal of Nervous Mental Disorders*,

187(9): 571－578.

Ogrodniczuk, J.S., Piper, W.E., Joyce, A.S. & McCallum, M. (2000) Different perspectives of the therapeutic alliance and therapist technique in 2 forms of dynamically oriented psychotherapy. *Canadian Journal of Psychiatry*, 45(5): 452－458.

Olivier, C. (1989) *Jocasta's Children*. London: Routledge.

Orgel, S. (2000) Letting go: some thoughts about termination. *Journal of the American Psychoanalytic Association*, 48 (3) : 719－738.

Pally, R. (2000) *The Mind-Brain Relationship*. London: Karnac Books.

Paniagua, C. (1991) Patients surface, clinical surface and workable surface. *Journal of the American Psychoanalytic Association*, 39: 669－685.

Panksepp, J. (1998) The periconscious substrates of consciousness: affective states and the evolutionary origins of the SELF. *Journal of Consciousness Studies*, 5(5－6),5－6.

Parsons, M. (2007) Raiding the inarticulate: the internal analytic setting and listening beyond the countertransference. *International Journal of Psychoanalysis*, 88 ( 6),1441－1456.

Pedder, J. (1988) Termination reconsidered. *International Journal of Psychoanalysis*, 69: 495－505.

Perelberg, R. (1999) Psychoanalytic understanding of violence & suicide: a review of the literature and some new formulations. In R. Perelberg (Ed.) *Psychoanalytic Understanding of Violence & Suicide*. London: Routledge.

Phelps, E.A. (2006) Emotion and cognition: insights from studies of the human amygdala. *Annual Review of Psychology*, 57,27－53.

Phelps, E.A. & LeDoux, J.E. (2005) Contributions of the amygdala to emotion processing: from animal models to human behavior. *Neuron*, 48 (2),175－187.

Phillips, A. (1997) Foreword. In: J. Forrester, *Truth Games*. Cambridge, MA: Harvard University Press.

Phillips, A. (2001) Equalities. *Journal of the British Association of Psychotherapists*, 39: 125－138.

Pine, F. (1981) In the beginning: contributions to a psychoanalytic developmental psychology. *International Review of Psychoanalysis*, 8: 15－33.

Pine, F. (1998) *Diversity and Direction in Psychoanalytic Technique*. New Haven, CT: Yale University Press.

Pine, F. (2000) Preface. In M. Mahler, F. Pine & A. Bergman, *The Psychological Birth of the Human Infant*. New York: Basic Books.

Piper, W.E., Azim, H.F., Joyce, A.S. & McCallum, M. (1991) Transfer interpretations, therapeutic alliance and outcome in short term individual psychotherapy. *Archives of General Psychiatry*, 48: 946－953.

Piper, W.E. & Duncan, S.C. (1999) Object relations theory and short-term dynamic psychotherapy: findings from the quality of object relations scale. *Clinical Psychology Review*, 19(6): 669－685.

Piper, W.E., McCallum, M., Joyce, A.S., Azim, H.F. & Ogrodniczuk, J.S. (1999)

Follow-up findings for interpretative and support forms of psychotherapy and patient personality variables. *Journal of Consulting and Clinical Psychology*, 67(2): 267–273.

Pope, K., Keith-Spiegel, P. & Tabachnick, B. (1995) Sexual attraction to clients. In K. Pope, J. Sonne & J. Holroyd (Eds.) *Sexual Feelings in Psychotherapy*. Washington, DC: American Psychological Association.

Pulver, S. E. (2003) On the astonishing clinical irrelevance of neuroscience. *Journal of the American Psychoanalytic Association*, 51: 755–772.

Quinton, D. & Rutter, M. (1985a) Parenting behaviour of mothers raised in care. In A. Nicol (Ed.) *Longitudinal Studies in Child Psychology and Psychiatry*. Chichester: John Wiley & Sons.

Quinton, D. & Rutter, M. (1985b) Family pathology and child psychiatric disorders: a four year prospective study. In A. Nicol (Ed.) *Longitudinal Studies in Child Psychology and Psychiatry*. Chichester: John Wiley & Sons.

Raphael-Leff (1991) *Psychological Processes of Childbearing*. London: Chapman & Hall.

Raphael-Leff, J. (2008) The "dreamer" by daylight: imaginative play, creativity, and generative identity. *The Psychoanalytic Study of the Child*, 64, 14–53.

Rawlins, M. (2008) *De Testimonio: On the Evidence for Decisions about the Use of Therapeutic Interventions* (The Harveian Oration). London: Royal College of Physicians.

Rayner, E. (1991) *The Independent Mind in British Psychoanalysis*. London: Free Association Books.

Reed, G. S. (1997) The analyst's interpretation as fetish. *Journal of the American Psychoanalytic Associationh*, 45(4): 1153–1181.

Reich, W. (1928) On character analysis. In R. Fliess (Ed.) *The Psychoanalytic Reader*. London: Hogarth.

Reich, W. (1949) *Character Analysis*. New York: International Universities Press.

Reik, T. (1948) *Listening with the Third Ear: The Inner Experience of a Psychoanalyst*. New York: Farrar, Straus & Giroux.

Renik, O. (1993) Analytic interaction: conceptualising technique in light of the analyst's irreducible subjectivity. *Psychoanalytic Quarterly*, 62: 553–571.

Renik, O. (1998a) The analyst's subjectivity and the analyst's objectivity. *International Journal of Psychoanalysis*, 79: 487–497.

Renik, O. (1998b) Getting real in analysis. *Psychoanalytic Quarterly*, 67: 566–593.

Rey, H. (1994) *Universals of Psychoanalysis and the Treatment of Psychotic and Borderline States*. London: Free Association Books.

Rhode, M. (2005) Mirroring, imitation, identification: the sense of self in relation to the mother's internal world. *Journal of Child Psychotherapy*, 31(1): 52–71.

Rieff, P. (1961) *Freud: The Mind of the Moralist*. New York: Harper & Row.

Riesenberg-Malcolm, R. (1986) Interpretation: the past in the present. In E. BottSpillius (Ed.) *Melanie Klein Today (2)*. London: Routledge.

Riviere, J. (1936) On the genesis of psychical conflict in earliest infancy. *International Journal of Psychoanalysis*, 17: 395 – 422.

Roepke, S. & Renneberg, B. (2009) Analyzing effectiveness of long-term psychodynamic psychotherapy. *JAMA*, 301(9): 931 – 932; author reply: 932 – 933.

Rolls, E. T. (1995) A theory of emotion and consciousness, and its application to under-standing the neural basis of emotion. In: M. S. Gazzaniga (Ed.) *The Cognitive Neu-rosciences*. Cambridge, MA: MIT Press.

Rorty, R. (1989) *Contingency, Irony and Solidarity*. Cambridge: Cambridge University Press.

Rosenberg, V. (1999) Erotic transference and its vicissitudes in the counter-transference. In S. Johnson & S. Ruszczynski (Eds.) *Psychoanalytic Psychotherapy in the Independent Tradition*. London: Karnac Books.

Rosenfeld, H. (1983) Primitive object relations and mechanisms. *The International Journal of Psychoanalysis*, 64: 261 – 267.

Rosenfeld, H. (1987a) *Impasse and Interpretation*. London: Routledge.

Rosenfeld, H. (1987b) *Listening and Interpretation. Therapeutic and Anti-therapeutic Factors in the Psychoanalytic Treatment of Psychotic, Borderline, and Neurotic Patients*. London: Tavistock Publications.

Ross, J. M. (1999) Once more onto the couch, consciousness and preconscious defences on psychoanalysis. *Journal of the American Psychoanalytic Association*, 47(1): 91 – 111.

Roth, P. (2001) Mapping the landscape: levels of transference interpretation. *International Journal of Psychoanalysis*, 82(3): 533 – 544.

Roth, A. & Fonagy, P. (1996) *What Works for Whom?* London: Guilford Press.

Roth, A. & Fonagy, P. (2005) *What Works for Whom? A Critical Review of Psychotherapy Research* (2nd ed.). New York: Guilford Press.

Roys, P. (1999) Recollection and historical reconstruction. In S. Ruszczynski & S. Johnson (Eds.) *Psychoanalytic Psychotherapy in the Kleinian Tradition*. London: Karnac Books.

Rudnytsky, P. (2002) *Reading Psychoanalysis: Freud, Rank, Ferenczi, Groddeck*. Ithaca, NY: Cornell University Press.

Rustin, M. (1991) *The Good Society and the Inner World*. London: Verso.

Sabbadini, A. (2013) New technologies and the psychoanalytic setting. In: A. Lemma & L. Caparrotta (Eds.) *Psychoanalysis in the Technoculture Era*. London: Routledge.

Sacret, J. (1999) Inter-relationships between internal and external factors in early devel-opment: current Kleinian thinking and implications for technique. In S. Ruszczynski & S. Johnson (Eds.) *Psychoanalytic Psychotherapy in the Kleinian Tradition*. London: Karnac Books.

Safran, J. D. & Muran, J. C. (2000) *Negotiating the Therapeutic Alliance: A Relational Treatment Guide*. New York: Guilford Press.

Salminen, J. K., Karlsson, H., Hietala, J., Kajander, J., Aalto, S., Markkula, J. ... & Toikka, T. (2008) Short-term psychodynamic psychotherapy and fluoxetine in major depressive disorder: a randomized comparative study. *Psychotherapie Psychosomatik*, 77 (6),351 – 357.

Sameroff, A. (1983) Developmental systems: context and evolution In: W. Massey (Ed.) *Massey's Handbook of Child Psychology* (Vol.1). New York: Wiley.

Sandler, J. (1976) Countertransference and role responsiveness. *International Review of Psychoanalysis*, 3: 43 – 47.

Sandler, J. (1983) Reflections on some relations between psychoanalytic concepts and psychoanalytic practice. *International Journal of Psychoanalysis*, 64: 35 – 45.

Sandler, J. (1987) *From Safety to Superego: Selected Papers of Joseph Sandler*. New York: Guilford Press.

Sandler, J., Dare, C. & Holder, A. (1973) *The Patient & the Analyst*. London: Maresfield Library.

Sandler, J. & Dreher, A. (1996) *What Do Psychboanalysts Want?* London: Routledge.

Sandler, J. & Sandler, A. M. (1984) The past unconscious, the present unconscious and interpretation of the transference. *Psychoanalytic Enquiry*, 4: 367 – 399.

Sandler, J. & Sandler, A. (1997) A psychoanalytic theory of repression and the unconscious. In J. Sandler & P. Fonagy (Eds.) *Recovered Memories of Abuse: True or False?* London: Karnac Books.

Schachter, J. (1992) Concepts of termination and post-termination: patient/analyst contact. *International Journal of Psychoanalysis*, 73: 137 – 154.

Schachter, J. & Brauer, L. (2001) The effect of the analyst's gender and other factors on post termination patient-analyst contact. *International Journal of Psychoanalysis*, 82(6): 1123 – 1132.

Schacter, D. L. (1999) The seven sins of memory: insights from psychology and cognitive neuroscience. *American Psychologist*, 54(3): 182.

Schacter, D.L. & Tulving, E. (Eds.) (1994) *Memory Systems 1994*. Cambridge, MA: MIT Press.

Schaffer, J. A. (1998) Transference and countertransference interpretations: harmful or helpful in short term dynamic therapy? *American Journal of Psychotherapy*, 52(1): 1 – 17.

Scharff, J (2010) Telephone analysis. Panel report. *International Journal o f Psychoanalysis*, 91: 989 – 992.

Schore, A. (1994) *Affect Regulation and the Origin of the Self*. Hillsdale, NJ: Lawrence Erlbaum.

Searles, H. (1979) *Countertransference and Related Subjects*. Madison, WI: International Universities Press.

Segal, H. (1957) Notes on symbol formation. In *The Work of Hanna Segal*. London: Jason Aronson.

Segal, H. (1993) Countertransference. In A. Alexandris & G. Vaslamatzis (Eds.) *Countertransference: Theory*, Technique, *Teaching*. London: Karnac Books.

Semenza, C. (2001) Psychoanalysis and cognitive neuropsychology: theoretical and methodological affinities. *Neuro-Psychoanalysis*, 3: 3 – 45.

Shai, D., & Fonagy, P. (2013) Beyond words: parental embodied mentalizing and the parentinfant dance. In: M. Mikulincer & P. R. Shaver (Eds.) *Mechanisms of Social Connection from Brain to Group*. Washington, DC: American Psychological Association, pp. 185 – 203.

Shapiro, D. , Reiss, A. , Barkham, M. , Hardy, G. , Reynolds, S. & Startup, M. (1995) Effects of treatment duration and severity of depression on the maintenance of gains following cognitive behavioural and psychodynamic interpersonal psychotherapy. *Journal of Consulting and Clinical Psychology*, 63: 378 – 387.

Shedler, J. (2010) The efficacy of psychodynamic psychotherapy. *American Psychologist*, 65: 98 – 109.

Shedler, J. , Beck, A. , Fonagy, P. , Gabbard, G. O. , Gunderson, J. , Kernberg, O. ... & Westen, D. (2010) Personality disorders in DSM – 5. *American Journal of Psychiatry*, 167(9): 1026 – 1028.

Shedler, J. & Westen, D. (2004) Refining personality disorder diagnosis: integrating science and practice. *American Journal of Psychiatry*, 161(8): 1350 – 1365.

Shevrin, H. (2002) A psychoanalytic view of memory in the light of recent cognitive and neuroscience research. *Neuro-Psychoanalysis*, 2: 131 – 147.

Shulman, R. G. & Reiser M. F. (2004) Freud's theory of mind and functional imaging experiments. *Neuro-Psychoanalysis*, 6: 133 – 164.

Sinason, V. (Ed.) (2002) *Attachment Trauma and Multiplicity*. London: Routledge.

Slade, A. (2000) The development and organisation of attachment: implications for psychoanalysis (In Process Citation). *Journal of the American Psychoanalytic Association*, 48 (4): 1147 – 1174; discussion: 1175 – 1187.

Smith, D. (1991) *Hidden Conversations*. London: Routledge.

Solms, M. & Turnbull, O. (2002) *The Brain and the Inner World*. New York: Other Press.

Spence, D. (1982) *Narrative Truth and Historical Truth*. New York: W. W. Norton.

Spiegel, J. , Severino, S. K. & Morrison, N. K. (2000) The role of attachment functions in psychotherapy. *Journal of Psychotherapy Practice and Research*, 9(1): 25 – 32.

Spillius, E. (1988) *Melanie Klein Today. Vol. 1: Mainly Theory; Vol. 2: Mainly Practice*. London: Routledge.

Spillius, E. B. (1994) Developments in Kleinian thought: overview and personal view. *Contemporary Kleinian Psychoanalysis: Psychoanalytic Inquiry*, 14: 324 – 364.

Stein, D. J. , Solms, M. & Van Honk, J. (2006) The cognitive-affective neuroscience of the unconscious. *CNS Spectrums*, 11(8): 580.

Steiner, J. (1990) Pathological organisations as obstacles to mourning: the role of unbearable guilt. *International Journal of Psychoanalysis*, 71: 87 – 94.

Steiner, J. (1992) The equilibrium between the paranoid schizoid and the depressive positions. In R. Anderson (Ed.) *Clinical Lectures on Klein and Bion*. London: Routledge.

Steiner, J. (1993) *Psychic Retreat*. London: Routledge.

Steiner, J. (1996) The aim of psychoanalysis in theory and practice. *International Journal of Psychoanalysis*, 77: 1073 – 1083.

Steiner, J. (2000) Containment, enactment and communication. *The International Journal of Psychoanalysis*, 81(2), 245 - 255.

Stern, D. (1985) *The Interpersonal World of the Infant*. New York: Basic Books.

Stern, D. (2000) The relevance of empirical infant research to psychoanalytic theory and practice. In J. Sandler, A. Sandler & R. Davis (Eds.) *Clinical & Observational Psychoanalytic Research: Roots of a Controversy*. London: Karnac Books.

Stern, D., Sander, L., Nahum, J., Harrison, A. M., Lyons-Ruth, K., Morgan, A. C., Bruschweiler-Stern & Tronick, E. Z. (1998) Non-interpretative mechanisms in psychoanalytic therapy: there's something more than interpretation. *International Journal of Psychoanalysis*, 79(5): 903 - 922.

Stolorow, R. & Atwood, G. (1997) Deconstructing the myth of the neutral analyst: an alternative from intersubjective systems theory. *Psychoanalytic Quarterly*, 66: 431 - 449.

Strachey, J. (1934) The nature of the therapeutic action of psychoanalysis. *International Journal of Psychoanalysis*, 15: 127 - 159.

Strenger, C. (1989) The classic and romantic visions in psychoanalysis. *International Journal of Psychoanalysis*, 70: 595 - 610.

Stewart, H. (1990) Psychic experience and problems of technique. *International Journal of Psychoanalysis*, 71: 61 - 70.

Sullivan, H. (1953) *The Interpersonal Theory of Psychiatry*. New York: W.W. Norton.

Svanborg, P., Gustavsson, P. & Weinryb, R. M. (1999) What patient characteristics make therapists recommend psychodynamic psychotherapy or other treatment forms? *Acta Psychiatrica Scandinavica*, 99(2): 87 - 94.

Svartberg, M., Stiles, T. C. & Seltzer, M. H. (2004) Randomized, controlled trial of the effectiveness of short-term dynamic psychotherapy and cognitive therapy for cluster C personality disorders. *American Journal of Psychiatry*, 161, 810 - 817.

Symington, J. & Symington, N. (1996) *The Clinical Thinking of Wilfred Bion*. London: Routledge.

Symington, N. (2011) Analysis and supervision by telephone and Skype: letter. *Bulletin of the British Psychoanalytical Society*, 47(9): 46.

Szasz, T. (1963) The concept of transference. *International Journal of Psychoanalysis*, 44: 432 - 443.

Tarachow, S. (1963) *An Introduction to Psychotherapy*. New York: International Universities Press.

Target, M. & Fonagy, P. (1996) Playing with reality II: the development of psychic reality from a theoretical perspective. *International Journal of Psychoanalysis*, 77: 459 - 479.

Thase, M. E. (2003) Evaluating antidepressant therapies: remission as the optimal outcome. *Journal of Clinical Psychiatry*, 64 (Suppl. 13), 18 - 25.

Thombs, B. D., Bassel, M. & Jewett, L. R. (2009) Analyzing effectiveness of long-term psychodynamic psychotherapy. *JAMA*, 301(9), 930; author reply: 932 - 933.

Ticho, E. (1972) Termination of psychoanalysis: treatment goals, life goals. *Psychoanalytic*

*Quarterly*, 41: 315 – 333.

Tintner, J. (2007) Bypassing barriers to change? *Contemporary Psychoanalysis*, 43: 121 – 13 4.

Truant, G. S. (1999) Assessment of suitability for psychotherapy. II: assessment based on basic process goals. *American Journal of Psychotherapy*, 52(1): 17 – 34.

Tuckett, D. (2001) Towards a more facilitating peer environment. *International Journal of Psychoanalysis*, 82: 643 – 651.

Tyndale, A. (1999) How far is transference interpretation essential to psychic change? In S. Johnson & S. Ruszczynski (Eds.) *Psychoanalytic Psychotherapy in the Independent Tradition*. London: Karnac Books.

Tyrrell, C. L. , Dozier, M. , Teague, G. B. & Fallot, R. D. (1999) Effective treatment relationships for persons with serious psychiatric disorders: the importance of attachment states of mind. *Journal of Consulting and Clinical Psychology*, 67(5): 725 – 733.

Ulberg, R. , Høglend, P. , Marble, A. & Johansson, P. (2012) Women respond more favorably to transference intervention than men: a randomized study of long-term effects. *The Journal of Nervous and Mental Disease*, 200(3), 223 – 229.

Ulberg, R. , Johansson, P. , Marble, A. & Høglend, P. (2009) Patient sex as moderator of effects of transference interpretation in a randomized controlled study of dynamic psychotherapy. *Canadian Journal of Psychiatry. Revue canadienne de psychiatrie*, 54 (2), 78 – 86.

Ursano, R. & Hales, R. (1986) A review of brie findividual psychotherapies. *American Journal of Psychiatry*, 143: 1507 – 1517.

Vaillant, G. (1971) Theoretical hierarchy of adaptive ego-mechanisms. *Archives of General Psychiatry*, 24: 107 – 118.

Varela, F. J. , Rosch, E. & Thompson, E. (1992) *The Embodied Mind: Cognitive Science and Human Experience*. Cambridge, MA: MIT Press.

Vaslamatzis, G. , Markidis, M. & Katsouyanni, K. (1989) Study of the patient's difficulties in ending brief psychoanalytic psychotherapy. *Psychotherapy and Psychosomatics*, 52: 173 – 178.

Viederman, M. (1991) The real person of the therapist and his role in the process of psychoanalytic cure. *International Journal of Psychoanalysis*, 39: 451 – 489.

Viorst, J. (1982) Experiences of loss at the end of analysis: the analyst's response to termination. *Psychoanalytic Enquiry*, 2: 399 – 418.

Wallerstein, R. (1983) Self psychology and classical psychoanalytic psychology: the nature of their relationship. In: A. Goldberg (Ed.) *The Future of Psychoanalysis*. New York: International Universities Press.

Wallerstein, R. (1988) One psychoanalysis or many? *International Journal of Psychoanalysis*, 69: 5 – 21.

Wallerstein, R. (Ed.) (1992) *The Common Ground of Psychoanalysis*. Northvale, NJ: Jason Aronson.

Wampold, B. E. (2001) *The Great Psychotherapy Debate: Models*, Methods, *and Findings*.

Hillsdale, NJ: Laurence Erlbaum.

Wampold, B. E., Imel, Z. E. & Minami, T. (2007) The story of placebo effects in medicine: evidence in context. *Journal of Clinical Psychology*, 63(4), 379 – 390.

Waska, R. T. (2000) Intrapsychic momentum and the psychoanalytic process. *American Journal of Psychotherapy*, 54(1): 26 – 42.

Weiss, A. P., Guidi, J. & Fava, M. (2009) Closing the efficacy-effectiveness gap: trans-lating both the what and the how from randomized controlled trials to clinical practice. *Journal of Clinical Psychiatry*, 70(4), 446 – 449.

Westen, D. (1998) The scientific legacy of Sigmund Freud: toward a psychodynamically informed psychological science. *Psychological Bulletin*, 124(3), 333.

Westen, D., Novotny, C. M. & Thompson-Brenner, H. (2004) The empirical status of empirically supported psychotherapies: assumptions, findings and reporting in controlled clinical trials. *Psychological Bulletin*, 130, 631 – 663.

Whitrow, G. (1988) *Time in History: The Evolution of Our General Awareness of Time and Temporal Perspective*. Oxford: Oxford University Press.

Winnicott, D. W. (1945) Primitive emotional development. *International Journal of Psychoanalysis*, 26: 137 – 143.

Winnicott, D. (1947) Hate in the countertransference. In: *Collected Papers*. London: Tavistock Publications.

Winnicott, D. W. (1956) *Primary Maternal Preoccupation*. London: Tavistock.

Winnicott, D. (1958) *Collected Papers: Through Paediatrics to Psychoanalysis*. London: Karnac Books.

Winnicott, D. (1962) The aims of psycho-analytical treatment. In: *The Maturational Processes and the Facilitating Environment*. London: Karnac Books.

Winnicott, D. (1971) *Playing and Reality*. London: Karnac Books.

Winnicott, D. (1975) *Through Paediatrics to Psychoanalysis: Collected Papers*. London Karnac Books.

Wiser, S. & Goldfried, M. (1996) Verbal interventions in significant psychodynamic interpersonal and cognitive behavioural therapy sessions. *Psychotherapy Research*, 6: 308 – 319.

Wiswede, D. (2014) Tracking functional brain changes in patients with depression under psychodynamic psychotherapy using individualized stimuli. *PloS ONE*, 9(10): e109037.

Wolff, P. (1996) The irrelevance of infant observation for psychoanalysis. *Journal of the American Psychoanalytic Association*, 44: 369 – 373.

Wong, P. S., Shevrin, H. & Williams, W. J. (1994) Conscious and nonconscious processes: an ERP index of an anticipatory response in a conditioning paradigm using visually masked stimuli. *Psychophysiology*, 31(1), 87 – 101.

Wrye, H. K. (1997) The body/mind dialectic within the psychoanalytic subject: finding the analyst's voice. *American Journal of Psychoanalysis*, 57: 360 – 369.

Yoshino, A., Kimura, Y., Yoshida, T., Takahashi, Y. & Nomura, S. (2005) Relationships between temperament dimensions in personality and unconscious emotional responses.

*Biological Psychiatry*, 57(1),1－6.

Zanardi, C. (1995) The maternal in psychoanalysis. *Psychoanalysis and Contemporary Thought*, 18: 419－454.